北大战"疫"全记录

北京大学党委宣传部　编

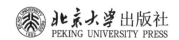

北京大学出版社
PEKING UNIVERSITY PRESS

图书在版编目（CIP）数据

北大战"疫"全记录/北京大学党委宣传部编. —北京：北京大学出版社，2021.12

ISBN 978-7-301-32697-8

Ⅰ.①北… Ⅱ.①北… Ⅲ.①北京大学－新型冠状病毒肺炎－疫情管理－概况 Ⅳ.①R512.93

中国版本图书馆CIP数据核字（2022）第008530号

书　　　　名	北大战"疫"全记录	
	BEIDA ZHAN "YI" QUANJILU	
著作责任者	北京大学党委宣传部　编	
责 任 编 辑	刘　洋　郑月娥	
标 准 书 号	ISBN 978-7-301-32697-8	
出 版 发 行	北京大学出版社	
地　　　　址	北京市海淀区成府路205 号　100871	
网　　　　址	http://www.pup.cn　　新浪微博：@北京大学出版社	
电 子 信 箱	liuyanglk@pup.cn	
电　　　　话	邮购部010-62752015　发行部010-62750672　编辑部010-62764976	
印 刷 者	北京中科印刷有限公司	
经 销 者	新华书店	
	730毫米×980毫米　16开本　25.75印张　350千字	
	2021年12月第1版　2021年12月第1次印刷	
定　　　　价	100.00元	

编　委　会

前　　言

2019 年年末，一场突如其来的新冠肺炎疫情打乱了正常的社会运行节奏。在以习近平同志为核心的党中央坚强领导下，举国上下迅速打响疫情防控的人民战争、总体战、阻击战，取得了抗疫斗争重大战略成果。"在这场同严重疫情的殊死较量中，中国人民和中华民族以敢于斗争、敢于胜利的大无畏气概，铸就了生命至上、举国同心、舍生忘死、尊重科学、命运与共的伟大抗疫精神。"2020 年 9 月 8 日，在全国抗击新冠肺炎疫情表彰大会上，习近平总书记用 5 个铿锵有力的词语总结了伟大的抗疫精神。

北大人以实际行动有力践行了伟大的抗疫精神，也诠释着"爱国、进步、民主、科学"的北大精神。全体师生和医护人员不畏艰险、冲锋在前，在做好日常工作学习的同时，积极投身于抗疫工作一线，为抗疫作出了重要贡献，展现了新时代北大人的风采。

"在这次新冠肺炎疫情防控斗争中，军地广大医务工作者冲锋在前、英勇奋战，用行动诠释了白衣天使救死扶伤的崇高精神。"习近平总书记在 2020 年 2 月 21 日给北京大学首钢医院的西藏大学医学院实习生的回信中，给予广大一线医务工作者极高的评价。

从 2020 年 1 月 26 日开始，北京大学先后派出 454 名医护人员奔赴湖北抗疫前线。这是从数千个踊跃报名人员中层层筛选出来的，以重症医学、呼吸医学和感染医学专业为主的一支专业队伍。在两个多月的日夜奋战中，454 名医护人员以精湛的技术、医者的大爱精神竭尽全力抢救了众多患者生命。北大精神铸就的坚定信念和意志力，使他们不曾有一刻放松，在与病毒展开殊死搏斗中不断取得突破性的胜利，为打赢"湖北保卫战"作出了重要贡献。

2020年3月15日，习近平总书记在给北京大学援鄂医疗队全体"90后"党员回信中，对抗疫前线的青年一代给予高度肯定并寄予厚望："你们青年人同在一线英勇奋战的广大疫情防控人员一道，不畏艰险、冲锋在前、舍生忘死，彰显了青春的蓬勃力量，交出了合格答卷。广大青年用行动证明，新时代的中国青年是好样的，是堪当大任的！"在这场没有硝烟的战斗中，北大青年脱颖而出，他们不畏艰险、勇挑重担，书写了新时代中国年轻一代继承和发扬五四精神的崭新篇章。

党旗所指，就是冲锋所向。援鄂期间，北大各附属医院纷纷成立前线临时党组织，充分发挥党支部战斗堡垒作用，把党旗插在抗疫最前线。在救治患者的过程中，党支部、党员干部发挥了关键作用。开辟第一个新冠肺炎病房、接收第一位新冠肺炎患者、完成第一例鼻咽拭子标本采集、第一批进入隔离病房开展救治、第一个为重症病人插管……党员干部不顾危险"抢着上"，在冲锋陷阵中身先士卒。人民医院呼吸内科党支部书记暴婧让同事在自己的防护服上不写姓名，只写下"不怕"两个字，让所有看到她的同事、患者都能"脚下有力量、心中有希望"。在一大批党员先锋模范作用的引领下，医疗队队员深受鼓舞，在抗击疫情第一线纷纷向党组织递交入党申请书。人民医院第一批医疗队队长张柳在入党申请书中写下这些话："共产党人的传统和历史告诉我们，哪里有问题，哪里就有共产党人；哪里有困难，哪里就有共产党人……作为一名一线的重症医师，特别想申请入党！特别想向最优秀最能奋斗的人学习和靠拢！"

疫情期间，广大教师依托校内网络学习空间和在线课程平台，利用慕课和各类优质在线课程教学资源，因课制宜采取直播授课、录播授课、慕课授课、研讨授课、智慧教室授课等多种方式，方便学生灵活自主地学习。更有一些老师对线上教学规律做了细致、严谨的研究，他们探索适合不同课程特点的教学方式，运用先进的技术手段，确保同学们获得最好的学习体验。信息科学技术学院陈江、体育教研部彭芳等老师被同学亲切称为"网红主播"。历史学系阎步克老师因疫情影响暂无法回国，他克服困难，跨越 13 小时时差、14,000 千米"隔空"为同学们上课。尺寸屏幕之间，不仅传授着知识，更传递着北大教师立德树人的初心与教书育人的本色。

科研当以报效国家为己任，学习必以服务人民为荣光。在与疫情的战斗中，北大师生积极开展科研攻关，用知识与技能为疫情防治取得胜利提供支持。北京大学生物医学前沿创新中心谢晓亮团队与首都医科大学附属北京佑安医院等单位合作，用高通量单细胞测序找到新冠肺炎多种全人源抗体。信息科学技术学院王腾蛟教授、陈薇副研究员领导的科研团队成功研制开发了多源大数据疫情防控研判系统，为管理部门决策提供科学依据。公共卫生学院郑志杰教授等老师奋战在世界卫生大会及世卫执委会上，参与每个议题的讨论发言，为使团和国内提供第一手信息，为中国代表团表达并维护中国立场提供咨询建议。北医三院利用信息管理和大数据优势，在医疗服务相关 APP 上增加防控功能，帮助用户掌握最准确最权威的信息。北大六院积极开展线上心理疏导工作，满足一线医务人员和居家人员的心理健康需求。一些老师还编写疫情防治相关科普书籍、文章，帮助公众提高防治疫情的能力。

"火线"之外的北大青年学子在这场"人民战争"中也成长起来。上千北大医科学生奋战在流行病调查、数据统计等抗疫岗位，很多同学主动加入志愿服务队伍，有的在自家小区承担疫情防控工作，有的发挥专业所长加入防疫翻译工作组，有的承担家乡当地物资及信息对接工作，有的到中国疾病预防控制中心协助数据分析，他们用所学知识在抗疫战线上贡献着青春力量。

随着新冠肺炎疫情波及全球，师生们也积极行动起来，以各种方式助力全球抗击疫情，"守护同一个世界"。北大在世界各地的校友联合多方力量，向疫情严重国家的合作伙伴捐赠防疫物资，积极分享在疫情防控方面的最新研究成果和有益经验。医学部专家在病毒学、公共卫生学、药学等领域开展研究，并与全球众多知名大学和机构共同构建了"全球顶级专家抗击新冠病毒肺炎联盟"，积极推动全球公共卫生领域的合作。外国语学院师生参照国内一系列疫情防控指导性文献，汇编成《抗击新冠疫情资料汇编（阿拉伯文版）》，以便广大阿拉伯国家的政府和民众了解、借鉴中国经验，彰显了国际担当。学校还多次通过视频与东京大学、开罗大学等国外高校分享线上教学和医学研究经验。

在战"疫"前线，有从"50后"到"90后"的北大医务工作者以医者仁心的无私精神为全国人民的生命安全和身体健康保驾护航；在后方，则是北大师生按照中央和上级决策部署，扎实做好北大疫情防控和线上教学科研工作。这里面有太多的故事有待记录，有太多的精神值得书写。以钟南山为代表的"国士精神"，医护人员舍生忘死、逆行而上的"医者精神"，坚持"上课是天大的事"、全力做好线上教学的"师者精神"，新一代青年的"担当精神"……尽管对这些精神的描述不同，但其所体现的"爱国、进步、民主、科学"的内核却是一致的。

为抓好常态化疫情防控工作，学校上下始终绷紧思想之弦，积极筑牢免疫屏障，保障师生的生命健康安全。学校对师生有序组织开展了新冠病毒疫苗接种工作，各附属医院积极承担全国及北京市疫情防控各项任务，组织了多支医疗队，对北京区县等多个社区和单位进行新冠病毒疫苗接种、核酸检测。用挚爱护苍生，师生协力构筑起守护健康生命的铜墙铁壁。

习近平总书记在全国抗击新冠肺炎疫情表彰大会上指出："我们要在全社会大力弘扬伟大抗疫精神，使之转化为全面建设社会主义现代化国家、实现中华民族伟大复兴的强大力量。"为系统梳理北大战"疫"进程，将战"疫"各条战线上北大人的先进事迹、感人故事记录下来，讲好北大故事，凝练以爱国情怀、担当奉献为内涵的北大精神，弘扬伟大抗疫精神，党委宣传部特汇集各方面素材，编写这部《北大战"疫"全记录》，希望以不同形式、不同题材、不同体裁的文章及珍贵图片，讲述各条战线上北大人的战"疫"故事，再现抗疫各个岗位上北大人的精神风貌。北大师生的战"疫"精神是特殊时期收获的一笔宝贵精神财富。在北京大学"双一流"建设的新征程中，在北京大学完成服务国家经济社会发展使命任务的过程中，需要我们进一步发扬这些精神。本书中记录下的每个人物、故事、数字、照片，都是北大人爱国奉献、勇敢担当使命的真实写照。

北京大学党委宣传部
2021 年 7 月

习近平总书记给北京大学援鄂医疗队全体"90后"党员的回信

北京大学援鄂医疗队全体"90后"党员：

来信收悉。在新冠肺炎疫情防控斗争中，你们青年人同在一线英勇奋战的广大疫情防控人员一道，不畏艰险、冲锋在前、舍生忘死，彰显了青春的蓬勃力量，交出了合格答卷。广大青年用行动证明，新时代的中国青年是好样的，是堪当大任的！我向你们、向奋斗在疫情防控各条战线上的广大青年，致以诚挚的问候！

青年一代有理想、有本领、有担当，国家就有前途，民族就有希望。希望你们努力在为人民服务中茁壮成长、在艰苦奋斗中砥砺意志品质、在实践中增长工作本领，继续在救死扶伤的岗位上拼搏奋战，带动广大青年不惧风雨、勇挑重担，让青春在党和人民最需要的地方绽放绚丽之花。

习近平

2020 年 3 月 15 日

习近平总书记给在首钢医院实习的
西藏大学医学院学生的回信

西藏大学医学院 2015 级临床医学专业的同学们：

你们好！来信收到了，得知你们 17 名同学在北京进行临床实习期间，既锻炼了临床基本功，也坚定了献身西藏医疗卫生事业的信念，我很欣慰。

医生是人民健康的守护者。在这次新冠肺炎疫情防控斗争中，军地广大医务工作者冲锋在前、英勇奋战，用行动诠释了白衣天使救死扶伤的崇高精神。我相信，你们一定会以他们为榜样，努力做党和人民信赖的好医生。希望你们珍惜学习时光，练就过硬本领，毕业后到人民最需要的地方去，以仁心仁术造福人民特别是基层群众。

藏历新年就要到了，我向你们以及藏区各族群众致以节日的问候和美好的祝愿！

习近平

2020 年 2 月 21 日

目　　录

目录

北大英雄　榜上有名

在抗疫最前线，北京大学援鄂国家医疗队的400多位医务人员以厚道为魂、以白衣作甲，不惧艰险、舍生忘死，向党和人民交出了满意的答卷，在新时代大力弘扬了北大医学人对社会责任的担当精神。他们尽心，也被北大人时刻关心；他们拼命，也践行北大人的使命；他们传递生的希望，也承载北大人战胜疫情的愿望。疫情面前，他们以平凡人的身份挺身而出；平安归来，他们是所有人的英雄。

历史镌刻英雄的姓名，人民牢记英雄的容颜，就是对英雄最好的致敬。在他们凯旋之际，让我们静下心来认真地看看，卸去重重"铠甲"之后的英雄模样。在他们当中，有人是为我们传道授业的老师，有人是为我们排忧解难的学长，还有我们朝夕相处的兄弟姐妹……他们都有一个共同的名字——新时代最可爱的北大人！

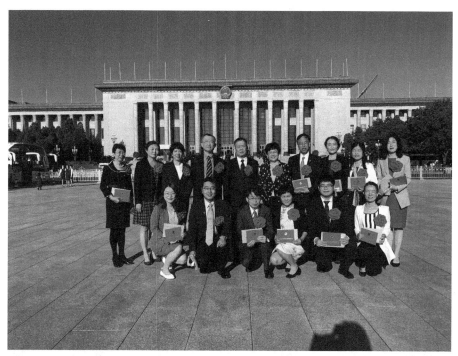

全国抗击新冠肺炎疫情表彰大会后北京大学获奖者合影

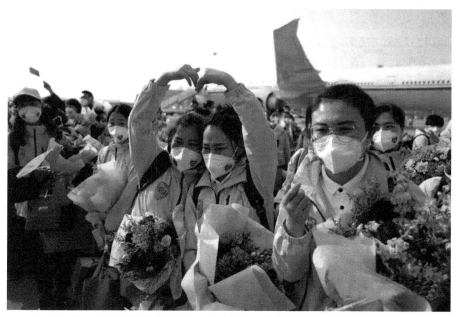

2020 年 4 月 6 日，北京大学援鄂抗疫国家医疗队抵京，受到热烈欢迎

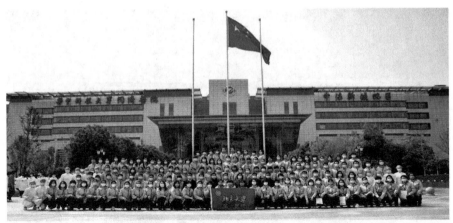

北京大学第一医院援鄂抗疫国家医疗队

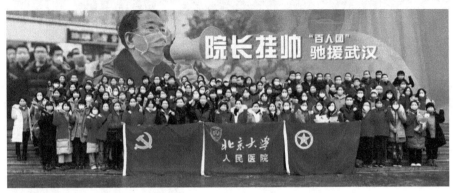

北京大学人民医院援鄂抗疫国家医疗队

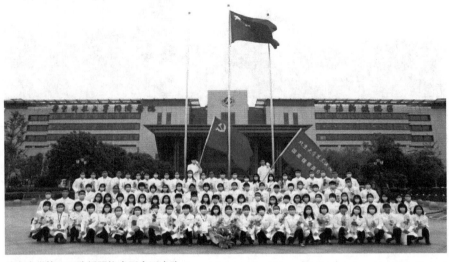

北京大学第三医院援鄂抗疫国家医疗队

北大援鄂抗疫医疗队名单（共 454 人）

第一批援鄂抗疫医疗队名单（60 人）

北京大学第一医院

马　靖	王　玺	胡展维	李　楠
潘佳忻	廉文清	赵秀莉	王　颖
常　学	王　芳	宋彦龙	高　军
贾　娜	尤亚静	曹　帅	王周圳
张　慧	王　倩	郭梦冉	崔晓博

北京大学人民医院

张　柳	王光杰	郭　维	李　冉
倪义涛	暴　婧	郝云霄	王　雯
吴文芳	马跃明	王　秋	张　斌
杨　欢	高灿灿	李　蕊	党晓曦
朱先娜	王胜楠	柳红英	王　卉

北京大学第三医院

葛庆岗	王　丽	王军红	李　超
李秋钰	程　秦	袁晓宁	张文慧
梁　超	陈　琦	王朋朋	李　娜
巩志慧	胡　静	刘金鹏	李少云
张佳男	夏云霞	马　骏	王　慧

第二批援鄂抗疫医疗队名单（12人）

北京大学第一医院

| 刘新民 | 张 红 | 王玉英 | 孙 璐 |

北京大学人民医院

| 赵 越 | 安友仲 | 丁 璐 | 郑 建 |

北京大学第三医院

| 乔 杰 | 沈 宁 | 李 姝 | 李 翔 |

第三批援鄂抗疫医疗队名单（20人）

北京大学国际医院

秦宇红	沈 剑	王 旭	王生浩
常 远	刘鲲鹏	付雪莹	查 鹏
杨燕君	付瑜文	李伟鹏	王 芳
赵 静	张 玉	孙 芸	张 艳
兰 爽	牛文超	刘 媛	郭 淼

第四批援鄂抗疫医疗队名单（334人）

北京大学第一医院

李海潮	申 延	武艳军	田 溪
田 雨	聂丽丽	徐龙飞	焦新颖
程 渊	宋秋辰	林晓娟	刘 玲
钱建丹	韩婷婷	张瑞琦	杨 珊
刘敬伟	张 萌	李雪芳	田理莉
齐 康	姚 伟	平 喆	魏 怡
董锦沛	叶 晶	陆薪竹	杨 莹
张 璐	相 羽	郭立娜	于 坤
侯婉音	苏 莉	刘志超	郭 超

续表

郑茜子	壮楠辉	杨静怡	高　洁
张　鑫	赵　冰	杨　祎	刘新宇
杨宏宇	晋小乔	巩月媛	崔　俊
李　阳	尹建平	李佳辰	郑雪静
王　倩	王　菲	陈　莲	王　芳
邓雪蓉	吴　凡	刘　晶	刘钟缘
宋志博	申　蕊	陈聪聪	陈　曦
杨　帆	秦美伶	李　喆	王新然
张　龙	洪　伟	张　晶	陈　芳
刘胜聪	李雪影	李　丹	郭新月
翁浩宇	王　征	李月停	孟庆欣
金　汉	安建葛	陈斯雯	朱佳林
张　杨	朱　濛	康玉琼	刘　璐
张　健	张海明	贾丽媛	王　倩
郑　园	曹海君	王　旭	刘晓宇
王　琳	王　旭	杨　丹	李颖佩
孙靖雅	于　淼	王双燕	张　臻
刘鑫娜	王晓月	王　迪	李　伟
郭　琳	冯海莉	张卫娟	

北京大学人民医院

姜保国	杨继鹏	王晓旭	李　立
王天兵	于鹏飞	李红梅	王红莉
曹照龙	田丽莎	张　静	李雪莹
高　燕	乔　琳	高　丽	马丽萍
朱凤雪	赵飞凡	杨文雪	岳　晨
赵秀娟	胡新颖	马　荟	邱　桐
王振洲	韩付平	马　蕊	董晶晶
郭辅政	王雪连	王英朔	高　超
高伟波	刘静娜	田济畅	鲁春宁

续表

董桂英	张学录	杨剑辉	王 毅
黄 伟	娄阿芳	聂 艳	赵东阳
张亚军	王 卉	邰 晶	殷 赛
刘中砥	周 映	韩琳琳	李 娟
张 鹏	郝 鑫	苏媛媛	冀 红
杜 哲	杨 怡	段文诗	赵金霄
常盼盼	夏 巍	梁焱焱	杨振宁
邓玖旭	周 颖	席晓会	田家利
李 明	汪梦怡	曹 彬	崔可鑫
陈 博	高青青	赵 茜	刘秋月
饶 烽	李文月	李 洋	魏 新
陈逸凡	黄楠楠	薛小英	靳晶晶
姜 华	李嘉茵	安思兰	任艳丽
梁汉生	宋新娜	邢 星	田 楠
张旭光	权 怡	尹 力	杨笑楠
王 泠	范宇宏	赵娅倩	杨春菲
赵 彦	夏 青	王 茜	马 春
赵礼婷	马丹丽	陈京文	赵静雯
孙丽冰	池艳宇		

北京大学第三医院

赵志伶	程新鸽	王立强	张 连
李 刚	刘 洋	崔 曼	聂 超
王 奔	张连起	郭立军	张丽颖
张水生	徐 阳	张 余	叶红菊
吴 超	王梦园	梁如冰	王雪夕
杨 航	闫海红	王京豫	闫晶晶
史尉利	刘 丹	杜海霞	高海红
白 洁	李 雪	佟美慧	马腾飞
刘 烨	黄 倩	吴亚南	于瑞丽
孟庆阳	崔 男	姚 瑶	张雪倩

续表

杨林承	冀智洁	刘伟	靳玥
刘作静	王二敏	李小龙	王雅亭
张瑞涛	杨丽娟	李亚静	桂莹莹
陆浩平	申孟兰	王梦迪	张慧敏
乔一娴	王心锐	曲雪	张远航
刘向一	魏巍	耿娜	张娣
付源伟	李萌	任卓月	乔丽
郑亦沐	张辉	霍天依	李颖
田慈	孙立佳	赵月	李思齐
翟佳羽	赵汝佳	王妍	刘宁婧
林玉晶	神静	芦迪	王永洁
俎明	梅雅男	张夕莹	赵亚娟
包芳	王明春	张蒙	罗敏
潘维伟	高东晗	王思媛	李蕊
刘慧强	李佩涛	王旭	张睦毅
庄昱	王亚平	张旭	代安琪
李宇轩	高勇	孙雨	李建君
朱正财	宋泊	张洁	卢思雨
孙琪			

北京大学第六医院（2人）

石川	马弘

北京大学医疗产业集团援鄂抗疫医疗队名单（26人）

孙建	赵慧	杨波	石莉
封占辉	柳耀聪	王晓明	许莹
傅双涛	王红	路静颖	寇金柱
韩洪志	汪学芹	赵莹雷	赵小飞
孙少慧	苏海华	赫英明	冀琴
云会先	于莹莹	余强	王晓楠
易芬芳	肖咪咪		

三重水门：北大援鄂抗疫医护人员回京

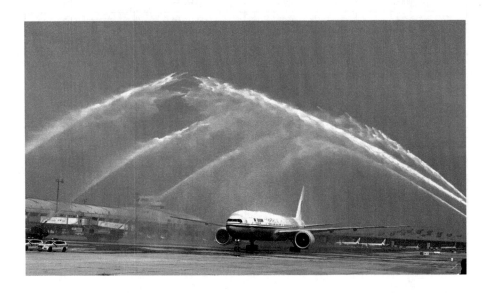

　　2020 年 4 月 6 日，北京大学援鄂抗疫国家医疗队撤离武汉，抵达北京，受到民航领域最高礼遇"三重水门"的欢迎。阳光之下，"水门"幻化出一道"彩虹门"，欢迎最美的白衣天使。

　　国务院的领导以及国家卫健委、全国总工会、北京市的领导来到机场向医疗队全体成员表示崇高敬意和衷心感谢。北京大学党委书记邱水平，校长郝平，常务副校长、医学部主任詹启敏，常务副书记、医学部党委书记刘玉村代表学校迎接亲人回家。

　　邱水平在致辞中向医疗队成员致以崇高敬意："两个多月来在疫情最危险、任务最艰巨、人民最需要的地方，你们不畏艰险、冲锋在前，舍生忘死，与死神赛跑，与病魔搏斗，抢救了众多患者生命，为打赢武汉保卫战作出重要贡献。你们用赤子之心和爱国情怀续写了北大爱国进步的英雄篇章，你们的英雄事迹必将载入史册。"

他强调，习近平总书记亲自给北大援鄂医疗队全体"90后"党员回信，这是党和国家对同志们的最高嘉奖，让我们牢记总书记嘱托，在人民最需要的地方继续奋斗！

邱水平叮嘱大家要好好休息，健健康康与家人团聚，精神饱满回到工作岗位，为夺取抗击疫情全面胜利作出新的贡献。

"我们胜利啦！"国家援鄂医疗队队员代表、北京大学第三医院院长乔杰代表北京大学第一医院刘新民院长、北京大学人民医院姜保国院长，激动地向大家汇报胜利的消息。"我们承担了危险、面临了考验；我们收获了赞誉、获得了成熟。"

在这个过程中，"50后""60后""70后"砥柱中流，"80后""90后"茁壮成长、堪当大任、不辱使命。北大医学人展现出的精湛的医疗技术、高尚的医德医风，获得了当地领导、医务同道和患者一致的赞扬。

"回家的感觉真好！"乔杰希望大家早日结束隔离，重返工作岗位，和同道们共同努力，完成守护人民健康的初心和使命。"感谢大家，我们期待着能够摘下口罩和你们握手拥抱！"

（医学部）

北大校友钟南山获"共和国勋章"

全国抗击新冠肺炎疫情表彰大会于2020年9月8日上午10时在北京人民大会堂隆重举行。中共中央总书记、国家主席、中央军委主席习近平向国家勋章和国家荣誉称号获得者颁授勋章奖章并发表重要讲话。根据全国人大常委会关于授予在抗击新冠肺炎疫情斗争中作出杰出贡献的人士国家勋章和国家荣誉称号的决定,授予钟南山"共和国勋章"。

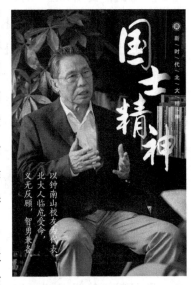

钟南山,北京大学医学部1955级校友、国家呼吸系统疾病临床医学研究中心主任、我国呼吸疾病研究领域的领军人物,敢医敢言、勇于担当,提出的防控策略和防治措施挽救了无数生命,在非典型肺炎和新冠肺炎疫情防控中作出巨大贡献。

（新闻中心）

北大 15 人、3 个集体
在全国抗击新冠肺炎疫情表彰大会上受到表彰

全国抗击新冠肺炎疫情表彰大会于 2020 年 9 月 8 日上午 10 时在北京人民大会堂隆重举行。全国抗击新冠肺炎疫情先进个人、先进集体和全国优秀共产党员、全国先进基层党组织在大会上受到表彰。

北大医学共 15 人荣获"全国抗击新冠肺炎疫情先进个人"称号，其中北京大学人民医院急诊科护士长王秋同时荣获"全国优秀共产党员"称号；北京大学第一医院援鄂抗疫国家医疗队、北京大学人民医院援鄂抗疫国家医疗队、北京大学第三医院援鄂抗疫国家医疗队三个集体荣获"全国抗击新冠肺炎疫情先进集体"称号。

北大医学荣获"全国抗击新冠肺炎疫情先进个人"称号名单

王　秋　北京大学人民医院急诊科护士长

李六亿　北京大学第一医院感染管理 - 疾病预防控制处处长

乔　杰　北京大学医学部常务副主任，北京大学第三医院院长，
　　　　主任医师

沈　宁　北京大学第三医院副院长、感染疾病中心主任、呼吸与
　　　　危重症医学科副主任，主任医师

刘新民　北京大学第一医院院长，主任医师

姜保国　北京大学人民医院院长，主任医师

马　靖　北京大学第一医院呼吸和危重症医学科副主任，主任
　　　　医师

安友仲　北京大学人民医院重症医学科主任，主任医师

袁晓宁　北京大学第三医院感染管理科副主任，主任护师

朱凤雪　北京大学人民医院创伤救治中心副主任，主任医师

王贵强　北京大学第一医院感染疾病科主任，主任医师

王玉英　北京大学第一医院大外科护士长

王　雯　北京大学人民医院呼吸科、内科护士长

葛庆岗　北京大学第三医院危重医学科副主任，主任医师

李佩涛　北京大学第三医院护理部护士长

（医学部）

北大援鄂抗疫医疗队荣获
"中国青年五四奖章集体"

在 2020 年五四青年节来临之际，共青团中央、全国青联共同颁授第 24 届"中国青年五四奖章"，表彰青年中的优秀典型和模范代表。决定授予丁良浩等 60 名同志第 24 届"中国青年五四奖章"，授予北汽福田国庆 70 周年群众游行彩车底盘制作和技术保障团队等 34 个青年集体第 24 届"中国青年五四奖章集体"，追授王烁等 34 名同志第 24 届"中国青年五四奖章"。北大援鄂抗疫医疗队荣获"中国青年五四奖章集体"。

（医学部）

北大三家附属医院参与组建的
国家援鄂抗疫医疗队获"时代楷模"称号

为深入贯彻习近平总书记在全国抗击新冠肺炎疫情表彰大会上的重要讲话精神,大力弘扬伟大抗疫精神,2020年9月23日,中宣部向全社会发布了国家援鄂抗疫医疗队等10个抗疫一线医务人员英雄群体的先进事迹,授予他们"时代楷模"称号。北京大学第一医院、北京大学人民医院、北京大学第三医院参与组建的国家援鄂抗疫医疗队获此殊荣。

中共中央政治局委员、中宣部部长黄坤明出席发布仪式并颁发奖牌和证书。他说,广大医务人员在抗疫斗争中白衣为甲、逆行出征,舍生忘死、挽救生命,诠释了医者仁心和大爱无疆。要学习好、宣传好他们的感人事迹和崇高风范,以伟大抗疫精神激励干部群众团结一心、顽强奋斗,创造新的历史业绩。

(医学部)

北大青年志愿者协会和哲学系博士后陈文成获共青团中央表彰

2020年10月，共青团中央、中国青年志愿者协会对抗击新冠肺炎疫情青年志愿服务先进集体和先进个人进行表彰。北京大学青年志愿者协会获评"抗击新冠肺炎疫情青年志愿服务先进集体"，北京大学哲学系博士后陈文成获评"抗击新冠肺炎疫情青年志愿者服务先进个人"。

面对疫情，北大共青团全体干部第一时间响应学校党委号召，大年初二全员放弃休假，返岗投身战斗，成立"北京大学疫情防控青年先锋队"。北大青年志愿者协会第一时间发出北大青年投身疫情阻击战志愿动员、倡议书信，先后有8000余名北大志愿者投身疫情防控志愿服务行动中。

2020年春季学期正在北京大学哲学系从事博士后研究工作的青年志愿者陈文成因疫情影响无法回台湾过年，看到社区疫情防控任务艰巨的相关新闻后，陈文成选择第一时间来到社区报到，报名成为社区防控志愿者，戴上了志愿者佩戴的"红色袖章"。站岗测温、统计数据、送物到门，这一做就是4个月。陈文成说："抗疫不分地区，在疫情面前，融于血脉之间的亲情把人们连接在一起。"

（校团委）

北大医学 10 人获评"中国好医生、中国好护士"抗疫特别人物称号

2020 年 10 月 23 日，由中央文明办、国家卫生健康委员会联合主办的"中国好医生、中国好护士"抗疫特别人物发布活动在华中科技大学同济医学院附属同济医院中法新城院区举行。北大医学 10 人获评"中国好医生、中国好护士"抗疫特别人物称号。

此次发布的 300 位"中国好医生、中国好护士"抗疫特别人物，是经过广泛推荐、网络点赞、审核评议等程序产生的。他们中既有冲锋在前、最先与病毒短兵相接的湖北省和武汉市医务人员，也有执甲逆行、火速驰援的援鄂医疗和防控队员，还有坚守在全国各地抗疫一线、护佑人民健康安全的白衣战士。他们和广大医务人员一道，以对人民的赤诚和对生命的敬佑，视疫情为命令，争分夺秒，连续作战，用血肉之躯筑起阻击病毒的钢铁长城，用实际行动诠释了医者仁心和大爱无疆。

北大医学荣获"中国好医生、中国好护士"抗疫特别人物称号名单

刘新民　北京大学第一医院院长、党委副书记（兼）

李六亿　北京大学第一医院感染管理 - 疾病预防控制处处长

王玉英　北京大学第一医院大外科护士长

王贵强　北京大学第一医院感染疾病科主任、主任医师

王天兵　北京大学人民医院副院长、主任医师

暴　婧　北京大学人民医院呼吸内科主治医师

王　泠　北京大学人民医院护理部主任、主任护师

李　姝　北京大学第三医院急诊科主治医师

李少云　北京大学第三医院危重医学科护士长

张文慧　北京大学第三医院内分泌科护士长

（医学部）

闻令而动　精锐出征

有一种担当叫逆行而上，面对突如其来的新型冠状病毒肺炎疫情，北大人选择了担当。四批援鄂抗疫医疗队快速集结，454位北大人义无反顾地奔赴抗疫前线，成为最美丽的逆行人。他们中有医学领域的权威，有医院科室的骨干，也有充满青春朝气的年轻医护，用行动恪守着救死扶伤、医者仁心的职业操守。他们选择了逆行，也就选择了奉献，甚至意味着牺牲。在前方冲锋陷阵的医护人员，牵动着每一位北大人的心，北大永远是白衣战士们的坚强后盾。学校党政领导分别为医疗队送行，送上全校师生的祝福，盼望他们平安归来。

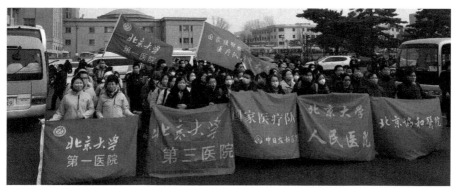

第一批援鄂抗疫医疗队

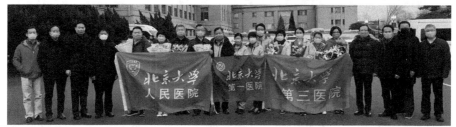

第二批援鄂抗疫医疗队

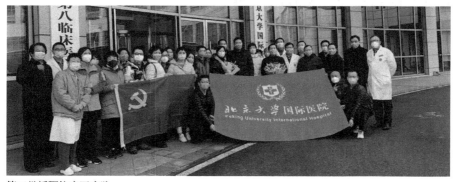

第三批援鄂抗疫医疗队

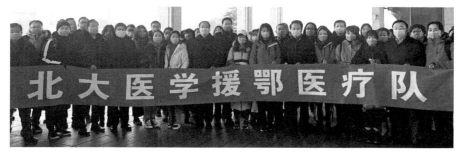

第四批援鄂抗疫医疗队

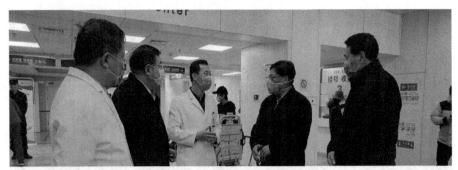

校党委书记邱水平听取北京大学第一医院关于抗击疫情工作和援鄂医疗队工作情况的汇报

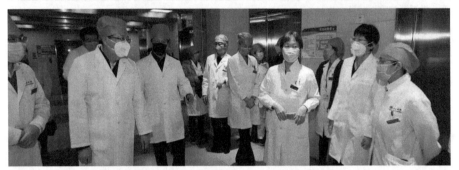

校长郝平与北京大学第三医院医护人员亲切交谈

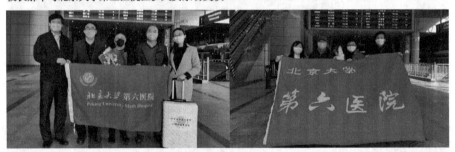

北京大学第六医院马弘（左）和石川（右）出发

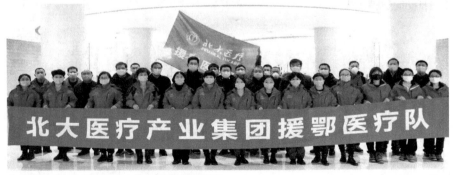

北京大学医疗产业集团第二支整建制援鄂医疗队

第一批 60 位北大医学精锐驰援武汉

新冠病毒肆虐，武汉的疫情十分严峻。人民健康正承受考验，疫情就是命令，防控就是责任。北大的几个附属医院迅速集结选派 60 名医护人员驰援武汉。

在接到上级通知之前，各附属医院就已做好随时应战准备，纷纷组建医护应急储备医疗队。2020 年 1 月 25 日，在接到上级通知后的几个小时内，北大三所综合性附属医院迅速按照要求各自选派 20 人与北京医院、北京协和医院、中日友好医院的同仁一道组建"北京超强阵容医疗队"，共赴疫情中心湖北武汉参加这场没有硝烟的战斗。

同时，还有一支队伍也整装出发了，他们是北京大学公共卫生学院研究生志愿者团队，奔赴国家疾病预防控制中心，支援防控新冠肺炎疫情的相关工作。志愿者团队由流行病与卫生统计学系的 9 名研究生和两名教师组成。

即将奔赴前线的医护人员，牵动着每一位北大人的心，北大永远是白衣战士们的坚强后盾。北京大学党委副书记、医学部党委书记刘玉村前往医院了解物资准备情况，为医疗队队员送行。在朋友圈中，校友、同事、学生们纷纷送上祝福：祝愿全体医护人员在前线救死扶伤的同时，能够保护好自己免受病毒侵害，早日战胜病毒平安归来！

（医学部）

院长领队再出发，第二批援鄂医疗队紧急启程

2020 年 2 月 1 日下午，北大医学第二批援鄂医疗队紧急出发，驰援武汉抗击疫情。

疫情就是命令，中午接到国家卫生健康委员会紧急通知，北京大学第一医院、人民医院、第三医院在 1 小时内完成了团队组建、物资调配等工作。北京大学第一医院院长刘新民、人民医院党委书记赵越、北医三院院长乔杰亲自带队。这支由北大医学 12 名医护、管理人员组成的顶级国家队，肩负着国家的使命，承载着人民的期望，寄托着学校的信任与亲人的牵挂，驰援战"疫"前线。

北京大学党委书记邱水平，校长郝平，常务副校长、医学部主任詹启敏，党委副书记、医学部党委书记刘玉村和党委常委、副校长陈宝剑来到机场为即将出发的英雄们送行。邱水平指出："大家代表北大为国家、为民族作贡献，大家在抗击疫情的同时，一定要保护好自己，希望大家平安，期待你们胜利归来，学校就是你们的坚强后盾！"郝平叮嘱道："这次任务艰巨，说明国家对北大医疗团队的高度信任。希望大家能够完成好国家交付的任务，不辜负国家和人民的信任，平安归来！"

由于任务下达十分紧急，队员们几乎都是从医院直接出发，来不及和亲人道别，亲人也赶不及前来相送，但是平安的祝福与期盼伴随着手机电波传来，成为队员们心底的牵挂与精神的力量。

（新闻网）

北大六院专家急赴武汉为医护和患者构筑心理防线

继 2020 年 1 月 26 日、2 月 1 日两批北大医学医疗队驰援武汉后，2 月 2 日下午，又有一位北大医学人、北大六院临床心理评估中心主任石川紧急出发，为抗击疫情一线的医务人员、患者和群众提供紧急危机心理干预服务，与其他专家一同构筑起大家的心理长城。随着新型冠状病毒肺炎疫情肆虐全国，感染人数不断增多，疾病造成的恐慌情绪也在不断蔓延。一批又一批白衣战士奋战在抗击疫情第一线，夜以继日的高强度工作对他们的心理造成了巨大的压力。北大六院组建了一支 8 人的心理危机干预骨干队伍，随时待命。2 日中午，接到紧急出发的通知，石川作为第一批成员出征。第六医院党委书记王向群、副院长孙洪强代表医院前往北京西站送行，叮嘱他为国奉献，为民服务，保重身体，平安凯旋。

3 月 24 日下午，受国家卫生健康委员会委派，北京大学第六医院马弘主任医师也前往武汉执行心理危机干预任务。第六医院院长陆林、党委书记王向群、副院长孙洪强、公共卫生事业部主任马宁等前往西站送行。作为国家首支灾后心理危机干预医疗队队员，马弘有着丰富的心理危机干预经验。大连空难、汶川地震、天津港爆炸事故的心理危机干预现场都有她的身影。新冠肺炎疫情暴发后，马弘充分发挥专业优势，牵头主编了《应对新型冠状病毒肺炎疫情社区服务心理支持技巧 50 问》一书，热心组织力量为武汉前线捐赠口罩等防疫物资，用一位医学人的责任和担当，践行着仁心仁爱的初心和使命。

（医学部）

北大国际医院 20 位医护人员挺进抗疫一线

立春次日，北京大雪纷扬，然而风雪未能阻挡北大人抗疫前行的脚步。2020 年 2 月 6 日上午，北京大学国际医院接到国家卫健委的通知，立即组派医疗队，支援湖北鄂州开展新型冠状病毒肺炎疫情医疗救治工作。

使命召唤，职责所在。早在接到任务前，北京大学国际医院就已经发出了组建应急储备医疗队的号召，通知一发出，就得到了全院职工的热情响应。300 余人积极报名，涵盖感染科、急诊科、呼吸与危重症科等多个科室。6 日上午接到国家卫健委正式通知后，短短 3 小时内，一支 20 人的骨干力量迅速集结完毕，整装出发。

北京大学党委副书记、医学部党委书记刘玉村，副校长王仰麟，医学部副主任刘晓光等来到国际医院为队员送行。王仰麟向大家转达了邱水平书记、郝平校长对医护人员的问候，希望医疗队成员保护好自己，完成国家的任务，平安归来。

"各位医护人员即将代表北京大学前往没有硝烟的战场，与疫情战斗，使命光荣、责任重大。"刘玉村在讲话中指出，前线抗击疫情的形势非常严峻，大家要做好打硬仗、打苦仗的心理准备，要用实际行动展现出北大医学人的责任与担当。刘玉村叮嘱医疗队队员一定要通过科学合理的防护措施保护好自己，在这次抗疫"大考"中交上一份让国家和人民满意的答卷。

（武慧媛　焦　岩）

334人超强阵容，北大第四批援鄂医疗队集结出发

2020年2月7日上午，北京大学第一医院、北京大学人民医院、北京大学第三医院迅速集结334名白衣战士，筹集900多件行李和物资，再次出征湖北、阻击新冠肺炎疫情。

"北大加油！武汉加油！中国加油！"早晨8点，首都国际机场出征仪式上，一句句饱含力量的承诺，一声声响彻晴空的口号，汇聚起抗疫的磅礴力量。

校党委书记邱水平，校长郝平，常务副校长、医学部主任詹启敏，党委副书记、医学部党委书记刘玉村来到机场为英雄们送行。邱水平指出，"这次是北大建校以来组织的最大规模医疗队，医疗队成员为国家、为民族作贡献的行为必将载入史册"，并且叮嘱大家"要做好防护、平安凯旋"。郝平叮嘱道："国家有号召，大家在很短的时间内克服困难，驰援武汉，我们代表学校向大家表示崇高的敬意。大家要保重身体健康，期待大家胜利归来！"

此次医疗队包括第一医院111人、人民医院110人、第三医院113人，由人民医院院长姜保国带队出征。

（医学部）

方正集团旗下北大医疗整建制医疗队驰援湖北

2020年2月15日上午，北大方正集团（以下简称"方正集团"）旗下北大医疗产业集团整建制援鄂医疗队出征。该医疗队由北大医疗产业集团所属北大医疗鲁中医院、北大医疗淄博医院、北大医疗海洋石油医院、北大医疗株洲恺德心血管病医院联合组建，共计26名医护人员，于当日抵达鄂州，承担一个病区的诊疗任务。

此前，受国家卫健委委派，方正集团所属北京大学国际医院于2020年2月6日向湖北省鄂州市派出国家医疗队，入驻鄂州市中心医院ICU，承担重症患者的救治任务。国际医院医疗队良好的精神风貌和精湛的业务素质，对鄂州市抗击新冠肺炎疫情起到重要作用，得到当地政府和人民群众的一致好评。

此次派出第二批医疗队，是承接2月6日国家卫健委的进一步落实要求和当地市委、市政府请求。接到任务后，北大医疗产业集团立即启动医疗队组建和物资保障工作。医疗队由旗下四所综合医院和心血管专科医院抽调呼吸、重症、急诊等相关科室精兵强将组成，由集团分管医疗副总裁孙建担任领队，分别从北京、株洲两个方向驰援鄂州。医疗集团同时为医疗队配备防护物资，全力确保一线医护人员安全。

北京大学党委副书记、秘书长安钰峰等为医疗队送行。安钰峰向医疗队领队孙建授予北大医疗援鄂医疗队队旗，他希望医疗队努力完成救治任务，确保人员健康安全，北京大学、方正集团是大家的坚强后盾。

（方正集团）

校领导慰问坚守防疫一线的医务工作者和师生员工

新型冠状病毒肺炎疫情暴发后，北京大学的党政领导班子迅速行动，周密部署，确保校园内疫情防控工作万无一失。同时学校研究决定，在疫情期间，校领导要靠前指挥，深入基层，校领导班子成员除分管部门外，还要联系基层院系（所、中心），对所联系单位实行"包干制"，指导、督促基层单位的防疫工作，帮助、协调联系单位的实际困难，慰问坚守岗位的师生员工。

2020年1月26日，大年初二，60位北大医务工作者临危受命，告别家人和亲友，义无反顾地奔赴武汉，参加这场没有硝烟的战斗。北大党委副书记、医学部党委书记刘玉村前往医院了解物资准备情况，为医疗队队员送行，对队员们挺身而出、舍小家顾大家的家国情怀和救死扶伤的职业精神表示崇高敬意，勉励一线医务人员继续利用专业知识、专业技术，尽最大努力救治患者，同时也要做好自我防护，保证自己的健康安全。

1月27日，大年初三，心系抗击疫情一线的校领导先后前往北京大学第一医院、人民医院、第三医院和校医院检查各医院抗击新冠肺炎疫情防控工作，看望慰问了坚守在防疫一线的医务工作者。在北京大学第一医院，校党委书记邱水平、医学部党委书记刘玉村、医学部副主任刘晓光一行前往医院发热门诊鼓励大家要坚定信心，科学防治。邱水平指出，同志们的勇敢坚守和辛勤付出为北京市全力做好新型冠状病毒肺炎疫情防控工作作出了积极贡献，广大医务工作者是新时代的"最美逆行者"，学校向大家致以崇高的敬意。邱水平强调，广大党员干部要在抗疫一线发挥战斗堡垒作用和先锋模范作用，身先士卒，站在前列，有力有效遏制疫情蔓延势头。医院要科学部署，合理安排人员，为武汉防疫前线准备好"预备队"，随时接受党和国家的召唤，做到"召之即来，来之能战，战之必胜"。

在人民医院，邱水平仔细了解了接诊病人情况和医务人员的防护措施，叮嘱大家务必做好自身的防护工作，并强调医护人员不顾个人安危，舍小家、顾大家，坚守在疫情防控和维护群众生命安全、身体健康第一线，体现出北大人高度的社会责任感和强烈的使命担当，是全体北大人的骄傲，是全体北大人学习的榜样。

在北京大学第三医院，校长郝平，常务副校长、医学部主任詹启敏，副校长陈宝剑，医学部党委副书记徐善东一行前往呼吸与危重症科病房，亲切看望了春节期间坚守岗位的医护人员，叮嘱医务人员在做好工作的同时务必加强自身防护，要以科学的精神开展救治工作。

在医学部校园，郝平一行现场调研了医学部新型冠状病毒肺炎疫情防控措施。在校医院，郝平希望医院的同志们要把困难想得多一些，把防疫方案做得再细致周密一些，把防疫物资准备得再充分一些，构建起坚不可破的防控屏障。

在此后的北大第二批、第三批、第四批援鄂抗疫医疗队出发之际，学校全力以赴为一线医护人员提供全方位的保障，让他们安心在前线与病毒抗争。校领导分别去现场送行，将全校师生的支持与温暖带给队员们，勉励大家不畏艰难，保证安全，北大是大家的坚强后盾。

2月16日，在北大党委常委会上，邱水平、郝平等领导班子成员与奋战在武汉抗疫前线的北大援鄂国家医疗队进行视频连线，慰问抗疫前线的医务人员，听取工作汇报，对北大医务工作者为国效力、奋勇抗击疫情的壮举表示敬意和感谢。

乔杰介绍了北大援鄂国家医疗队的工作情况，代表全体队员感谢学校对医疗队的关心，表示北大医务工作者将不负众望，继续在没有硝烟的战场上，彰显北大人团结向上、顽强开拓的精神，打赢疫情阻击战。

邱水平指出，抗击疫情是一场没有硝烟的战斗，充满风险，工作艰辛，北大医务工作者克服种种困难，英勇奋斗，为抗击疫情作出了重要贡献，取得了突出成绩，彰显了北大医疗的特色和品牌，这是北大的骄傲。

郝平表示，北大医务工作者在国家最需要的时候，奋不顾身，奔赴武汉前线的献身精神充分体现了北大人与国家和民族同呼吸共命运的优良传统，使北大师生深受鼓舞。

抗疫期间，校领导多次到食堂、医院、计算中心、街道等处检查防疫工作，看望慰问在一线工作的干部职工。

（新闻网）

战 "疫" 前线　医者本色

新冠肺炎疫情突如其来，一场没有硝烟而又艰苦卓绝的防控保卫战悄然打响。"国有战，召必回，战必胜！"面对疫情，北大医学的医护工作者们主动呈上了请战书，与亲友作别，秉承着医者的信仰与承诺，毅然挺进抗疫一线，战斗在最危险的地方，留下最美逆行者的身影。

逆行而上的北大白衣勇士们，尽管救死扶伤的地点变了，救治环境变了，但使命、责任和担当却从未改变。他们心中只有患者，没有自己。被口罩勒到破皮的脸颊、被汗水浸到泛白的双手、手术室外席地而坐的身影……他们用坚定、大爱和担当，扛起医者的初心和使命。他们在病毒面前筑起一道道健康防线，让人民群众真切体会到什么是白衣战士的无畏、坚韧和奉献……

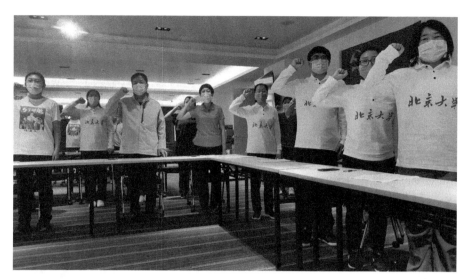

北京大学第一医院援鄂医疗队队员在党员发展大会上宣誓

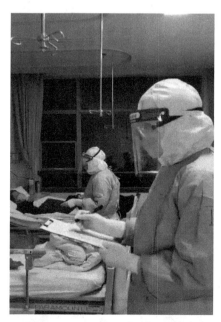

北京大学第三医院副院长、呼吸与危重症
专家沈宁在危重病房问诊患者

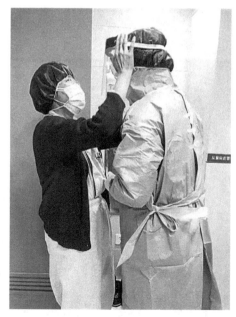

北京大学第一医院负责医疗队感控工作的
赵秀莉为即将进入病房的队员整理防护服

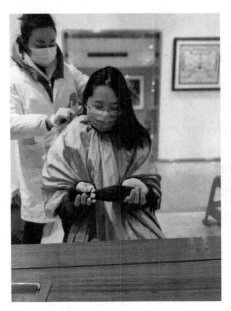

北京大学国际医院急诊科医生付雪莹
手捧出发前剪下的长发

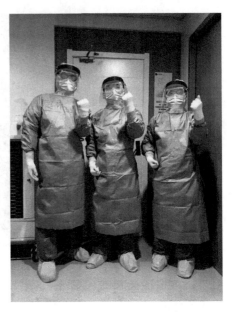

初次穿上隔离防护服的北京大学援鄂医疗队
队员相互鼓励

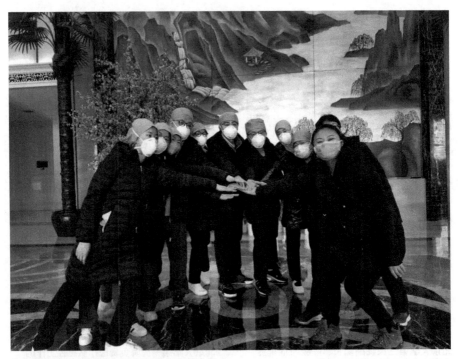

北京大学第一医院援鄂医疗队队员出发前合影

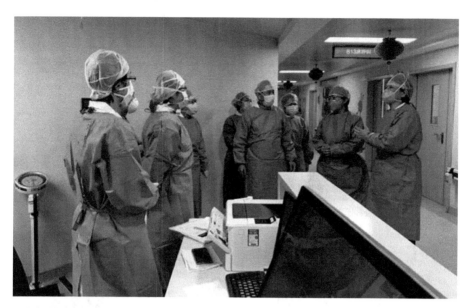

北京大学援鄂医疗队队员沟通病情

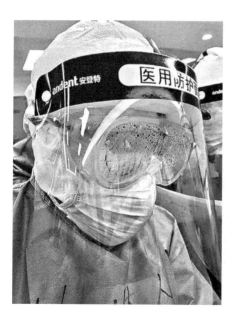

北京大学人民医院重症医学科护士党晓曦的
护目镜上满是汗水蒸腾的雾气

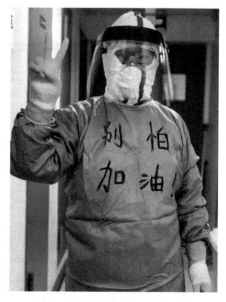

北京大学人民医院呼吸内科暴婧医生说：
"不用写我的名字了，就写'别怕'吧。"

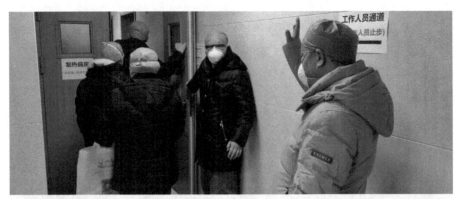

北京大学第一医院援鄂医疗队队员在隔离病房外道别

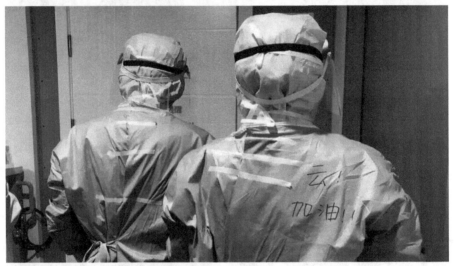

北京大学第三医院 ICU 护士长李少云在防护服上写下"云！""加油！！"

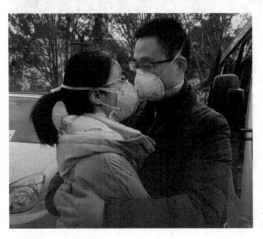

北京大学人民医院重症医学科医师王光杰
在机场道别时与爱人紧紧相拥

白衣披甲战江城

——北大第一医院援鄂抗疫医疗队前线纪实

"抗疫一线,我们看到无数青年人舍生忘死,他们成为这个战场上披坚执锐、一往无前的青春力量。"2020年8月23日,北京大学第一医院团委召开线上座谈会,学习习近平总书记给全国青联学联的贺信。援鄂抗疫归来的北大第一医院内科联合团支部书记叶晶分享的感悟把大家的思绪引向数月前那场波澜壮阔的抗疫之战。"口罩和头套,挡不住你坚定的目光;汗水和压痕,印证着你的誓言和信仰",从1月26日庚子年大年初二第一批援鄂医疗队出征武汉,到2月1日、2月7日第二、三批援鄂医疗队相继逆行江城;从2月8日元宵节当晚接管武汉同济医院中法新城院区重症病房收治病人,到4月4日病房病人清零;从4月6日结束72天在武汉的鏖战回京到6月中旬先后派出2批共90名医护人员前往北京西城区、大兴区支援核酸检测工作……在这场艰苦卓绝的战 "疫" 行动中,北大第一医院医护人员们在组建援鄂抗疫国家医疗队驰援武汉和北京严防严控两条战线上不畏艰险、挺身而出,以出色的成绩荣获 "全国卫生健康系统新冠肺炎疫情防控工作先进集体" 荣誉称号。院党委先后获得 "北京高校先进基层党组织" 和 "北京大学先进党组织" 荣誉称号。

最美逆行:一千余封 "请战书" 和三支队伍 "大会师"

庚子新春佳节来临之际,湖北省武汉市等多个地区发生新型冠状病毒肺炎疫情，并迅速蔓延至我国多地，威胁着人民群众的生命安全和身体健康。虽处春节假期，但北大第一医院立即进入备战状态。医院迅速启动了应急管理机制，院党委发出号召："值此防控疫情的关键时刻，党、国家和人民亟需之时，全体北大医院人尤其是党员，更要坚守岗位、恪尽职守，树立大局意识，坚决服从组织安排，做好打硬仗和打持久战的准备，以科学的精神、坚定不移的信心、坚忍不拔的毅力抗击疫情，保卫人民健康！"院党委的号召在全院上下激起热切回应，一封封言辞恳切的请战书递交到院党委，报名参加援鄂医疗队的医护人员达 1700 多人。

"我们学医的人面对疫情自然而然地会冲到第一线去，其他的事不会想太多。"北大第一医院援鄂抗疫国家医疗队领队、北大第一医院院长、党委副书记刘新民说。

"最困难、最艰难的关键时刻，正是党组织和党员最应该发挥作用的时刻。"庚子新春大年初一傍晚，医院呼吸和危重症医学科党支部书记、副主任马靖获知北大第一医院将派出首批援鄂医疗队的消息，立即报名，主动请战。次日正值大年初二，也是北大第一医院 105 周岁的生日，由医院 20 名医护人员组成的首批援鄂医疗队在马靖的带领下从北京出发，逆行驰援武汉。出发前夕，医院党委批准成立北大第一医院援鄂抗疫医疗队临时党支部，组成临时党支部委员会。马靖任医疗队临时党支部书记，她组织队员们细化完善诊疗流程，与"国家队"战友们密切协作，在华中科技大学同济医院开辟了第一个收治新冠肺炎患者的病房，并进入隔离病房开展危重病人救治。"48 小时内我们就开辟了第一个病房，队员们纷纷感慨这是'光速开病房'，重症患者得以被迅速收治。"马靖对党组织的凝聚力、队员们的战斗力颇感自豪。医疗队里党员们越是艰险越向前的实际行动产生了带动效应，12 名优秀骨干一线入党，51 名医疗队队员在一线递交了入党申请书。

　　2月1日，大年初八，刘新民率领第二批援鄂医疗队与第一批医疗队在江城会合。"国家卫健委召集我们开会布置援鄂任务全程就十分钟，十分钟后散会，我立即回医院组队，并回家拿几件衣服，不到一个小时的准备时间就带队直接去武汉"，对于率队出征武汉那天的"加速度"，刘新民记忆犹新。"召之即来，来之即战"，北大第一医院援鄂医疗队与同批赴武汉的北大第三医院、人民医院援鄂医疗队通力合作，2月1日当晚北大三家医院援鄂医疗队就在武汉同济医院中法新城院区7层开设了新的病区收治危重病人，以北大医学之合力，共同致力于"战之能胜"。

　　2月7日，元宵佳节前一天，副院长李海潮率领由111名医护人员组成的第三批援鄂医疗队出征武汉。至此，北大第一医院三批援鄂医疗队实现"大会师"，形成了135人的强大阵容，从2月8日起独立接管武汉同济医院中法新城院区B9西的重症病房，负责重症患者的救治。"这支135人的队伍有包括刘新民在内的7名呼吸病学医生，其中4名为正高职称的呼吸病学专家，3名为重症医学医生，还有30名来自心血管、消化、内分泌、肾脏、血液、风湿免疫、胸外科等多学科高年资医生，1名感控专家，2名后勤保障、联络员和多学科的护士团队。"李海潮介绍。

　　在万家团圆的时刻，135名援鄂医疗队队员逆行出征，告别亲人，将最美身影留给武汉的新冠肺炎重症患者。"谢谢你们！我把自己交给你们了！"专业的治疗赢得了患者的信任，2月9日，中法新城病区里一位病人向北大第一医院风湿免疫科副主任医师邓雪蓉道出了自己由衷的感激。

科学救治：危重患者"高治愈"和医护人员"零感染"

　　"坚定信心、同舟共济、科学防治、精准施策"，习近平总书记提出的疫情防控工作十六字要求，成为北大第一医院援鄂医疗队开展重症患者救治工作的根本指针。从 2 月 8 日元宵节当晚接管武汉同济医院中法新城院区重症病房收治病人，到 4 月 4 日病房病人清零，北大第一医院援鄂医疗队累计收治新冠肺炎患者 115 例，治愈出院 100 例，这期间，正是依靠一系列科学救治的体制机制，医疗队成功实现了危重患者"高治愈"，医务人员"零感染"。

初抵武汉，刘新民就向同济医院协调了一个单独区域作为北大三家医院医疗队的会诊中心，每天下午 4 点，北大第一医院、人民医院、第三医院的专家组成员在会诊中心对所管辖病房的危重病例进行讨论，充分发挥北大医学的综合实力，提升医疗质量。在北大第一医院援鄂医疗队内部，则建立了呼吸、危重症、感染以及内科各亚专科的多学科讨论机制。与此同时，北大第一医院前方医疗队和后方北京本部之间也建立了远程协同诊疗机制。"一是北大三家医院医疗队之间的会诊，二是北大第一医院医疗队内部呼吸、危重症、感染以及内科各亚专科多学科会诊，三是北大第一医院前方医疗队和后方本部的会诊，我们通过建立三个方面的会诊机制，汇聚起北大医学的整体优势，拿出科学的'一人一策'治疗方案，最终实现了'提高救治率，降低病亡率'的目标。"刘新民总结道。李海潮对多学科团队在科学救治中的作用感触很深："我们救治的重症患者中有一位使用无创呼吸机的老人。有一天老人下肢单侧出现了很多水泡，我们马上和皮肤科专家联系，他们迅速判断主要原因是缺氧和肢体压迫，很快问题就得到了解决。"

"在武汉期间，大家每天讨论病例、学习文献，都是为了追求完美、追求给病人一个最合适的治疗方案。"刘新民回首在武汉的日日夜夜，那段直面未知的病毒、与时间赛跑、与病魔斗争、与团队合作、为武汉"拼命"的时光如在眼前，他特别强调"科学态度"和"集体智慧"。

危重患者"高治愈"，"科学护理"功不可没。医疗队护理人员的组成充分体现了专业性和多学科性：呼吸和重症监护室的护士占

30%，心脏监护室、急诊监护室的护士各占 15%，神经专业和感染疾病专业的护士各占将近 10%。在重症病房，多学科护士团队共同承担患者的基础护理、专科护理、生活护理等全方位的护理工作。"我们的护士非常辛苦，基础护理做得非常好，收治的病人没有一个生褥疮的，有一个病人是带着褥疮转院过来的，在护士精心护理下，褥疮都好转了。"刘新民为护理团队的专业精神"点赞"。病人吃盒饭吃腻了，护士们拿来驻地的方便面；看到病人需要营养，医生们把社会捐助的营养品"安素"送给病人……医护人员和病人之间建立起深厚的情谊。

科学态度还体现在严格的感染防控责任制的建立。在北大第一医院从事医院感染管理工作已有 20 年的赵秀莉和护士长王玉英"盯得非常牢"，每天她们都会仔细检查上岗队员的防护服穿戴是否符合规定，消毒措施是否到位。"这是底线，感染防控措施没做到位，是坚决不能进病房的。"医疗队将病房按照感染防控需要进行了三区两通道的划分，严格划分为"清洁区、污染区、潜在污染物区"和"医务人员通道、病人通道"，将病区的污染通道和清洁通道进行严格区分，并在污染区和清洁区之间建立了潜在污染区，设置多道屏蔽门，规定队员们穿脱防护设备必须在指定区域按照标准流程操作。为了降低呼吸道传染病的传播风险，在病房的每个房间和走廊尽头都加装排气扇，使病房始终处于相对负压环境中。队员们认真参加感染防控培训，严格执行各项感染防控规定。刘新民说："队员们感染防控意识非常强，严格按照规章制度去做，经过培训，各项感染防控措施执行得也很熟练，这些都有效保障了我们全体医疗队队员'零感染'。"

人文关怀：暖心鼓励"家乡话"和连接亲人"无线波"

"疫病无情，但医疗有温度。"为了缓解与外界隔绝的重症患者的心理压力，医疗队实施以心理支持和康健护理为主的"医学人文关怀方案"，对重症新冠肺炎患者的临床救治效果起到了良好的辅助治疗效果。

一天，病房里收治了一位60多岁的武汉大伯。这位大伯入院后一言不发，也不配合医护人员的问诊。细心的医疗队队员侧面了解到，老人情绪低落的原因是老伴几天前刚刚因新冠肺炎离世，家里其他亲人也因感染新冠病毒而被分散至不同医院医治。医院胸外科副主任医师刘敬伟是地地道道的武汉人。获悉老人的遭遇，刘敬伟走到老人病床前，用武汉话和老人拉家常："莫得担心，要配合医生……"熟悉的乡音从身着防护服的医生口中传出，老人的焦躁之心顿时得到抚慰，开始主动配合医护人员治疗，病情也很快得到好转。"武汉话的特点是越土越亲切"，刘敬伟说。他和另一位湖北籍的医生程渊在长白班交替值守，用一声声亲切的"土味乡音"给病人带来温暖的鼓励。

"每逢佳节倍思亲"，节日常常是重症病人情绪波动的契机。2月8日这天正是元宵佳节，一位老先生虽经救治病情好转，但情绪始终不佳，一直要求出院。王玉英了解到老人非常挂念老伴，但住院期间没有任何通信工具，与家人失联后情绪焦躁。王玉英开始不停地拨打老人家里的固定电话，一直无人接听。但王玉英没有放弃，在持续拨打多天后，突然有一天，电话那边老人的老伴接起了电话。听到老伴的声音，老人当时就流下了眼泪，情绪也渐趋稳定，开始积极配合治疗，很快就康复出院了。王玉英说："这种医学人文关怀其实也是一种非常有效的心理护理。"

驰援三省：从冬到夏"加时赛"和默默付出"感控人"

135人的"大部队"之外，还有一位驰援三省的国家感染控制专家李六亿在抗疫一线奋战了整整136天。6月4日，国家卫健委专家组成员、北大第一医院感控处处长李六亿完成在湖北省、黑龙江省、吉林省的抗疫工作，返回北京。从1月21日接到紧急通知驰援湖北，到 4 月 11 日赶赴绥芬河，再到 5 月 14 日转战舒兰，李六亿在一线经历了一场场抗疫遭遇战、阻击战。

1 月 21 日那天，正在北大第一医院给门诊医务人员培训新冠病毒防控知识的李六亿接到国家卫健委紧急电话：即刻奔赴武汉。李六亿没有一丝迟疑，她向身边同事借了一台电脑，就立即赶往机场飞赴武汉。"武汉战'疫'是一场遭遇战。"李六亿在这场"遭遇战"中开启了"连轴转"模式。她与国家卫健委专家组的同事们一起起草了《医疗机构内新型冠状病毒感染预防与控制技术指南（第一版）》等一系列感染防控指南，并对雷神山医院和方舱医院的感控流程进行设计。雷神山医院最大的特点是边建边用，医务人员数量和被收治患者数量动态变化。为了让源源不断来自全国各地的数千名医务人员执行规范的医务人员防护要求和患者感染控制措施，李六亿指导雷神山医院进行统一的培训、制定相应的制度和流程、建立标准化的样板示范病区、建立强有力的感染防控领导机构，保障各项安全防护和感染防控措施的落实到位。在方舱医院，感染防控面临的最大挑战是在患者高度密集的情况下，如何预防患者发生感染和预防医务人员自身感染。李六亿指导医院采取了设立患者单元、设置必要的洗手设施和卫生间、加强患者的健康教育、配备清洁消毒用品、加强环境的清洁和消毒、加强对患者相关症状的监测、加强感染防控人员的配置、加强对医务人员和患者感染症状的监测与监督等一系列综合措施。在湖北，李六亿进行了 80 多场次的培训，超过 1 万人次的医务人员接受了李六亿的面训，300 多支援鄂医疗队的 4.26 万名医务人员实现了"零感染"。

4 月 11 日晚，完成武汉抗疫工作的李六亿又奔赴位于黑龙江省的中俄边境口岸绥芬河市，继续她的抗疫"加时赛"。从长江之滨转战到中俄边境，李六亿在绥芬河开始了她的感染防控"阻击战"。"绥芬河战'疫'是有准备之战，各项防控工作更加有序"，李六亿说。在绥芬河，她忙于强化培训、指导综合医院的改建、优化流程、建立组织制度，白天走访定点医院指导医院布局改造，晚上梳理工作情况及时总结经验，经常工作到深夜。在黑龙江，李六亿先后在绥芬河市、牡丹江市多家医院开展一系列感控专场培训和疫情防控视频培训，线下培训 1160 多人、线上培训 20,369 人。

5 月 15 日，李六亿接到国家卫健委通知：转战吉林舒兰！抵达舒兰的她当晚连夜调研舒兰市中医院，指导改建方案，随后对舒兰市医护人员开展感染防控培训。在吉林省期间，她还赶赴吉林市、延边朝鲜族自治州，指导当地医院的感染防控工作，对医务人员进行防控知识培训。"无论在台前还是幕后，'感控人'都默默付出、无私奉献，他们没有轰轰烈烈的事迹，但却用坚守的力量筑起了抗疫一线的防控堡垒。"在北大 2020 年毕业典礼上作为教师代表寄语毕业生的李六亿用饱含深情的话语致敬自己的战友"感控人"。

在这场来势汹汹的大战和惊心动魄的大考中，北大第一医院人迎难而上，72 天持续奋战在抗击疫情的最前线。他们心中装着病人、装着战友，却时常忘了自己。李海潮在武汉经常早上饮一杯咖啡就走进病房投身于紧张的救治工作中，下午出了病房才和大家一起吃晚饭，他笑着说："我是陕西人，陕西人有一天两顿饭的传统。"刘敬伟虽是武汉人，但他值守于病房，一直没有机会去看望在武汉的父母，妹妹来医疗队驻地捐赠物资，也适逢他在病房没有见上一面。王玉英接到驰援武汉的通知，带上一些自己的常用药就匆匆出发⋯⋯逆行出征、在武汉的病房里救治重症患者的最美身影，成为北大第一医院 105 年来"厚德尚道"核心价值观的最佳诠释。94 岁的北大第一医院原副院长、护理部主任许饴陶给援鄂医疗队致信，她在回顾北大第一医院在国家民族危难时刻医护人员挺身而出的光荣传统后鼓励医疗队队员："你们现在的工作是影响全世界的、抗击病毒的严酷战斗，必将载入世界防疫大事的史册。你们个个是好样的！都不愧是北医的护士，不愧是中国的白衣战士，你们真棒！在最后胜利即将来临时，希望你们稳扎稳打，精益求精，做好个人防护工作，为这次抗疫工作画上圆满的句号。"刘新民说："援鄂医疗队在北大第一医院历史上也是派出医疗队规模最大、人数最多的一次。建院 105 年来，每当国家有危难时刻，北大第一医院人总是勇敢地冲上前，这种精神，与北大的爱国主义精神有着深刻的渊源。"

（陈振云）

科学管理，细致服务
——北大人民医院援鄂抗疫医疗队前线纪实

为应对新型冠状病毒肺炎疫情，2020 年 1 月 26 日、2 月 1 日、2 月 7 日，北京大学人民医院响应国家号召，先后紧急组建三支医疗队共计 134 人出征驰援武汉。

这次出征，除了要圆满完成救治重症新冠肺炎患者的任务外，更要保护好每一名队员，保证他们的平安健康。而完成这两个使命，必须要有科学高效的管理和严明的纪律，同时更要有周密细致的服务，让每一名队员感受到家一般的温暖。

高效精准，严格管理

北京大学人民医院的 134 名援鄂医疗队队员中既有经验丰富的专家，也有新锐的医生，既有经历"非典"考验的资深护士长，也有年富力强的年轻护士。其中，有的医疗护理专家还执行过抗震救灾、"组团式"援藏等重大医疗支援任务，组成了一支党员带头、新老搭配、专业互补、战斗力极强的援鄂医疗队。

如何将不同科室不同专业的队员们整编为一个高效工作的团队？如何在短时间内投入战斗？如何确保重症救治效果？这些成为医疗队带队领导重点思考的问题。

人民医院院长姜保国提出要将三批队员重新整编。为了能够第一时间使团队快速、有效、科学地投入工作，在飞往武汉的航班上，专家团队就开始讨论工作布局，设计了医疗队的组织架构与人员安排。

　　通过对三批队员进行人员结构分析，以临床专业互补、年资形成梯队、新老队员结合的原则，医疗队被分为每组 4 名医生和 16 名护士的 6 个大组进行轮班工作，并以资深护士作为小组护士长、资深医生作为小组组长。这种分组模式，不但让医疗队能迅速顺利开展工作，还加快了队员之间的熟悉过程。

　　从 2 月 7 日傍晚抵达武汉，到 2 月 8 日晚 9 点人民医院接管的重症病区正式启用，仅用了短短 24 小时；从病房启用到 50 张床位全部收满重症患者，又只用了一天时间。整个过程高效精准、稳步推进。

　　为方便工作，医疗队下分综合管理组、专家指导组、医疗护理组和服务保障组。在院长姜保国、党委书记赵越、副院长王天兵的统筹安排下，大家研讨病区工作方案，设计工作流程，值班排班；对病区里所需要的耗材、药品、床位、护理单元等进行配备，并进行水电气设施设备的连接和网络信息系统开通；对医疗队全体医护人员进行严格的防护培训和考核；对疫情防护工作进行监督督导咨询，同时对接当地政府和驻地医院，确保病房设备物资紧急到位。每一个细节都反复论证、认真落实，确保不出差错。"只有对可能出现的突发事件一一预判，做好应急准备，才能做到临阵不乱。"姜保国院长再三强调。

　　2 月 8 日晚，医院独立管理的重症隔离病房启用，但大家并没有因此而松口气，一直在心里盘点每一个细节，直到病区运行步入正轨。

细节管理，保证治疗

　　重症监护病房只用一天时间就收满患者，为了保证重症患者救治，医院着手建立专家与医疗组双层运行模式。

　　医疗专家组成员安友仲、王天兵、曹照龙、高燕、朱凤雪等讨论决定治疗方案，对不同患者制定特异性治疗方案，且会根据患者病情的变化随时调整，对疑难重症患者随时会进行会诊讨论。医疗队医生在执行医疗方案的同时，将患者病情的变化随时传递给专家组，病区的资源、设备、材料等信息也传递给专家组，进而选择更加适合的治疗方案。每天都有至少1名专家进入病房实地了解患者情况、指导医疗、护理和感染控制工作；每天有至少2名专家前往会诊中心就患者病历进行梳理，针对患者病情进行分类管理。

工欲善其事，必先利其器。在后勤保障组的积极协调努力下，呼吸机等医用物资和各类日常生活物资从各个渠道陆续运往医疗队所在地；病房安装了摄像头，打仗的"武器"升级让医疗工作更加得心应手；医护人员排班也会根据临床工作重点随时调整。

病房启用之初，集中收治患者工作量大，工作频次安排较为密集，医护人员分为6组，每组4名医生、16名护士，6小时1个班次，每日4个班次。在病房基本满员之后，医疗工作重点调整为救治重症患者，医疗队将医生班次调整为8小时1个班次，每日3个班次，通过整体减少班次增加队员的休息时间；护士分为9组，每组护士减少为10到11人，通过轮休改善大家的身体状况。

"我们既要高效高质量完成临床工作，还要照顾到医护人员的身心健康。看到大家能休息好、精力充沛，我心里才踏实。"感染防控是医疗队的一项非常重要的工作。姜保国说，"大家一定要时刻绷紧防护这根弦，科学防护、科学管理是我们取得抗疫胜利的基础。"

在驰援武汉之前，医院快速选拔出与呼吸道重症传染病相关的医护人员，并进行了突击性培训。到达武汉之后，医疗队又根据接管病房特点，由感染防控专家高燕、陈美恋迅速制定感染控制流程，分期、分批对医护人员进行感染控制的培训。同时，护理部主任王泠在每个护士工作组中选拔资深、优秀护士作为感染防控护士，负责监督、帮助每一位医务人员把控工作区内感染防控的细节。感染防控专家和感染防控护士带领医护人员进行模拟操作演练，对工作中有可能出现的交叉感染风险点进行评估，并在保障医疗质量的前提下尽量减少感染传播风险高的操作。

不管是工作开展之初，还是熟悉工作之后，总会有细心的护士长耐心叮嘱："大家务必注意防护！绝不能放松！"

悉心照顾，做队员的贴心人

身处武汉前线，从工作上需要的各种医用设备、防护物资，到生活中需要的餐饮、保暖、保洁等后备物资都亟待供应。

第一批医疗队抵达武汉时条件尤为艰苦，医院调动多方资源为队员们送上生活物资。当第二批医疗队抵达武汉后，赵越多次组织会议调研，逐一落实生活物资和医疗物资。当第三批医疗队到达后，130余人的庞大医疗队在武汉前线的衣食住行，事无巨细，工作量可想而知。

尽管院领导在动员会上鼓励大家"我们不能怕苦，要克服各种物资条件上的困难，完成各项医疗任务。"但转过头来，如何为队员们提供衣食住行等方面充足的后勤保障依然是他们最关心的问题。

衣：2月15日，武汉下了近年来最大的一场雪，气温骤降，后勤保障组紧急协调，克服诸多困难，在最短时间内把当时最紧缺的物资——一件件厚厚的羽绒服送到每位医疗队队员手中，让队员在最冷的夜晚也可以暖呼呼地上下班。随着春天悄悄来临，气温慢慢回升，后勤保障组又开始为医疗队队员春季薄款衣物奔走。

食：2月初各地集结的大批医疗队到达武汉，餐饮供应一时跟不上。后勤保障组调来了保温柜，餐冷的问题得到解决；多方挑选、洽谈供应商，饮食质量的问题也很快得到解决；食材有限，每天的固定餐饮让队员没了胃口，王天兵协调餐饮配送公司给队员送套餐调剂口味；去超市采购物资，让队员晚上下班有了"加餐"，生活区域有了"零食自取台"；与酒店良好沟通，酒店在非就餐时间设立了"零食吧"供队员自取；同济医院不定期还会送来牛奶、水果……"虽然花样没那么多，不能跟家里比，但是经过多方共同努力，队员营养跟上了，我们就放心了。"谈到餐饮，王天兵终于有了笑脸。

住：因为武汉没有暖气，驻地酒店多是中央空调供暖，但是考虑到感控要求，中央空调不能使用。第三批医疗队到达当天，后勤保障组郑建得知新驻地没有电暖器，多方联系酒店、政府等相关人员并提出需求，100多台电暖器深夜就送到了酒店。医疗队队员温暖地度过了在武汉的第一个夜晚。

行：在不堵车的情况下，驻地酒店距离医院车程半个多小时。同济医院安排了医疗队上下班的班车，又为管理组、专家组临时会议和临时会诊申请了两台小车。后勤组想办法解决了班车师傅的住宿问题，让班车师傅跟医疗队同吃同住，24小时响应需求，交通的问题顺利解决。

抗疫前线防护物资就如同武器一样重要。医护人员防护物资发放、生活物资消耗、后方物资支援以及社会各界爱心捐赠等，防护物资种类繁多、品规庞杂。如何管理好家底，医疗队"大管家"王泠自有一套心得。"这是130多人的大家庭，我们不仅要管好更要服务好！"王泠特意安排轮休的护士担任库房保管员，记录出入库情况。物资管理有条有理，盈缺情况一目了然。

年轻的管理干部郑建和张旭光被队员们亲切地称为"7×24小时"总值班，他们不仅承担沟通联络工作、管理协调、会议筹备、行程安排等重任，还要落实医疗队病房摄像头、呼吸机等各项需求。从沟通协调、调入搬运、协助安装，到采买、外联、物资管理、统计、出纳、宣传、搬运，工作流水线上他们无所不能。从7点到22点，他们一整天马不停蹄，随时回应着医疗队队员的需求。郑建患有腰椎间盘突出，戴着腰托奔赴前线。"最多的时候一天要搬一吨的东西，腰确实有点扛不住。不过比起奋战在一线的医护人员，我们所能做的有限，即使累一点，都觉得很值得。"队员们笑称："大到呼吸机，小到辣条，找后勤保障组就对了！"

科学高效的管理、严明的纪律、周密细致的服务，让每一名队员感受到家一般的温暖。

（人民医院）

党员干部冲锋在前

——北大第三医院援鄂抗疫医疗队前线纪实

2019 年年末，新型冠状病毒肺炎疫情席卷全中国，一场疫情防控的全民战争在全国打响。按照上级决策部署，北医三院立即行动，先后派出 3 批共 137 名援鄂医疗队队员，为爱集结、冲锋在前，驰援武汉。抢时间、守阵地，队员们用天职与爱守护危重症患者的生命。不仅如此，医院党委还先后在医疗队成立临时党支部、临时党总支，把业务工作开展与党组织的管理深度融合，坚决打赢疫情阻击战。

一个党员就是一面旗帜，一个支部就是一座堡垒。在这 3 批援鄂医疗队队员中涌现出一大批先进分子。他们雷厉风行，是工作中的骨干，在这场没有硝烟的战斗中事迹突出，有的之前已被确定为入党积极分子，有的因身边共产党员的精神感召郑重提出了入党申请。他们对标党员标准，与党员并肩作战，成为一道逆行抗疫的独特风景线。

身影：愿做白衣逆行人

"在新冠肺炎疫情防控斗争中，你们青年人同在一线英勇奋战的广大疫情防控人员一道，不畏艰险、冲锋在前……新时代的中国青年是好样的，是堪当大任的！"2020 年 3 月 16 日上午 11 点，北京大学援鄂国家医疗队在北医三院医疗队驻地会议室召开会议，中央指导组相关领导到会，传达习近平总书记的回信。

"没想到总书记这么快给我们回信了！"听到习近平总书记的回

信，参会的王奔难掩兴奋。3月10日，习近平总书记亲临武汉一线，充分肯定了医务人员在此次疫情防控中作出的重大贡献。作为主笔之一，北医三院第四临时党支部书记王奔和第二临时党支部吴超深受鼓舞，3月11日，他们代表北京大学三家附属医院援鄂医疗队34名"90后"党员给习近平总书记写了一封信。

王奔说，他们在信中汇报了北大援鄂医疗队在前线的工作，表达了"90后"不怕吃苦、不怕牺牲的坚定信心。参会的"90后"队员们一致表示，决不辜负习近平总书记的希望和重托，"努力在为人民服务中茁壮成长"，"让青春在党和人民最需要的地方绽放绚丽之花"。

疫情防控特殊时期，是对党员干部政治定力和综合素质的重大考验。在这场抢时间、守阵地的战斗中，北医三院党员干部以实际行动践行共产党人的初心和使命，在援鄂抗疫的道路上，踩下了一个个坚实的"脚印"。

1月25日，大年初一晚八点半，北医三院就组建援鄂医疗队紧急召开工作会议，医院党政领导班子、相关临床科室和职能处室干部取消休假，迅速展开部署。

1月26日14时许，一支由危重医学科、呼吸与危重症医学科、急诊科、医院感染管理科等科室组成的20名医务人员，作为北医三院第一批援鄂医疗队，出征武汉，驰援同济医院中法新城院区。

2月1日中午，乔杰接到任务，3个小时后，她率领北医三院第二批援鄂国家队赶赴武汉。

2月2日，结束同济医院中法新城院区实地调研后，乔杰于当夜参加了由国家卫生健康委员会主任马晓伟主持召开的工作会。虽然当时确诊病人数处于上升期，但国家层面的抗疫宏观架构清晰，即救治"两条线"——一头是方舱医院，一头就是危重症病房。乔杰的任务就是建设危重病房，有效降低病死率。回驻地的路上，她开始思考组建危重症病房的方方面面。

第二天，乔杰联合北大第一医院、北大人民医院以及来自河南的医护团队，进驻同济医院中法新城院区，组建危重症病房。从病房改造到收治患者，他们仅仅用了 30 多个小时。

"全力救治病人，我们必须要跟时间赛跑。"乔杰在着手扩建危重症病房的同时，也开始调集第三批力量。

疾风知劲草，战"疫"显担当。2 月 7 日中午，北医三院第三批援鄂医疗队到达武汉。一天之内，乔杰带领 31 名医师、100 名护士及院感和医务工作人员共 137 人，于 2 月 8 日元宵节当晚 9 点，在同济医院中法新城院区，独立开辟危重症新病区，接收危重症患者。为保障综合救治水平，她组织专家组制定危重症患者病情评估的方法，规范治疗方案，保证重症患者治疗的规范有效；强化医师培训以保障患者的同质化诊治；对复杂病例，她重视多学科合作，多次组织院内及院际间多学科会诊及远程视频连线查房，制定个性化治疗方案，提高救治率。

从 1 月 26 日开启第一个病房至 4 月 4 日关闭病房，北医三院援鄂医疗队累计收治 189 名患者；2 月 8 日独立接管病房以来，共收治患者 102 人，其中危重症 21 人，重症 79 人，治愈出院 78 人。

淬炼："战'疫'先锋"向党组织靠拢

随着三批队员成功集结，北医三院党委坚持把疫情防控一线作为发展党员的检验场，坚持把业务工作开展与党组织的建设有机融合，经医院党委会研究决定，在援鄂医疗队临时党支部的基础上，成立临时党总支，下设 7 个临时党支部融合 7 个医疗小组一起开展临床工作。一大批先进分子向党组织递交入党申请书、接受急难险重任务的党性淬炼和考验。

抗疫期间，共有 14 名同志在抗疫一线光荣入党，成为中共预备党员。他们凭借过硬的本领在自己的岗位上无私奉献，顽强拼搏，时时刻刻以一名党员的标准严格要求自己。

作为呼吸与危重症专家，沈宁带领专家组深入临床一线制定重症患者病情评估方法，规范治疗方案，保证重症患者治疗的规范有效。特别是对除呼吸系统以外，同时存在糖尿病、高血压等基础疾病以及其他疾病的复杂病例，她每天坚持对重点病例进行讨论，开展床旁超声、呼吸机治疗，为患者制定个性化治疗方案，切实提高重症患者的治愈率。

17 年前，"非典"疫情暴发，31 岁的沈宁就曾奋战抗击"非典"第一线；17 年后，已经成长为北医三院副院长的沈宁，积极参加疫区危急重症患者会诊，全力以赴为救治患者，为提高治愈率降低病死率不懈努力。与此同时，沈宁不忘党的理论学习，结合疫区的工作实践提交了思想汇报，对党的认识更加深刻，起到了先锋模范带头作用。

作为第一批到达武汉的副队长、护士长，李少云的日记本上密密麻麻写满纪要，从病房精细化建设到护理质量管理，一桩桩一件件都需要落实，每完成一件打勾确认。眼看着对勾越来越多，病房开起来了。

梁超是一位呼吸与危重症医学科专科护士，拥有 11 年工作经验，在 1 月 27 日向临时党支部递交入党申请书。作为第 2 组护理组长，他有责任有担当，特别在第一批队员刚达到时，利用过硬的业务专长给大家培训经鼻高流量氧疗、无创呼吸机及密闭式吸痰等知识。在休息时间也能看到他为保障后勤忙碌的身影。

"对于一个消化科护士而言，呼吸系统疾病并不是我所擅长的，一些高精尖的仪器设备，来武汉前我见到的不多，但不会我可以学。"为了尽快掌握危重病房里的仪器设备，王慧利用吃饭空隙学，夜里抱着手机看各种仪器的使用说明，并不擅长英语的她，硬是把仪器说明书、提示语全背了下来，学习效果立竿见影，工作得心应手。有创操作，风险高、难护理的病人王慧都抢着做。王慧先后担任了第 6 组护理副组长、组长。

他们平时是岗位上的先锋，在"火线"上经受考验，更见初心，更显忠诚。

2月25日，在同济医院中法新城院区，通过远程视频连线，北大、医学部党委领导代表共同见证北医三院援鄂医疗队接收预备党员大会。坚持奋战在抗疫一线的沈宁、张佳男、李少云、梁超4位同志在武汉成为预备党员。

2月28日，北医三院援鄂医疗队队员杨航、赵志伶、夏云霞3位同志成为中共预备党员。

3月9日，北医三院援鄂医疗队接受队员王慧、李娜、田慈、李宇轩4位同志成为中共预备党员。

3月27日上午，马骏、徐阳、张余3位同志在武汉抗疫前线表现突出，经北医三院援鄂医疗队支部大会讨论决定，接收为中共预备党员。

4月3日上午10点，北医三院援鄂抗疫国家医疗队在武汉八七会议会址纪念馆举行一线预备党员入党宣誓仪式。上述14位抗疫一线的预备党员以及来自七个临时党支部的35名党员，共同参加了这次庄严而神圣的入党宣誓仪式。

这14位"火线入党"的党员，把对党的向往和追求转化为接受党组织考验、与其他党员并肩作战的实际行动，在抗疫一线以更高要求再出发。

感召：每一位党员就是一面旗帜

疫情防控是一场生死之战，只能胜，不能败。一个榜样，是最好的模范；一个旗帜，可以感召一群人、带动一群人，为打赢疫情防控阻击战注入硬核动力，汇聚起更强大的抗疫力量。

在抗疫一线，临时党总支书记袁晓宁带领队员们考察、改造隔离病房，制定、修订、优化工作流程，分重点、分批次进行感染防控培训考核；每天沟通协调病房内外，在病房坚持为队员们检查防护服密合性，并监督协助安全脱卸；深入污染区，评估医务人员防护措施落实情况，降低医务人员感染风险；组织开展患者"话疗"活动，舒缓患者精神压力；及时评估患者中心静脉导管、气管插管等介入操作的相关感染防控风险，因地制宜提出感染防控措施，降低患者感染风险；组织"卡片递真情，冬日暖吾心"活动，为 2 月份生日的队员集体过生日，通过卡片寄语深情，发扬团队精神，凝聚支部力量，争创一流团队。

"我一直想入党，在这个战场上，哪里有危险，身边党员就冲向哪里，我深切感受到了他们对党的感情，对加入中国共产党有了更加坚定的决心，我向党组织提出入党申请，以党员的标准更加严格要求我自己，投身到这场人民群众的健康保卫战之中。"肿瘤放疗科主管护师马骏在奔赴武汉当天写下入党申请书。

呼吸科护师李娜在 1 月 27 日，落地武汉的第二天就向党组织提出入党申请。李娜说："党员们舍身忘我的精神，一直感召着我，早早地向组织报名申请去武汉一线。感谢组织给了我这个机会，我要在这里贡献我的全部力量。"

"北医三院从来都是打硬仗的"，乔杰带领党员干部以更坚定的信心、更顽强的意志、更高效的措施，提高重症患者治愈率、降低病死率。

习近平总书记曾说："中华民族历史上经历过很多磨难，但从来没有被压垮过，而是愈挫愈勇，不断在磨难中成长、从磨难中奋起。"在武汉，北医三院援鄂医疗队的党员干部，投身抗疫一线大熔炉，不忘初心、牢记使命，充分发挥了党组织的战斗堡垒作用和先锋模范作用，汇聚抗击病魔的强大正能量，赢得抗疫的最终胜利。

（第三医院　王　丽　袁晓宁）

情满江城

——北大援鄂抗疫医疗队征战武汉纪实

武汉，这个和中国历史许多重大事件紧密关联的华中重镇，在2020年农历新年来临之际，和一场悄然而至的瘟疫不期而遇。

武汉告急！中央成立应对疫情工作领导小组，全国各地医疗队驰援武汉。

北京大学第一批国家援鄂抗疫医疗队队员连夜赶往武汉，从机场去往武汉城区的大巴上，他们看到了令人心颤的一幕：昏黄凄冷的路灯下，行人寥寥，偶尔120急救车、警车、物资运输车疾驰而过，武汉俨然一座空城。江城沉寂了，昔日的繁华恍如隔世。

此时的时针指向1月26日晚上10点。北大人民医院的吴文芳在起雾的大巴车窗上默默写下："武汉加油！人民必胜！"

白衣执甲，逆行出征

武汉疫情牵动全国，生命重于泰山，疫情就是命令。国家卫健委决定从6家在京委属委管医院——北京大学第一医院、人民医院、第三医院和北京医院、北京协和医院、中日友好医院抽调重症医学科、呼吸科、感染科专家组建国家援鄂抗疫医疗队驰援武汉。

北大紧急动员，医护人员踊跃参战。1月26日，农历大年初二，在短短几小时内，北京大学第一医院、人民医院、第三医院3家综合性附属医院选派60名医护人员（每家医院20名），与北京3家兄弟医院的同仁一道，组建了一支 121 人的国家援鄂抗疫医疗队，当晚紧急奔赴武汉，投入这场没有硝烟的战斗。

大年初三，国家医疗队到达武汉的第二天。武汉没有节日的气氛，湿冷的空气让人感到了隐隐的紧张气息。国家医疗队的工作病区在加紧改造中。整整一天，国家援鄂抗疫医疗队紧急磋商工作预案，医护人员加紧进行感染防控培训和防护服穿戴演练。"只有做好自我防护，才能更好救治病人。"这是培训中强调最多的一句话，也成为每一位医护人员脑子里紧绷的一根弦。

当天，武汉的媒体报道了国家援鄂医疗队到达的消息。晚上，《新闻联播》报道了习近平总书记的重要指示，要求各级党组织和广大党员干部，团结带领广大人民群众坚决贯彻落实党中央决策部署，紧紧依靠人民群众坚决打赢疫情防控阻击战。

武汉继 1998 年抗洪救灾以后，再次凝聚全国关切的目光。大年初三，武汉漆黑的夜空下，民众唱响了国歌。武汉不再孤单，武汉感受温暖，感受到了全国的力量。

大年初四晚上 9 点，华中科技大学同济医院中法新城院区隔离病房改建完毕，正式启用，600 张床位虚位以待。

国家援鄂抗疫医疗队上阵了，采取"九三制"分 4 个班轮换，北大人民医院援鄂医疗队队员成为国家医疗队第一批进驻隔离病房的医护人员，之后接班的依次是北大第三医院、北大第一医院……

得知即将进驻病房的消息后，北大人民医院援鄂医疗队的 20 名队员纷纷踊跃报名。经过医疗队核心组讨论，以"党员带头、新老搭配、专业互补"为原则，遴选出第一批 12 名进驻隔离病房的医护人员。

晚上 8 点，北大人民医院 12 名先锋队员抵达医院。一丝不苟地穿戴上厚重的防护服后，队员们提前 20 分钟进入病房。在转身进门的瞬间，战斗的冲锋号已经吹响。

首入病区，隔离防护服带来诸多不便、对医嘱系统和病历系统也不熟悉……困难迎面而来。查体、记录生命体征、护理操作……本来是"家常便饭"的事情，在穿上厚厚的隔离服之后都变得不一样了：不知不觉中已经汗流浃背，护目镜上一层雾水，戴着两层手套的手要反复多次才能摸准病人的血管……

6小时似乎过得很快，1月29日凌晨3点，队员们在克服重重困难之后，高效率、高质量地完成了国家医疗队的任务，共收治了12名新型冠状病毒肺炎病人。为了防止污染，脱防护服也要严格按照流程，来不得半点疏忽。交接班时，王秋护士长还不顾劳累，帮助北大第三医院的医护人员检查防护是否到位。等她走出病房楼时，已是凌晨5点了。

初战告捷，队员们获得了难得的喘息。出发前的情形依然历历在目。

当卫健委组建国家援鄂抗疫医疗队的通知一出，北大3家附属医院相关科室的医护人员纷纷自愿报名，微信群里"我报名""我可以""我是党员我先上"迅速刷屏。

北大人民医院呼吸内科主管护师吴文芳是第一批医疗队年龄最小的队员，大年初一刚下夜班去往高铁站的路上，看到"征集令"，她第一时间报名并退了回家的车票，奔赴武汉。

北大第三医院援鄂队员、急诊科主治医师王军红临出征前，一剪刀剪断了蓄留多年的长发，以防感染，便于工作。登机前，她收到丈夫的微信"我和闺女爱你，等你平安归来"，她一下湿了眼眶。"瘟疫无情，集体有情！背后家人默默无私的支持，是我前行的最大动力！"她说。

这是北大第一医院一对母女的来往书信：

亲爱的女儿，得知你要去武汉前线的消息，一时间有些恍惚。思绪拉回17年前，我去"非典"前线的一幕幕浮现在眼前。那时你刚刚9岁，也许你还不懂"非典"是什么、前线是什么……那时的妈妈，身上肩负着医务人员的责任与使命，虽然义无反顾奔向前，但心里最牵挂、最放心不下的还是年幼的你。

亲爱的老妈，17年前，虽然我还小，不能确切地理解何为前线、何为没有硝烟的战场，但在我心里，妈妈是个拯救生命的英雄……如今，我也像当年的您一样，肩负使命，站在这个没有硝烟的战场上。

妈妈是17年前参加抗击"非典"的医务人员，女儿是国家援鄂抗疫医疗队重症医学科护师李佳辰。

何止是吴文芳、王军红、李佳辰，北大附属医院每一个援鄂抗疫的医护人员，都是舍小家、顾大家，为了人民生命健康勇敢冲向抗疫一线，用实际行动诠释了医者仁心和大爱无疆。

1月26日至2月7日，从正月初二到正月十四，北大第一医院、人民医院、第三医院先后派遣3批医疗队奔赴武汉，3家医院分别有136人、134人、137人战斗在江城抗疫一线。第一医院院长刘新民、人民医院院长姜保国和党委书记赵越、第三医院院长乔杰亲自挂帅出征。

北大医学精锐尽出，形成了以重症急救为主、经验丰富、专业互补的复合型多学科救治团队。人员新老搭配，既有国内顶级专家，也有参加过抗击"非典"战斗的资深医护，更多的是年富力强的业务骨干。

2月8日，是中国传统佳节元宵节，随着前一天北大第三批援鄂医疗队的到来，北大第一医院、人民医院、第三医院共同组成一支医疗队，单独负责华中科技大学同济医院中法新城院区的一个重症病区。当一切准备就绪，病区大门打开时，很多患者拉着医护人员的手大哭起来，场面一度混乱。"国家队来了，太好了！我们有救了！"

以满腔热血支援荆楚大地，用医德大爱托起民族的脊梁。北大援鄂医疗队和6万名武汉医护人员，以及来自全国的4.2万名医护人员将并肩作战，直到取得与新冠病毒作战的阶段性胜利。

医者大爱洒江城

"老夫聊发少年狂,赴汉口,跨长江,医亦凡人,匹夫尽责灭疫狼。"

上飞机前，59 岁的北大援鄂抗疫医疗队专家组组长、北大人民医院重症医学科主任安友仲改编了苏轼在荆楚大地写下的词作，写下了这样的豪言壮语。

北京大学援鄂国家医疗队 400 多名医护人员，白衣执甲，在江城奋战了 72 个日日夜夜。他们用精湛的医术、悉心的护理、无私的奉献、决胜的信念，诠释着北大人的初心与使命。

在新冠肺炎暴发伊始，其传染性和严重性被外界严重低估。"'新冠'和'非典'比，最大的特点就是多面袭击。"北京大学第三医院副院长、呼吸与危重症医学科主任医师沈宁讲道。

"我们收到的新冠肺炎危重症患者中，有的患者肌钙蛋白指标最高会飙到 2 万多。"肌钙蛋白的正常值应为 28 pg/mL 左右。"2 万多！可想新冠病毒对心脏进行了怎样猛烈的攻击。"回忆起与危重症患者共同战"疫"的日夜，沈宁心情依然无法平静。

尽管在潜伏和起病期间，新冠肺炎看起来并没有"非典"那么可怕。但它的"魔性"就在于中后程的"突然发力"，很多中老年患者和有基础病的患者都出现了严重的心肺合并症状。

北京大学人民医院副院长王天兵讲述了一位典型的重症患者的救治经历。"我清楚地记得是在 2 月 17 日，我们收治了一位 77 岁的老人，老人因为有'老慢支'的老毛病，加之年事已高，进行了气管插管机械通气。"操作过程中感染的风险很高。人民医院重症医学科副主任朱凤雪、护理部主任王泠、护士长王雯提前备好密闭式吸痰管、吸引器瓶、防护面罩等物资，刚下夜班的麻醉科主治医师姜华主动请缨做手术麻醉师。尽管冒着极大的感染风险，没有任何人犹豫或畏难，经验丰富的北大医学人以娴熟的技术顺利完成了插管手术，有创通气后患者生命体征趋向正常。

在北京大学第一医院院长刘新民看来，北大医学人之所以善打"硬仗"，"一人一策"的治疗方案和多学科、前后方的会诊制度是"保驾护航"的重要"两翼"。"每个重点患者我们都建立'一对一'工作微信群。"初抵武汉，刘新民就向同济医院协调了一个单独区域用于作为北大三家医院医疗队的会诊中心。"每天下午4点，北大三家医院的专家就坐在这里，把危重症病例拿出来大家一起讨论，这里有呼吸、危重症、感染和内科各亚专科的专家。我们讨论不出来的，还有后方的北京本部远程诊疗机制以及与国家医疗队其他医院专家会诊的诊疗机制。"刘新民说，在北大医学人的集体努力下，武汉同济医院中法新城院区的重症死亡率从6%下降至2.8%。

俗话说，"医""护"不分家。北京大学援鄂国家医疗队还有一大批术业精专又富有热忱的护理团队。"拉得出、冲得上、打得赢"是北京大学第三医院院长乔杰对北大护理人的评价。

"1月底，我们刚进驻的时候，整个中法院区的B9西区的护工都走掉了，我们面对的是前所未有的状况。"北京大学第三医院急诊科护士长崔曼将初入武汉的情景写在了"援鄂日记"中。"在北京的时候，对病人日常生活的照顾通常是家属和护工来完成；在武汉，所有的护士既要当'生活护工'又要当'专业医护'。"

"有一天患者抱怨进病房后再也没吃上过热干面，这句话被我们的护士记住了，她在下次轮班时特意买了一份煮好的热干面，还手写了一张纸条'北京炸酱面希望武汉热干面早日康复'。"北京大学第三医院急诊科护士长崔曼讲述了暖心的抗疫故事。她说："国家有难，责无旁贷。保护着960多万平方千米的人从来都不是超人，而是我们这些最平凡、最普通的人，凭着一颗颗最热忱的心，团结在一起，才能够赢得胜利。"

从为患者发药时反复嘱咐服用方法，到日常抽血化验、测量体征，再到为患者发饭、打水、协助大小便、给生活无法自理的患者喂饭，指导患者洗手、戴口罩、盖马桶盖，为患者进行新冠肺炎知识科普等等，这些烦琐的细节构成了护理团队每一天的工作。

"北大援鄂团队的护理实力非常强大。我们的护士小伙子、小姑娘除了有最棒的医学护理知识和技术，还有一颗无私奉献的爱心。"北京大学第一医院院长刘新民说。

"俯下身为患者提供最专业的优质服务，抬起头去'触碰'新冠重症护理的天花板。"这是北大援鄂医疗国家队护理团队对自己的高标准、严要求。"援鄂期间，每天晚上护理团队都要和医生碰头，进行业务培训、文献学习和病例讨论，一直到医疗队回北京的最后一天。"崔曼讲道，"护士们在与新冠肺炎周旋的过程中还发明了氧气流量提示牌、自制了移动脚垫、编写了朗朗上口的歌谣、制作了图文并茂的宣传海报。"

抗疫是一场人民的战争

在武汉的每一天，北大援鄂国家医疗队都处于"高压"状态，武汉市民的大力支持也是支持他们做好每天医护工作的动力。北京大学人民医院感染科主任高燕在打车时遇到过一位司机卢先生，他经营一家效益不错的环保用品公司。疫情发生后，武汉封路，公交停运，他每天义务接送医护人员上下班。高燕说，这些为英雄江城勠力同心、发光发热的武汉市民，每天都会给援鄂医疗队队员惊喜与感动。"为了这些可爱的市民，我们的付出值得！"

3月中下旬，随着武汉疫情的逐渐好转，很多省份的医疗队陆续撤出了英雄的江城。"留下来，坚持到最后！"这是援鄂国家医疗队收到的命令。

北大医疗队开始接收武汉同济医院光谷院区转来的新患者，刚刚安静下来的病房又忙碌起来。

让袁晓宁格外难忘的是在3月底转来的一位患者，她拉着袁晓宁的手哽咽地说："听说你们大年初二就来了武汉，谢谢你们为我们搏过命，真是不知道该说什么好，只盼着我们这些老病号赶快好，你们就能早点和家人团聚！"患者的话就像武汉春日那缕温馨的阳光照进了袁晓宁的心房。

4月6日，北京大学援鄂国家医疗队圆满完成在武汉的抗疫任务，在大巴车奔赴武汉天河国际机场的路上，武汉市民自发为国家援鄂医疗队队员送行，逆向的车辆缓行鸣笛致意，英雄的城市以泪水送别英雄的白衣战士。

"72个日夜星辰斗转，与新冠共'舞'。煎熬过黑暗中的黑色，品尝过治愈的欣慰，竭尽全力着我们的所有。忘我的奉献，坚韧的担当，责任的力量！"这是北京大学第三医院危重医学科主任葛庆岗在回京的飞机上写下的小诗中的几句，他将全体北大援鄂医学人对医学誓言的赤诚之心和对人民的满腔热忱化成文字，定格成永恒。

抗疫前线党旗红

"广大青年用行动证明，新时代的中国青年是好样的，是堪当大任的！"习近平总书记3月15日给北大援鄂医疗队全体"90后"党员回信中点赞新时代中国青年的话语，温暖和激励着北大援鄂医疗队全体队员的心。给总书记写信的北大第三医院援鄂医疗队唯一的两名"90后"党支部书记吴超、王奔说："在武汉，我们见证了同龄人的成长，也感受到大家的坚强。"风雨里成长，磨砺中坚强。在北大三家援鄂医疗队中，有34名"90后"党员，而"90后"医护人员则占据整个队伍的大半。虽然"90后"在临床经验上不如前辈专家，但他们用青春热情和勇毅担当，在抗疫前线迅速成长。

在北大第一医院援鄂抗疫国家医疗队领队、北大第一医院院长刘新民眼中，年轻人表现非常出色："医疗队中'80后''90后'做得非常好！"

"90后"队员相羽是北大第一医院援鄂医疗队中年龄最小的队员之一，她最难忘的日子是3月26日这一天，她和其他队友一起，在武汉抗疫前线面对鲜红的党旗庄严宣誓，成为中国共产党预备党员。在武汉期间，北大援鄂医疗队共有 39 名优秀骨干火线入党。

一名党员就是一面旗帜

"50 后""60 后""70 后"党员的精湛医术、坚定意志、丰富经验和奉献精神，对"80 后""90 后"党员来说，是指引"标杆"，是榜样"偶像"。

中国工程院院士、北大第三医院院长乔杰是一名"60 后"党员，她在武汉连续奋战了 66 天。作为一名拥有三十多年临床经验的妇产科专家，她多次到产科儿科病房，为孕产妇诊疗，护佑新生命的降生。

"70 后"党员、北大第一医院呼吸和危重症医学科党支部书记、副主任马靖 17 年前在北京经历过"非典"之战。作为北大第一医院援鄂医疗队临时党支部书记，她对党组织的凝聚力、队员们的战斗力备感自豪。"48 小时内我们就开辟了第一个病房，队员们纷纷感慨这是'光速开病房'，重症患者得以被迅速收治。"

"在前线，我们看到的是党旗在抗疫一线高高飘扬，看到的是堪当大任的北大医学'80 后''90 后'青年党员和参加过'非典'、救灾等各种战斗久经考验的'50 后''60 后''70 后'老党员们一起，不惧风雨、勇挑重担，最危险的任务党员先上，最脏、最累的活儿党员抢着干，这是大家的共识，也是实际行动！"作为一名"60 后"党员，在驰援湖北、黑龙江、吉林三省的国家感染控制专家李六亿眼中，各个年龄段的党员各有特点，但都是好样的！

一个支部就是一座堡垒

北大三家医院援鄂医疗队临时党支部充分发挥党组织的战斗堡垒作用，凝心劲、提士气，同时，积极为前方队员提供防护指导、心理疏导服务等各方面支持，让前线医护人员在保护好自己的同时，以更好的状态救助更多的患者。

北大人民医院第一批援鄂抗疫医疗队刚刚到达武汉时，不少队员不习惯穿着隔离衣开展工作，医疗队队员心中难免有点紧张。北大人民医院援鄂医疗队临时党支部书记暴婧和医疗队队长张柳从细处着手，让队员逐渐适应，慢慢消除心理压力。每次队员出发前，暴婧和李冉副队长都会逐个检查每名队员防护物品是否携带齐全。暴婧和支委党晓曦、王秋经常和队员们谈心交流，让每个人都能保持良好状态完成工作。医疗队所有成员很快顺利度过了适应期，工作迅速进入正轨。

"有了后方温暖强大的支持后盾，才有了前线所取得的工作成绩。"邱水平、郝平、詹启敏、刘玉村、陈宝剑等学校领导亲赴机场为出征的北大白衣战士送行。满载着北大人心意的各类物资源源不断地从北京运抵武汉。北大三家医院大后方各科室鼎力支持前线，前方后方的会诊随时在进行……

正是在党组织的正确领导下、党员的模范带动下，北大援鄂医疗队全体队员众志成城，在没有硝烟的战场上艰难战"疫"，最终取得了病房清零的胜利，最终迎来了辞别江城的凯旋！

在这场战"疫"斗争中，北大援鄂医疗队党组织和老中青三代共产党员用他们的实际行动，交上了让祖国、让人民满意的答卷！

（张　宁　韩　芳　陈振云）

战"疫"前线，这些北大医者面向党旗庄严宣誓

2020 年 2 月 25 日，北京大学第三医院副院长、呼吸与危重症医学科主任医师沈宁，在抗击新冠病毒肺炎疫情的援鄂一线，成为一名中共预备党员。和她同时面向党旗庄严宣誓的，还有其他 3 位来自北医三院的战友。

北大医学国家援鄂抗疫医疗队 400 余名医护管理人员已在抗疫一线奋战 30 天，在与新冠疫情殊死搏斗的战场上，121 位医疗队队员向党组织郑重提交了入党申请书。在北京大学第一医院、人民医院、第三医院援鄂医疗队队员中，有 11 位医护人员在与病魔进行"白刃战"的战场上光荣入党。

他们在来势汹汹的疫情面前，勇往无惧，坚毅地选择了"逆行"。他们用生命捍卫了家国平安，用赤诚谱写了共产党员的初心赞歌。

"风暴眼"中的特殊发展会

2 月 25 日晚 7 时，北京大学第一医院援鄂医疗队临时党支部在驻地宾馆举行了一次庄重的党员发展会，王芳、曹帅、尤亚静三位经受了疫情战斗考验的同志，被发展为中共预备党员，"坐镇"一线的北京大学第一医院院长、党委副书记刘新民和临时党支部的同志在现场见证了这一时刻。

"对党忠诚、坚守岗位、尽职尽责，为打赢疫情防控攻坚战作出最大的贡献！"面对党旗，三位新发展的预备党员立下了这样的"军

令状"。这是一场在"风暴眼"中举行的特殊发展会。无论是与会党员还是发展对象，都是刚刚脱下厚重的防护服从抗疫一线下来的战士。会议简短，每一步又都严谨而规范。

这次特殊的发展会牵动着京汉两地。北京大学党委副书记、医学部党委书记刘玉村，北京大学第一医院党委书记潘义生与武汉一线亲切"连线"。刘玉村代表学校党委热烈祝贺3位同志被党组织接收为预备党员。

"今天是个特别神圣的日子，3位同志在抗疫一线光荣加入中国共产党，我们所有人都感到非常高兴！"刘玉村说，一线的医务人员展现了北大医学人使命在心、责任在肩的精神风貌，这样一支战队定将给党和人民交上一份满意的答卷。"你们的肯吃苦、能奉献、敢担当是'人性'和'党性'的最好体现，祝愿你们胜利归来！"

2月22日，北京大学人民医院援鄂抗疫医疗队第一临时党支部、第二临时党支部先后召开党员发展会，张柳、姜华、王茜、马跃明4位医护人员光荣入党。

2月25日，北京大学第三医院援鄂抗疫医疗队临时党支部召开党员发展会，沈宁、李少云、张佳男、梁超4位医护人员光荣入党。

新时代的医护工作者就这样冲在了斩除病魔的最前线，无惧无畏，冲锋陷阵。

"我没见过你的样子，但熟悉你的声音"

北京大学第三医院危重医学科护士张佳男是北京大学第一批援鄂医疗队的队员，也是此次北大医学人在援鄂一线入党名单中唯一的"90后"。这位在与病魔争分夺秒的战场上刚刚过完28岁生日的年轻姑娘，已经是危重科的"老人"，参与过多场急难险重病患的救治工作。

"在武汉的每一天都是感动的，感动来自我的病人。"在张佳男的日记本里，有这样一句话。她讲道，曾经在给病人输液时，一位年迈的老人给她"打气"："你们戴着防护手套，手会滑，不要害怕，多扎两针没有关系。"还有一次给病人发药，一位年轻的患者高兴地跟张佳男打招呼，"您怎么知道是我？"——"我们都没见过你们的样子，但是很熟悉你们的声音，谢谢你们来武汉！"这句来自病患的温暖话语让张佳男默默流下了热泪，这让她想起了那首熟悉的歌曲《为了谁》。"1998年抗洪救灾时，我还是个孩子，每天在电视上看到人民子弟兵用血肉之躯阻挡着洪水。那个时候我肯定没想过，22年会后我也会成为一名'战士'，和'战友'一起，和病魔打一场没有硝烟的战争。"

战友，一个在如此危险的前线，格外打动人的词汇。在张佳男的日记本里，这样记录着战友的情谊："这是一支充满爱的队伍，像一个大家庭。这几天武汉下雪了，乔妈妈一早操心能不能早点给队员弄来羽绒服，上班路上别冻着；有男队员风寒感冒，袁妈妈早上去敲门烧水叠被子……"

"乔妈妈"是北医三院院长乔杰院士，"袁妈妈"是三院感染管理科副主任袁晓宁。两位老党员的付出让年轻的医护人员吃了定心丸。"她们临危受命，责无旁贷的精神感动着我们，我要向这些优秀党员看齐，用实际行动履行党员的责任和医护人员的使命。"张佳男说。

"每一例重症患者我们都全力救治！"

2月3日武汉同济医院中法新城院区新病区正式启用。为更多地收治危重症患者，同济医院以最快的速度根据传染病防治需要，将原头颈肿瘤科病区改造为新的重症隔离病区。这里是救治危重病人的重要战场。2月3日晚，北京大学人民医院和北京大学第三医院医护人员第一批进入隔离病房，成为与死神殊死搏斗的勇士。

张柳是北京大学人民医院援鄂医疗队队长，也是在抗疫一线加入中国共产党的北大医学人中的一员。2月5日，当接受连线采访时，张柳刚刚走出隔离病房。此前，他已经连续奋战了 8 个小时。

"刚过去的这个晚上，我们一共收治了 30 个病人，其中多数都是危重患者。相对上周，新病区的工作量是过去的 2—3 倍，医护人员都是马不停蹄。"张柳说道，当天夜里，病区收治的一位老年患者患有冠心病等基础疾病，还做过心脏搭桥，这次感染了新冠肺炎，低氧饱和度引发了心功能不全，喘憋无尿，情况比较紧急。医疗团队当机立断给予留置导尿，用以降低心脏负荷，一番忙而不乱的抢救过后，这位老年患者的病情得到了缓解。"和挽救生命相比，累真的不算什么！"张柳欣慰地说道。

随着重症患者的增加，如何探索出一套精细化、标准化、程序化的治疗方案，从而提高效率，保障重症救治的水平，是摆在医护人员面前的一道必须攻克的难题。

面对新冠病毒肺炎这一全新疾病，张柳和全体参与重症救治的医护人员一起，在繁忙的救治工作之余，一遍遍地讨论着最优化的治疗方案。随着救护经验的日益丰富，大家开始联合起草结构病历模板，不断细化规范流程。在北京大学人民医院资深重症医护专家安友仲主任的带领下，北大医学人在最短的时间内讨论出了《北京大学援鄂医疗队入院病人初步处理流程和原则》。这份规范流程的出台，为一切工作有条不紊地高效展开奠定了坚实基础。

"一晚上收治几十位重症患者，压力确实大，但有了明晰的诊疗流程，工作效率有了很大的提升。我们不怕收治更多的重症患者，作为医生，每一位重症患者我们都会尽全力救治！"张柳表示。

战"疫"前线，党旗高扬

北京大学援鄂医疗队是一支特别能打硬仗的部队。这不仅源于医护团队精湛的技艺，更源于勇担重任、大爱无疆的精神。

2019 年末的新型冠状病毒肆虐神州，湖北特别是武汉市成了疫情最严重的地区。为提高武汉病患的收治率、治愈率、降低病死率，国家吹响了驰援疫区的集结号。号音犹在，北京大学三家医院的党支部群里，报名请战的人员名单已经接起了长龙。"我有两次抗震救灾医疗队经验，新冠重症可能需要 CRRT，我有经验！我是党员，首选是我！""我曾经参加过院里 2003 年'非典'病房的工作，选我！"许多党支部全体党员报名，包括刚刚生完宝宝的年轻党员和退休的老党员也都积极请战。北大医学先后选派 4 批医疗队驰援武汉，400 余名来自第一医院、人民医院和第三医院的医护人员奋战在援鄂一线。

队伍在哪里，党旗就要飘扬在哪里。北大医学援鄂抗疫医疗队入驻武汉后，根据党员构成情况，及时成立了第一医院临时党支部、人民医院临时党总支和第三医院临时党总支。尽管支部是"临时"的，但责任却格外重大。凝聚人心，鼓舞力量，为疫情应对和医疗救治工作提供政治保障和组织保障成为临时党组织的使命。

暴婧是北京大学人民医院呼吸与危重症医学科的主治医师，也是人民医院临时党支部的支部书记，曾参加"组团式"援藏任务的她义无反顾地投入了与疫情搏斗的战场。在隔离病房里，暴婧的防护服上写的是"别怕"，她鼓励患者鼓起勇气与新冠病魔作斗争。在战友中间，暴婧是耐心细致的"姐姐"，医疗队排好了进驻隔离病房的班次，每次队员出发前，暴婧会逐个到队员房间，检查每个队员防护物品是否携带齐全。隔三岔五，她还与支委党晓曦和王秋跟每个队员谈谈心，了解队员心理状况，让每个人都能保持良好状态完成工作。

当暴婧得知不少队员记挂家人、想念同事时，她与后方及时联系，与队员所在科室、党支部以及宣传处合作，瞒着队员悄悄联系了家人和所有的同事，大家一起录制了医护祝福视频。2 月 6 日晚，临时党组织举行了一个温暖有爱的支部活动，当一声声铿锵有力的"加油"，一句句充满温暖的祝福话语从远在千里外的同事、父母、宝宝们口中传递过来时，队员们感动得热泪盈眶，战胜疫情、早日凯旋的必胜决心也更加强烈。

党旗所指，就是冲锋所向。在一大批共产党员先锋模范作用的引领下，北大青年医护人员深受鼓舞，在抗击疫情第一线纷纷向党组织递交入党申请书，截至2月24日，有121人在一线提交入党申请书。"记得2003年'非典'，我还是个高中生，看着包裹得严严实实的医护人员治病救人，我义无反顾地选择了从医的志向。17年过去了，我有机会像曾经想象的那样来到抗疫一线，我愿用我的默默付出，为祖国的抗疫之路贡献力量！"来自北京大学第一医院的张慧在入党申请书中，说出了一线青年医护人员的拳拳心声。

让党旗高高飘扬在抗疫一线，北大医学人在党的坚强领导下，正在用精湛的医护水平和迎难而上的冲锋精神，谱写着大爱无疆的时代壮歌。

（韩　芳）

与病毒战斗的日子
——北大医学人前线日记

日夜奋战在抗疫前线的北大医学人、白衣战士们，在忙碌辛劳的工作间隙，记录了与疫情战斗的所思所感。这其中，有感动、有牵挂，亦有磐石般的信念和坚守。朴实的文字充满着力量。让我们共同翻看北大医学人"前线日记"，重温他们的回忆，记住他们的壮举。

[1月27日]"妈妈说我来武汉了，她还不知道"

昨天到武汉宾馆已经晚上10点多了，简单收拾后，躺床上睡得好香。今天的任务是培训，培训结束后，妈妈给我打电话，说我来武汉了她都不知道，还是邻居姥姥看了新闻告诉她的。唉，目前信息这么发达也不好，想瞒她些事情，太不容易了。

闺女今天最后一天输液，体温一直不高，这下就放心了。

下午培训了穿脱"猴服"（"猴服"是猴式防护服的简称，全套为5层）、隔离衣，队长葛庆岗，副队长王丽、李少云，临时党支部书记袁晓宁，事无巨细，不厌其烦，一遍遍叮嘱，一个一个人纠正，不能出半点错，零感染。

医疗队队员，一个都不能少，既是军令状，也是对我们的要求，我们不仅要对病人负责，也要对自己负责。

——北大第三医院援鄂医疗队队员　王军红

[1月28日] "即使很小的细节，我们也要力求完美"

今天过得很充实，我们所有人分组练习整个防护过程。小组在上午练习的时候，感觉时间过得太快了，过了12点半，才想起来要去吃午饭。

看队友实地考察拍回的照片，病房里的一次性帽子像是浴帽，我们四人赶紧换成浴帽进行练习，可是浴帽并不透气啊！所以我们的头发都湿了，浴帽里都是水汽，就连防护服的帽子都是湿的，拿着吹风机吹干了继续练习。

每次发现问题，大家都特别积极主动地说："赶紧给我记下来""把我这个问题也记下来"。我们有一个笔记本，记录着出现的问题，即使很小的细节，我们也要力求完美，这是我们对自己、对他人的负责。就这样子一遍遍地练习着，充实地度过了上午和下午的时光。时间一点一点地流逝，我们每个人都在一点一点地进步着！

——北大第三医院援鄂医疗队队员　巩志慧

[1月29日] "走出病房前，我向同为护士的患者伸出大拇指"

1月28日晚9点，北大人民医院医疗队成为首批进驻病房的国家医疗队。该病区病房首次开放，当晚就收治12例新型冠状病毒肺炎患者，两例病重，其中一例既是产妇，也是护士。

这名产妇是今天晚上过来的，刚生完孩子3周，她的爸爸、妈妈、公公也因确诊新型冠状病毒肺炎住进了医院。看着情绪明显焦虑的患者，我试图拍拍她的肩膀安慰一下，但五层手套的隔离使触感消失。

她并没有像我想象的那样哭泣，她相信全家都会平平安安。其实她不知道，她的妈妈已经因为呼吸困难戴上了无创呼吸机。

我不知道是不是该向她透露一切，希望她能乐观一些，帮助自己和家人渡过难关。

后半夜，我因为体力不支被迫替换下岗，走之前我向这名患者伸出大拇指，患者也微微点头示意。相信她会越来越好，也祝她和她的家人平安，早日战胜病魔。

——北大人民医院援鄂医疗队队员　王胜楠

[1月29日]"今天进病房了，既紧张又激动"

今天进病房了，既紧张又激动。紧张是因为病房刚刚组建，我们还不是特别熟悉，这几天要和同济的兄弟姐妹们互相磨合；而激动是因为终于可以为武汉同胞发挥自己的力量，这也是我们此行的目的。

好在工作开展起来了，一些着急住院的病人有地方住了，她们也安心了。由于病房里的患者属于完全隔离，所以我们不仅要进行疾病的护理，同时也要做好生活的照顾。

一天工作下来，我们没吃饭也没喝水。穿上防水防护服，带了一天的N95口罩，还是感觉有点憋得慌，面部也被勒得发红发痒。为避免交叉感染，昨天开始所有队员进入单人间。吃晚饭的时候，我们四个小伙伴隔空喊话，隔桌相望。多么搞笑又心酸的场景。

其实最难的不是干活，最难的是穿着防护服戴着五层手套干活；最难的不是呼吸，最难的是穿着防护服戴着N95呼吸。然而，患者焦虑的目光、无助的眼神、未知的生命告诉我们最难的是他们。

我们有信心，让他们一个个健康出院！

——北大第一医院援鄂医疗队队员　郭梦冉

[1月29日]"在'家长'的保护下，我们信心满满、士气十足"

能够成为此次医疗队的一员，奔赴前线贡献自己的微薄力量，我很自豪。抵达武汉的这几天，随着气氛的紧张，我们的工作也陆续忙碌起来。在马靖队长、赵秀莉副队长、贾娜护士长等几位老师的带领下，不断地学习感控管理、练习穿脱防护服。

脸上一道一道N95的压痕，手上满是消毒剂刺鼻的酒精味儿，虽然有些辛苦，但大家都热情饱满。

几位老师常常说："我一定要把你们平平安安地带回去。"朴实的话语充满了感动，她们就像我们这个大家庭的家长一样，我们在她们的保护下信心满满，士气十足。我们一定竭尽全力，抗疫到底。

武汉加油！中国加油！

——北大第一医院援鄂医疗队队员　张　慧

[1月29日] 同学一别8年整，隔离病房"巧"相遇

1月29日，距离我高中毕业已经过了8年，从没想过与老同学的相逢，竟然是在这里。

进入隔离病房后，我们发现一位北大医院的老师很不舒服，于是帮助她一起走出隔离病房。在最后摘掉口罩时，她惊讶地喊出了声："呀！你是不是陈琦？"我看到她也感到惊讶："王周圳。"

我们已经8年没有见过，此时想到我们高中时期的简单纯粹生活，想到我们高考时熬夜复习的景象，不禁感慨万千。

也许是巧合，整整8年没有见过，没想到再次见面时，我们竟然同样选择了护理行业，同样选择在国家最需要的时候支援武汉。

同为北大人，在国家需要时作出了相同的选择。我们身处不同的医院，却同是国家援鄂抗疫医疗队的队员。

——北大第三医院援鄂医疗队队员　陈　琦

[1月30日] 特殊生日的特殊愿望

今天是来武汉的第四天，阳光格外的好，气温仿佛在回升。

中午接到通知说要临时开会，大家都聚集在一起。看到楠哥一手鲜花一手蛋糕的时候还想：这么有仪式感是要宣布什么消息吗？

"今天是咱们成员王颖的生日！"

听到这，先是蒙了下，然后突然幸福感爆棚了。

在领导、前辈和同事的生日歌中，手捧鲜花，许下生日愿望：尽自己所能，为病人提供所需，希望疫情消除，我们早点回家！

更让我感动的是，生日蛋糕据说是"人肉"送达的，因为听说是

医疗队的成员，当地的师傅毫不犹豫用电动车送来。贴心的酒店餐厅还为我准备了长寿面，不善言辞的我只能一次又一次真诚地道谢。

偷偷瞄到同行老师悄悄地抹了抹眼，内心感慨万千：这个28岁的伊始不一般，身处异乡，与优秀的前辈和同事共同奋斗在疫区一线。虽是本分，却也正是因为这个集体，恐惧烟消雾散。勇气做支柱，专业当桥梁，爱心和信心必将指引我们走向健康的前方！

"我希望早日战胜疫情，所有患者都平安出院，所有医务人员都平安而归。我一定不辜负众望，与大家共同努力，早日回家。"

——北大第一医院重症医学科护士　王　颖

[2月1日] "在这个团队里，没有人有怨言，也没有人退缩"

凌晨5点才下班回到住所，洗洗涮涮6点40，本想坚持到7点下楼吃饭，不知怎么就睡了，一觉醒来已是中午。

我们交流着各自的感受，不禁感慨，只是这几个小时，都觉得疲乏，头痛，病房里缺氧的病人多难受……在这个团队里，没有人有怨言，也没有人退缩，现在我们是彼此最亲近的人。

从第一天到达武汉，在路上兜兜转转两个多小时找不到路，到现在我们的基本生活有所保障，工作也慢慢步入正轨，相信会越来越好！

今天跟闺女视频，她郑重其事地说："妈妈，问您个事啊，到底什么时候回来？"我竟一时语塞，只能告诉她，我也不知道……

愿我们明天一切顺利，愿大家健康平安，愿武汉越来越好，武汉加油，中国加油！

——北大人民医院援鄂医疗队队员　马跃明

[2月2日] "我和患者说，不要紧张，相信科学的力量"

2月2日是我第二次进病房，这次心情放松了许多。在这里，护理工作不仅是打针输液，我们更关注心理护理。我和患者说，不要紧张，要有坚定的信心，相信科学的力量，不久的将来一定会健康出院。

患者向我点头表示感谢。

我想给他们温暖，用我的知识和诚意给他们希望，稳定情绪配合治疗。我们把北医三院"三米阳光"活动带到了武汉，制作了很多小卡片，上面写了很多鼓励的话，希望患者们可以感受到温暖，有信心战胜疾病。

这两次进病房的经历，让我感受颇多。作为一名年轻的党员，我要起到模范带头作用，帮助医生们做好基础工作，给患者带去温暖和鼓励，让他们有信心。

相信一切都会好的！到那时，马路上熙熙攘攘的人群结伴去看樱花……

加油武汉！

——北大第三医院援鄂医疗队队员 刘金鹏

[2月5日]"听了母亲的话，感动的泪水在眼眶中打圈"

2020年春节是个不平凡的春节，也是一个特殊的春节！本以为今年春节可以回家和父母团聚，没想到来到了武汉前线。

还记得23日那天，本来已经拿着行李到了车站的我，当看到护士长在群里说让大家回到医院值守时，又毫不犹豫地拖着箱子立刻返回。

启程来武汉的那天早晨，我给家里发了一个信息，怕家人担心我，告诉他们，我自己会照顾自己，请她们放心！

母亲在回我的微信中说："我相信你会照顾好自己的，调整好心态，迎接挑战。祝你在这无硝烟的战场上与同事团结一心，共同抗战。也祝你们平安顺利返回。我相信你和你的同事，我为你和你的同事们加油！！！"

听了母亲的话，感动的泪水在眼眶中打圈，也增添了我去前线奋战的信心。我也相信我和我的战友们，能够在这战场中，发扬北大医院人的精神，不辱使命，胜利归来！

——北大第一医院援鄂医疗队队员　崔晓博

[2月6日] 一样的信念，一样的"王倩"

当北大医院三批医疗队在武汉前线汇合成同一个工作群后，在群里搜索姓名"王倩"，屏幕一下子闪现出三个。她们之间有医生也有护士，分别来自感染疾病科、泌尿外科、血液内科。三位白衣天使在抗疫一线相遇，虽然她们专业不同，但她们有着同一个信念——必争抗疫成功，早日完成任务。"倩"字有着"美好"的寓意。三位王倩人如其名，人甜心美专业强。她们在武汉抗疫一线的工作日记更展现了对病患的祝福和对未来的信心，诠释了她们最美的心灵。

（一）

我是北大医院感染疾病科的护士王倩，我是第一批医疗队队员。

经过严肃认真的两天培训，1月29日我们进入了真正的战场，同一起来支援的"国家队"在同济医院开辟了第一个收治新冠肺炎的病房。10天之后，原来20人的团队已经迅速壮大到135人了。从6家医院共同管理一个病房到如今我们独自运行管理，这其中充满了许多故事和感动。

记得有个夜班，病房收了不少重症患者，有截肢术后感染的、有存在一大堆基础病的、还有很多生活不能自理的。虽然戴着无创呼吸机、高流量吸氧，但病人仍然憋气得难受。有个阿姨抓着我的手，目光里饱含的是感激和期待，我也紧紧地握着她的手，在护目镜和口罩之下告诉她："加油！"

还记得有位重症的阿姨，在收进病房时我们并没有找到家属。我们全力抢救了三天，但最后还是送走了阿姨。当我们多方打探好不容易联系到了家属时，阿姨却再也没有醒来，这最后一面终究无法再见，那种遗憾、感伤不由地涌上心头。

特殊的春节，特殊的经历，虽然每个人能做的有限，可每个人的力量汇到一起，我们使命必达！

（二）

我是北大医院泌尿外科的护士王倩，我是第三批医疗队队员。

走的那天北京刚刚下过雪，虽然冷，可我的心里热乎乎的。家人、同事、领导们赶来送我，虽然即将面对未知的工作环境，可我没有害怕，心中有的更多的是在特殊时期作为一名逆行者的担当。

来到武汉，这个城市安安静静，眼中不禁涌上热泪。那么多的同仁们日日夜夜奋斗在一线，是为了让这个城市恢复曾经的繁华。如今我也加入了这个队伍，我会尽自己的微薄之力，在这场没有硝烟的战"疫"中作出自己的贡献。

来到武汉就是和时间赛跑，没有一刻停歇，我们就立即投入战斗。

上过一天班后，我闷在层层防护服、护目屏下，鼻梁也因长时间佩戴口罩压红了。可老公却说这个样子的我比平时更美，他和女儿都会为我骄傲。虽然女儿还小，断奶也没有多久，可"大敌当前"我不会为了儿女私情耽误工作。相反，女儿和老公成了我在这里战斗的最大动力。我会和这些战友们一直奋战到底。

（三）

我是一名医生，是北大医院第三批援鄂抗疫医疗队队员。今天，是我来到武汉的第 6 天了，时间虽短，但感触充盈于心，仿佛如坐过山车一般。

5 天前，我和大部队来到武汉。这是我第一次来武汉，天气阴冷，机场空无一人，街道上空空荡荡。目力所及让我想起一部科幻电影《生化危机》，心情有些压抑。一时间，莫名的焦虑涌上心头。这边疫情到底有多严重？有充足的防护物资吗？基本生活物资能保障吗？

还未来得及多想，我们就顺利地到达驻地酒店。见到同事们，我顿觉心头一松，下飞机时的焦虑和疑惑都消失了。前期到达的医院领导们把大家的生活起居安排得井井有条，入夜后还送来了热水袋、暖宝宝等取暖物资。元宵节当天，还录制了让人泪目的祝福视频。这座城市虽被病魔笼罩，但她的内核是温暖的、充满力量的。

5天了，密实的工作早已让我把紧张无措抛在脑后，我们在这里承包了一个病房，50张床位迅速收满了病人。收治时了解到，好多病人全家都被感染了，有位80多岁的老人只身一人来住院，家属全部感染正在隔离治疗，看着他们真心塞。病魔无情人有情，和同事们一起，我们给每个患者都加油打气！

"我叫王倩！我是北大医院人！加油，武汉！加油，中国！"

[2月10日]"病人的感谢让我倍受鼓舞"

每次进入病房前，我们都会非常严格地穿上防护服、隔离服、鞋套、腿套、双层手套、护目镜、N95口罩、面屏。

刚戴上所有装备时，已然会有一些呼吸不畅的感觉。此时，告诉自己平静内心，降低心率，减轻耗氧量，这样自己会舒服一些，为接下来的工作做好准备。

不管白班夜班，每班都会有感控处的老师专门负责给我们每一位同事检查好各个细节，不允许有半点漏洞出现。

有感控处的老师在，真的让我们的心里更加安心踏实！

昨日白班，我们护理了一位重症病人，戴着无创呼吸机无法应答，双脚都有留置针输液治疗，持续心电监护，保留尿管，去甲肾上腺素泵入，看起来十分虚弱，需要静脉营养治疗。

我来到床旁，呼唤病人的姓名，叔叔可以勉强眨眨眼睛回应我们。我告诉他："我们是来自北大医院的护士，专门负责护理您的，希望您也一定加油，我们一起对抗病毒。一定可以胜利的。"

看到叔叔虚弱的身体，除了各种专业的治疗以外，我和神经内科田溪老师一起，为病人从上到下整理好床位，帮助其改变体位，更换臀部下方的一次性尿垫，希望其能时刻保持干燥，让病人更舒适些。

叔叔尽管很虚弱，但依旧努力把双下肢弯曲去协助我们挪动他的身体。从雾气朦胧的护目镜缝隙处，我看到了叔叔努力弯曲的双腿和尽力配合的身体。我能感受到叔叔已经尽了自己的全力，以帮助我们减轻挪动病人时的消耗。看到病人这样心疼我们，我们也一定会尽最大努力把他护理好。

在白班岗，我们帮助病人输液，测量血糖，测体温，测血氧，注射胰岛素，留取标本，更换纸尿裤，更换一次性尿垫，发饭，打水，收拾每个病房的垃圾，扫地，收拾餐后的饭盒。除了这身厚重的防护服有点限制住我的行动速度，一切都在稳步进行中。

每每听到病人的感谢话语，我都倍受鼓舞，一切都是非常值得的。

——北大第一医院骨科护士　刘晓宁

战"疫"中的特别爱情

2月14日，一个关于爱、浪漫以及鲜花、巧克力的日子。而2020年的这一天，由于新冠肺炎疫情，他们不得不暂时别离。疫情来势汹汹，为了更多人更长久的相聚，白衣战士请战一线，毫不犹豫。时间紧、任务重，与爱人的告别只能匆匆。没有甜言蜜语，却爱意满满；没有轰轰烈烈，却打动人心。特殊时期，别离，出征。爱，定格在那个深情的相拥，那千百次的回眸，那久久不愿松开的牵手。此刻，淳朴的话语却是最美的爱情。

驰援武汉，你是我的牵挂

马骏，北京大学第三医院肿瘤放疗科护士、国家第一批援鄂抗疫医疗队队员；爱人，陈森，北京大学第三医院肿瘤化疗科医生。

2003年，陈森加入了一线抗击"非典"的队伍。也是这一年，马骏参加高考，因为对抗击"非典"医务工作者的敬佩，报考了护理专业。当年的小姑娘如今已成坚强战士，奔赴前线丝毫没有犹豫。这是两人婚后第一次分别。

马骏奔赴一线后，陈森给马骏写了一封信：

马骏吾妻，虽然咱们结婚已10余年，孩子都上小学了，但你在我的印象里，仍然是一个有些娇气，有些怕苦怕累还不成熟的小姑娘，直到这次新冠肺炎疫情来临，才让我发现了另一个不同的你。

大年初一晚上，你接到了科里护士长的电话，通知参加第一批三院医疗队去武汉。你二话不说，毫不犹豫就答应下来。放下电话，你的妈妈得知消息后就开始抹眼泪，你又耐心做通妈妈的工作。

初一深夜，安顿好孩子后，你开车从娘家赶回了家里。

那一夜，你睡得很安稳，我却失眠了。

第二天上午，我去出门诊，你自己一人去超市采购物品，独自一人收拾好行囊来到医院，等待出发。在我眼里，你自始至终都是那么镇定而又坚毅，直到在机场临出发的时候，你的那一次次回眸，才能看出你的不舍与牵挂。

到达武汉后，你总是给家里打电话报平安，说一切都很好。直到有一次我戴着 N95 口罩出了 4 小时门诊，摘下来以后望着镜子中鼻梁上、脸颊上深深的红印，感受着耳朵上勒痕带来的疼痛，才切身感受到了你的辛苦与不易。

最后，我想告诉你，我们在北京都挺好的，无论是科里、院里还是北京市的工会，都给了咱们家里巨大的帮助。我和爸妈、孩子都很平安，期待早日战胜这场疫情，期待你早日胜利归来。

你在武汉很爱听的这首歌，我们在北京也很爱听，就像歌中唱的那样"分手的时候，你成了我的牵挂；回来的路很远，心情拖沓；一次次打开，行囊中为你作的画；亲爱的撩动我，情不自禁的泪花；看不见听不见你的我，忐忑牵挂；默默无言，是心里藏了太多话；转过去的脸庞，掩盖心伤；一次次冲动，多想把自己留下。"

机场道别，她和他深情相拥

王光杰，北京大学人民医院重症医学科医师、国家第一批援鄂抗疫医疗队队员；爱人，王益勤，北京大学人民医院妇产科医师。

1 月 26 日下午 2 时许，首都机场。一支精锐的医疗队集结完毕。

此时，距国家卫健委决定派出这支医疗队还不到 24 个小时。王光杰和结婚刚半年的妻子在机场送别，临近安检登机前，两人紧紧拥抱。

2020 年是王光杰结婚后第一次在山东老家过年。接到医院的通知，一早他便和爱人乘坐高铁赶到北京。由于时间紧来不及回家，王光杰直接赶往医院准备出发，爱人回家收拾行李。

在机场两人依依惜别，王光杰对爱人说，"东西可以不拿，看到你就行。"

在武汉抗击疫情前线，王光杰每天都在为抢救危重病人而努力，身着厚重的防护装备喘不过气来，每天结束工作的时候都疲惫不堪。但他不论多累，都会在卸下防护服后第一时间与妻子联系。妻子对着镜头为他和战友轻唱《祝你平安》。甜蜜的背后是两人对从医信念的无悔坚守、对彼此事业的大力支持，彼此的心意息息相通，爱便是永恒。

他们牵手并肩战斗

付雪莹，北京大学国际医院急诊科医生、国家第三批援鄂抗疫医疗队队员；爱人，张立鹏，北京某部队医院医生。

2 月 6 日，北京大学国际医院援鄂医疗队驰援湖北。急诊科医生付雪莹是医疗队成员之一，2019 年刚领取结婚证。

受疫情影响，原定于正月初四的"出阁宴"为避免交叉感染取消了，婚礼也推迟到疫情结束后。付雪莹说："我先生也是医生，我们有责任做任何我们能做的。我们将一起并肩战斗。"

2 月 6 日中午，主任打来电话问我愿不愿意去前线，我一口答应没有迟疑。挂了电话，我先生在我身边，我哭了："我要回不来怎么办？"他愣在那里很久，说了一句："傻瓜，我相信你能行。"我仍在抽泣："对，我要做个好医生，好医生更要去前线。"看得出他眼神里流露出的不舍，但我们都是党员又是医生，使命感让我们勇往直前。

这一别不知何时再相聚。我们没有告诉爸妈，从此我们是彼此的支柱。后来看到照片才发现，这个一直在安慰我的大男孩，竟在我的身后偷偷哭，甚至戴上帽子，以为可以遮住眼睛……

2月7日凌晨抵达鄂州后，准新娘剪去了心爱的长发，为接下来的战"疫"做好准备。

"我是个惜发的人，十几年了，以前说过，婚礼之前绝不考虑剪短发。为了能更好地穿戴帽子和隔离服，尽量减少交叉感染的可能，我知道我必须剪。可是一万分的不舍又淹没了我的勇气，就这样，我在房间和理发处之间跑了好几个来回。我恳请理发师把我剪掉的头发留下，陪伴了我十几年，我爱的长发，这个时候又为我作出牺牲，我不能把它丢弃。"

（武慧媛）

"救命恩人，我要和你们合张影！"

"我要和你们合张影，你们是我们的救命恩人啊！"

这样的场面，发生在武汉，同济医院中法新城院区隔离病房，北京大学援鄂抗疫医疗队独立接管病区。

夫妻双双把家还

2020年2月21日，在武汉，北京大学人民医院独立管理的同济医院中法新城院区隔离病房内，新冠肺炎患者张先生和王女士治愈出院。"终于可以回家啦！今天太高兴了！谢谢你们！"

张先生和王女士是夫妻，生活在武汉。1月29日两人开始出现发烧、咳嗽等症状，双肺影像学改变显著，后确诊新冠肺炎。两位患者症状比较重，喘憋明显，2月9日转入北京大学人民医院独立管理的同济医院中法新城院区重症隔离病房。

回忆起刚接诊时的情况，护士长王秋还记忆犹新。"两位患者都特别焦虑，眼神中流露出的不安令人心疼。夫妻两人彼此照顾着、鼓励着、安慰着，又特别令人感动。"

住院时，本来应该男女病房分开住，但两个人不愿意分开。疫情之下的深情令医护人员感动，特意把他们安排为邻床。妻子照顾丈夫生活起居，丈夫提醒妻子吸氧治疗，护士们也经常和他们聊聊天、谈谈心、鼓鼓劲、暖暖心。

住院之后，在北京大学人民医院医护人员的精心照顾和治疗下，二人精神状态和身体状态明显好转。

北京大学人民医院高伟波医生介绍："这两位患者入院之后体温逐渐正常，活动也不再喘憋，低流量吸氧状态下的氧饱和非常理想，复查 CT 双肺病灶吸收，经过两次核酸检测均为阴性，符合出院标准。"

得知可以出院，夫妻二人格外开心，一直追问着复查核酸的结果。当得知结果为阴性时，两人像孩子一样开心击掌，不停地跟医护人员说着："谢谢！谢谢！"

医护人员也都向他们表达着祝福与祝贺，送上了花束和精心制作的祝福贺卡。

新冠肺炎疫情发生以来，北京大学人民医院响应国家号召，派出 3 批 134 名包括重症医学科、呼吸内科、急诊科、创伤救治中心等学科专家和经验丰富的骨干护理团队紧急出征驰援武汉，并独立管理重症病区。

从调研筹备到接管的重症病区正式启用，仅用了短短 24 小时，从病房启用到 50 张床位全部收满重症患者，又只用了一天时间。医疗队对重症患者进行评估分层，全力救治。针对单纯新冠肺炎患者，对症强化治疗，拦截重症向危重症发展；针对有基础病的老年患者，充分发挥多学科团队优势，进行综合诊治；针对危重症患者，发挥重症医护专家团优势，加强器官保护和生命救治。

医护人员夜以继日全力救治每一位重症患者，看到一批又一批重症患者逐渐康复，医护人员脸上也露出欣慰的笑容。

千言万语道不尽心中的感谢

双手合十，感激不已。88 岁的李奶奶感谢医护人员的救治和照顾。

2 月 16 日，北京大学第一医院援鄂抗疫医疗队独立接管病房后的首例治愈患者顺利出院。

李奶奶 2 月 8 日进入病房，经过 9 天的系统治疗，达到国家最新诊疗方案确诊病例出院标准，顺利出院。这也是该医院截至当时出院年龄最大的一名患者。

"您的女儿已经在门口等着了，您把东西都收拾好，我们等下就准备出院了。"国家医疗队队员、北京大学第一医院胸外科副主任医师刘敬伟用地道的武汉话对老人说。

老人十分高兴，双手合十不停地说着感谢，走出病房前还和同屋的病友邀约说："拜拜！我们硚口公园跳舞的时候再会。"

刘敬伟介绍，经过治疗，老人已经符合出院标准，CT 显示病灶吸收得特别好，精神状态也很好，与第一天转院到病房的情形完全不同。

"第一天见到她的时候，躺在床上没劲，CT 显示整个肺部感染的区域还挺大的，好在主观症状还可以，我们当时觉得她年龄大，在重症病房会安全一些。进来以后给老人吸氧，加强营养支持，给她一些对症的药物治疗。今天见到她，就感觉自由活动得特别好了，不像是 88 岁，像是 60 多岁。"刘敬伟说。

刘敬伟是武汉人，这次随北大医院第三批医疗队来到武汉，也是最特别的一次"回家"。他说："这次回来发现城市空荡荡的，就像被打麻醉一样，被麻住了，我们纷纷前来给予治疗，把它治好了再让它麻醉苏醒，恢复活力。"为此，他每次进病房都说武汉话，让患者听到更亲切些。

老人顺利出院，医疗队队员都特别高兴。临出院前，北京大学第一医院胸外科主管护师李喆给了老人一个大大的拥抱。"真的特别为老人高兴，因为她特别阳光，很积极地配合治疗。刚才还悄悄跟我说，她 88 岁了还可以跑步，还跑了几步给我看。还说有时间上北京来看我们。"

李喆讲道，每次进病房看老人，她都说："谢谢你们来给武汉帮忙，你们太辛苦了，你们去喝口水吧。"

"可能阿姨并不知道穿着隔离服期间是不能吃不能喝的，但听到她说这些我们都很感动。我希望能给每一个出院的病人一个大大的拥抱，我希望自己能够努力成为一道光，病人看见我们就会感受到生的希望。"李喆说。

看到自己照顾的患者平安出院，北大医院医疗队全体医护人员既高兴又激动。

2月16日是医疗队驰援武汉的第22天，从1月26日第一批医疗队落地武汉开始，他们就昼夜不休地投入紧张的战斗中。2月8日，元宵佳节之夜，北大医院独立接管的病区正式运行。作为"国家队"，医院接管后病区定位是收治危重症患者，50张床位短时间内就已住满。一个星期后，成功治愈的88岁患者走出病区大门，还给了自己新生，也是送给了北大医院援鄂抗疫医疗队一份最好的礼物。

"千言万语道不尽心中感谢"，而这千言万语也增添我们无数的信心。与病魔抗争的日子还在继续，但战胜病毒的捷报不会遥远。大家有信心让更多的患者走出病房，回家团圆。

历劫方显天使毅

2月19日，在由北京大学第三医院开辟的同济医院中法新城院区B栋11层西区病房内，首位治愈的新冠肺炎患者小丰出院了。

小丰36岁，于2月10日入院，是同济医院临床一线职工。得知她要出院，医疗队队员提前制作了富有三院特色的出院小礼物——"毕业证书"贺卡。礼物由三院医疗队队长葛庆岗亲自交到小丰手中。打开贺卡，看到医疗队队员满满的签字，满满的祝福，小丰笑了。

疫情汹汹袭来，作为患者同时也是医护人员的小丰，或许更能体会战胜病毒、恢复健康的意义。同济医院同仁们写了一副对联：

上联：历劫方显天使毅

下联：经疫更知华夏情

北医三院与武汉同道携手，全国医患同心抗击病魔，共同打赢这场抗疫阻击战，迎接武汉的春暖花开。

（武慧媛）

疫情防控志愿者的十二时辰

　　2020 年 1 月 26 日，农历大年初二，北京大学公共卫生学院研究生志愿者团队整装出发，奔赴国家疾病预防中心，支援防控新型冠状病毒肺炎疫情的相关工作。志愿者团由流行病与卫生统计学系庞元捷老师带队，包括王洪源老师和韩雨廷、马秋月、马雨佳、陈思、张雪莹、李伟、杨若彤、李泽武、郭英男 9 名研究生。

　　经过简单的培训，志愿者团队当天就正式上岗开始工作，他们的每天是如何度过的？ 1 月 28 日的日程安排再现了疫情防控志愿者的十二时辰。

　　志愿者每天的工作内容包括: 疫情实时分析、专题分析、专家指导、参与报告制作、提供专业指导、代码讨论、小组讨论等。所承担的任务决定了他们"昼夜颠倒"的工作特质，高强度的任务量常会挤占白日的休息时间。志愿者们分为两组，日夜轮换，确保按时完成任务。

　　疫情数据截止更新时间是每日 24 点，为了保证能在第二天清早及时将数据统计提供给中心领导作决策依据，志愿者们需要连夜开工。清晨之前，完成前一日的疫情情况分析整理，这是他们最重要的任务。

子时、丑时——数据清理和分析

　　时间接近了午夜 0 点，志愿者们开始进行数据清理工作，随后的两个小时是数据分析环节。为了保证分析结果的准确和高效，大家分成平行的两组，同时开工，分别用不同软件进行数据分析。如此，既可相互复核以防出现错误，又可保证至少有一个工作组能如期完成任务。

寅时——数据可视化处理

凌晨 3 点已过，又到了数据可视化处理的时间。分析结果通过图表或图形的形式展现，可使疫情分布和走势更为直观。待全部任务完成，已是东方欲晓，凌晨 5 点左右。

卯时——早餐时间

天亮了，本是早饭时间，却仅有一位同学孤单进餐。由于整宿工作的疲惫，尽管已经饥肠辘辘，但大家仍选择将宝贵的时间用来补觉。

辰时、巳时——专题分析和个案调查

从 8 点开始，是专题分析和个案调查的任务时间。专题分析会根据疾控方面需求的优先级和同学们的兴趣进行分配。应急办张彦平处长亲自指导同学们。

午时——深研数据

接近中午，仍有同学在研究数据结构。

未时——专家指导

匆匆用过午饭，有专家前来指导。浙江大学徐福洁教授和国家疾控中心首席流行病学家吴尊友教授为疫情防控提供技术指导，同学们参会学习。

申时——参与制作各类报告

15 点，志愿者参与为国家疾控中心制作各类报告的工作。

酉时——提供专业指导

晚饭前的时间也要充分利用，王洪源老师为应急办流行病组提供关于研究方案和调查问卷设计的专业指导。

戌时——代码讨论

晚饭时间依然宝贵，志愿者们一边吃晚饭一边讨论数据分析中遇到的问题。

亥时——小组讨论

晚上是学习交流的时间，同学们一起讨论各自的困难以及数据分析中遇到的问题。

又一个子时——准备迎接第二天的工作

一天马上就要过去了，志愿者们在为熬夜做准备，领取充足的物资（泡面、咖啡、肉制品、纸巾）。

学校和疾控中心的老师对志愿者们十分照顾，不仅准备了紧缺物资（口罩、消毒液）和丰富食物，还考虑到同学们工作辛苦、需加餐的现实需要，特意准备了"最好的泡面"等应急食品。

时间就这样一天天地过去，看似相同的每一天，默默记录着每一个在防疫战线上的奋斗者的付出与奉献。

（韩汶静　庞元捷）

"我们的护士长，很厉害！"

在武汉，北京大学第一医院接管的危重症病房里，有位很"厉害"的护士长——王玉英。这个"厉害"并不是说护士长性格直爽不好惹，而是说护士长是位雷厉风行、果断干练、出类拔萃、周全稳妥的干将。有她在，每位医疗队队员都安全感十足。

王玉英，北京大学第一医院大外科护士长、援鄂国家医疗队护理工作负责人，这位厉害的护士长是位优秀出色的护理工作者，在专业领域内可谓是一员"战绩赫赫"的福将。她从事护理工作 30 余年，在重症护理和心胸外科等领域都颇有建树，担任中华护理学会重症监护专业委员会委员、北京护理学会胸科护理专业委员会副主任委员、北大医院护理部重症护理专业组组长。

王玉英不仅专业过硬，而且有着丰富的管理经验，她曾被评为2004、2007、2010、2014、2017 年北京大学医学部"优秀护士长"，2018 年北京大学第一医院"护理管理之星"，也曾赴台湾等地进修。每当有任务需要时，这位优秀的管理者从不负期望，2019 年 4 月，王玉英执行健康扶贫任务，前往国家级贫困县山西省永和县人民医院进行医疗帮扶；2019 年 6 月，王玉英参加了第四批中组部医疗人才"组团式"援藏工作。

无论在哪里，王玉英都打造了一支战斗力一流、凝聚力十足的护理团队，为保证医疗安全、提高诊疗质量、提高团队效率打下了坚实的工作基础。2 月 1 日，当接到紧急通知需要前往武汉时，王玉英只有一个小时的时间，厉害的护士长随即动身，即刻飞赴武汉开始工作。到达武汉后，换上防护服就直接进入隔离病房"上手干活"、参与救治。

厉害的护士长是一位"女将"。来到武汉没有几天，她就承担了将普通病房改造成为隔离病房的工作。王玉英自称是光荣的"开荒专业户"，马不停蹄地开始在病房里和装修师傅们一起干活，她速度快、反应快，有急事急情，总能第一时间赶到现场，拿出方案，迅速解决。她仿佛不知疲倦，紧紧守在第一线，把冲锋在前的背影留给同事，也把勇气、信心、担当和安全留给了同事。

厉害的护士长是位"严将"。她用严格和强硬守住了医护零感染的红线。每位护士的防护穿戴都曾被她用"放大镜"审视过——在护士进入污染区前，她挨个严格督导检查，细到一个步骤、小到一个缝隙，直至合格方可进入病区。她每天都要到一线进行指导与救治，把控护理质量——工作是否规范精准、流程是否顺畅高效；安抚病人情绪——有何病痛能设法解除，是否配合医护。她心里装着每一个患者，每一个护士，唯有严格，才是对他们负责。

厉害的护士长是位"硬将"。王玉英"硬核"的表现至今还让同事们心疼不已。2月8日是元宵节，第一医院独立接管病房。当天下午王玉英来到病房现场工作，只见她一刻不停，处处查看，身着密封的防护服，忍住了缺氧、气闷、出汗，一项项工作接踵而来，一项项指令发出，一项项反馈又涌来……她忘记了时间，忽略了体力极限，几乎熬了一整宿。第二天一早，前来交接的同事看到脱下防护服的王玉英吃了一惊：平日明亮含笑的眼睛已尽是血丝，眼圈周边全是隐隐的青色，脸上几道压痕让她的表情都走了形；摘下乳胶手套，汗滴成串流出，肿胀变形的手指上满是褶皱和勒痕……

厉害的护士长是位"老将"。在年近六旬的王玉英眼里，医疗队队员很多都是"80后""90后"，见到同事，她总是不自觉的变成了"妈妈"。大家的生活起居，心情好坏，都装在她心里。她无时无刻不操心着、关心着，把一切都安排得妥妥当当，那份宠爱和呵护给大家带来了满满的幸福感。被最勇敢的人保护，很安心——很多队员都说，"前线有王老师在，我们什么都不怕。"

北京大学第一医院院长助理、护理部主任丁炎明这样评价王玉英，"王玉英科护士长从事护理工作 35 年，用执着和坚守书写着平凡，又用奉献和大爱诠释着不平凡。只要医院、护理部有需要，在京郊密云、山西永和、西藏拉萨等地，就有她的身影出现。不论条件多么艰苦，她从来都是听从指挥，毫无怨言。她在工作上精益求精，一直把病人放在第一位，始终重视个人和团队专业能力的提升。她在管理上高效务实，带动队伍不断追求卓越，尤其是近年来带领北大医院护理部重症护理队伍增强临床、教学和研究的'硬核力量'。她是北大医院优秀护士长的代表，更是北大医院全体护士的榜样。感谢王玉英护士长在武汉前线承担国家使命，希望她多多保重，带领前线护士们早日平安凯旋！"

王玉英在武汉前线工作已经快一个月了，她还在继续奉献着、操劳着。无愧于"厉害"的评价，王玉英用医者大爱诠释着她对职责使命的担当、对原则底线的坚守。认真和严格中饱含深深的爱，一代代传承，也影响一代代人，这就是厚道的北大医院护理人。

（第一医院）

"17 年后，我终于成了你"

——北大医院一对母女的书信

这是北大医院一对母女的来往书信。妈妈是 17 年前参加抗击 "非典" 的医务人员，女儿是国家援鄂医疗队重症医学科护师李佳辰。摘录如下——

亲爱的女儿：

得知你要去武汉前线的消息，一时间有些恍惚。思绪拉扯回 17 年前，我去 "非典" 前线的一幕幕浮现在眼前。那时你刚刚 9 岁，也许你还不懂 "非典" 是什么、前线是什么。为了能给妈妈加油鼓劲儿，你用稚嫩的小手给妈妈弹奏了一首《世上只有妈妈好》。那时的妈妈，身上肩负着医务人员的责任与使命，虽然义无反顾奔向前，但心里最牵挂、最放心不下的还是年幼的你。

17 年后的今天，新冠病毒肆虐，长江后浪推前浪，我的宝贝女儿奔赴前线。妈妈很是欣慰，我的女儿长大了，当年那个给我弹琴加油的小丫头，如今背上行囊，逆流而上。妈妈为你骄傲，为你自豪，也为你揪心。你永远是妈妈最大的牵挂。

小丫头，今天是你在武汉的第一个夜班。此时此刻，妈妈坐在办公桌前，满脑子都是你在武汉工作的想象。看着旋转的时钟，计算着你下班的时间。闺女，防护服穿得是不是规范？带着三层手套操作是否方便？你已经进入病区 3 个小时了，护目镜里的水雾和汗水会不会影响视线？你对躺在病床上的患者如何传递温暖？时间一分一秒地向前赶，闺女，坚持住，你正在用智慧与汗水与病魔搏斗。

妈妈坚信，这次特殊的经历，注定会成为你人生中的一次沉淀与成长。看到朋友圈里关于你们征战疫情的报道，平日里爱发朋友圈的妈妈，没有任何想发朋友圈的欲望。妈妈只盼女儿勇战病毒，脱下铠甲战袍，依旧是天真洒脱的模样。

这一次血与火的考验，一定丰富了你的羽毛，强健了你的翅膀，让你真正体会到白衣战士的使命与责任。

这一次生与死的较量，一定会让你更深刻地思考人生的意义，褪去稚气，调整人生的天平，用你的感悟为今后的人生导航。

亲爱的女儿，妈妈为你骄傲、为你自豪，妈妈为你祈祷、为你祝福！

爱你的妈妈

2月10日凌晨1:00 于北京

亲爱的老妈：

见字如面。

17年前，虽然我还小，不能确切地理解何为前线、何为没有硝烟的战场，但在我心里，妈妈是个拯救生命的英雄，像动画片里救人于水深火热之中的超人。那时的我，不懂得奋斗在一线的辛苦和危险，只是骄傲地感到，我有一个超人妈妈。

如今，我也像当年的您一样，肩负使命，站在这个没有硝烟的战场上。临行前，您一遍又一遍地叮嘱我，保护好自己，照顾好病人，穿防护服要仔细，不能有遗漏，脱防护服要小心，千万不要污染。

在您故作镇定的目光中，在您难以抑制的颤抖的话语里，我感受到了您的不舍与担忧。老妈，别紧张，请给我逆行而上的勇气，我正是当年那个勇往直前的你啊！

17年，弹指一挥间。在肆虐的病毒面前，曾经是你，而今是我。

17年后，我终于成了你。我们同是白衣天使，更是肩负同样使命的战友。我们一路相伴，砥砺前行。

放心吧，老妈，我定会不辱使命，照顾好我的病人。

放心吧，老妈，我会时刻牢记您的百般叮咛，保护好自己。

放心吧，老妈，你的女儿已长大！

辰辰

2月17日于武汉

（第一医院）

抗疫一家人
——"我在武汉，你在医院，她在后防"

时光像握不住的沙，总在不经意间辗转流逝。从冬末到早春，冬日的严寒已然褪去，迎来的是早春晨曦微风拂面的清爽。转眼间，从大年初二到今天，同医疗队来到武汉战"疫"的第一线已经过去了一个多月的时间。

一个多月，不舍昼夜，我在武汉战"疫"的最前沿，奋战在抗疫的最前线；丈夫留守在北医三院门诊；而母亲则在大后方，夜以继日地发动村两委，巩固着疫情防控的后防线。

我在武汉，你在医院，她在后防。我们一家投身在这场没有硝烟的战"疫"，用坚守与奉献为这场战"疫"的胜利，贡献着属于自己的一份力量。

2019 年底，新冠肺炎病毒突如其来地暴发，并迅速蔓延全国。那时的我，正在三院病房值夜班，像往常一般；丈夫也如平时一样，在门诊坐诊，服务着门诊患者；而母亲也照例处理着村委琐碎的工作。一切都那么平静而恬然。

然而，当武汉确诊的新冠肺炎病例日益攀升，全国确诊和疑似病例也随之增加时，我的心也随着这攀升的病例人数而揪了起来。医者仁心，这些数字，无一不反映出武汉抗疫的严峻。那时，我就在想，我该为疫情防控，该为病患救治做些什么？

大年三十前几天，得知北医三院正在组建第一批援鄂医疗队，奔赴武汉参与本次新冠肺炎疫情的救治，我立刻报名请战。因为作为一名医护工作者，救死扶伤是我的天职和使命。"妈，我准备去武汉，那里需要医护人员。"在得到通知入选第一批医疗队的当天，我把这个消息给母亲说了，她没有做声，只是看了看我。随后我向丈夫说了这件事，他也没说什么。只是那天的晚饭，显得有点冷清。"姑娘啊，你要想好啊，那里很危险啊。姑娘啊，咱能不能不去啊？妈实在放心不下你。"那晚，临到睡觉时，母亲再也沉不住气，低声问我，眼神满是担忧，说着说着眼角浸出了泪水。"妈，那里缺人，咱不去，谁去？我会好好照顾自己的，你放心，你姑娘做了十几年的护士了，会懂得保护好自己。"妈妈没再说什么，只是抹着眼泪走开了。

第二天，和丈夫商量后，决定让他留在医院，因为家中还有年迈的父母，还有尚不懂事的孩子，只有家里稳定，我才能心无旁骛地投身到抗疫的最前线。

来到武汉，每天我和同事们都是在紧张和忙碌中度过的。穿上防护服，戴上口罩和护目镜，进入病房，感觉像与世隔绝一般。不知道外面是白天还是黑夜，不知道外面是晴天还是雨天，双眼所看到的都是躺在床上的病患，双耳听到的都是那一声声咳嗽。

有一回，在夜班和同事一起抢救一个重症患者，把他从死亡线拉了回来，几个小时紧张的救护，神经绷到了极点，但看到他病情转为平缓，我从心底里长舒一口气。走出病房，在规定的区域内脱下防护服，我才知道里面衣服已经全部被汗水浸透，脸上也被护目镜勒出了一道道红印。

虽然辛苦，但是不悔。不悔舍弃了家人，不悔长途跋涉到武汉，不悔当初成为护士的初心。因为，我在武汉，在党和人民最需要的地方，为着自己的初心，坚守着，战斗着。但俗话说，儿行千里母担忧。每每忙碌完一天，得闲时，母亲总会给我发来视频，开口的第一句就是"姑娘，今天好吗？"简短的一句话，却又蕴含着多少的母女亲情。

　　我一直不知道的是，母亲在我走后，也加入了防疫控疫的大部队。每天发动支村两委奋战在出入口控制、入户核查、跟踪观察等防疫工作之中，每天逐组逐户地摸排湖北以及省外疫情重点地区的返乡人员。而丈夫也每周出门诊，为广大人民群众的身体健康保驾护航。"我女儿在武汉支援，咱也不能拖后腿！咱们母女一条心！"母亲的腿脚不好，每每劝她，她总会用这一句"搪塞"我——"不要你操心，你在武汉要多注意保护自己，注意安全。我和孩子等你回家。"每每想交代丈夫在出诊时多注意安全时，丈夫也会用这句话"敷衍"着我。这一句句话语的"搪塞"和"敷衍"，让我在武汉随着所有的同事们，安心攻坚于疫情防控和救治的第一线。他们的支持是支撑我奋战在打赢疫情防控攻坚战的动力源泉。

　　时至今日，疫情得到有效控制，但不获全胜，绝不松劲。我相信，在党的坚强领导之下，在全国人民的支持之下，这场战"疫"，我们终将获得全胜，我们终将打赢这场没有硝烟的战争。我期待着，在春花烂漫的四月，能和母亲、丈夫和孩子一起，手牵手，摘下口罩走进武汉，看一看武汉盛开的樱花，沐浴着和煦的春风，看一看祖国的大好河山。

（马　骏）

重症专家安友仲：战略求全，战术求精

"这个药饭后吃，您不要忘！咱们有信心，一定会好起来！"

武汉同济医院中法新城院区，北京大学人民医院管理的重症隔离病房，一位80岁的老奶奶一定想不到，眼前这位耐心细致、不厌其烦、反复讲解的医生，是重症医学界响当当的大专家——北京大学人民医院重症医学科主任、此次北京大学援鄂抗疫医疗队专家组组长安友仲教授。

安友仲教授2月1日随医院第二批援鄂医疗队出征武汉。年近花甲的他在武汉抗疫前沿，从新冠肺炎重症监护病区改造方案研讨到现场考察调研，从重症设备物资到位到救治流程规范制定，安友仲马不停蹄多方奔走。夜里，与医疗队队员探讨危重病例、交流诊治经验，不仅从宏观角度制定重症救治战略，而且从细节着手把控救治环节。

宏观视角，战略精准致用

新型冠状病毒肺炎阻击战进入关键阶段。协调整合和优化救治力量，全力救治患者，加强重症救治能力，努力降低死亡率，成为医疗工作重点。以重症医学专家为主的第二批援鄂医疗队正是为了加强武汉新冠肺炎重症的救治力量。

"重症医学专业，从诞生的第一天，就注定了与灾难、疫情和临床医疗生命支持与救治的密不可分，就注定了从事这个专业的医护工作者的责无旁贷。"安友仲作为国家突发公共卫生事件应急救治专家，抗击 SARS、汶川救援、雅安救援、H1N1 防控……在国家重大疫情或灾难之时，都会出现他的身影。

北京大学人民医院医疗队在专家组的带领下，对重症患者进行评估分层，全力救治。针对单纯新冠肺炎患者，对症强化治疗，拦截重症向危重症发展；针对有基础病的老年患者，充分发挥多学科团队优势，进行综合诊治；针对危重症患者，发挥重症医护专家团优势，加强器官保护和生命救治，结合新冠肺炎特点，把握治疗关键环节，重点监测临床预警指标，通过关口前移争取抢救时间。

随着工作的开展，重症患者会越来越多，这对医疗队是一个不小的挑战。"如何提高效率、保证国家医疗队的水准？"安友仲教授从到达武汉的第一天就在思考。忙碌工作之余，和大家讨论得最多的就是如何提供给患者最佳的治疗手段与最优化的治疗方案，保证诊疗过程的精细化、标准化、程序化。

"我们共同制定疾病标准化处理流程，医疗队中不论是谁参与治疗护理，执行的都是'国家队标准'。"安友仲教授坚定地表示。

毫厘必较，细节决定成败

重症医学的学科特征让它一直站在生命的前沿。这一前沿，不仅体现在重症医学以整体观审视患者，探寻疾病的发展规律，而且体现在对器官、对局部的精细监测和干预，使整体的诊疗达到更高的境界。

抵达武汉后，安友仲主任以最快速度了解全部患者病情，并进入隔离病房逐一查房，从器官功能支持、氧疗与呼吸支持、循环监测与支持、营养支持等细节方面进一步优化救治方案，给全队的诊治水平注入了有力的保障。

虽然隔着厚重的隔离服，但他喜欢跟患者床边交流，不仅解答他们对病情的疑问，科普一些小知识，还询问生活方面的困难。他细心的话语，温暖了患者，也改变了原本沉重压抑的病房气氛。"只是通过化验结果和影像学检查评估病人的轻重缓急是不行的。制定临床决策，必须到隔离病房里面亲自看看患者，患者的一举一动、一言一行都提示着病情的变化。"安友仲主任强调。

作为重症医学专家，安友仲主任还参与了国家卫健委发布的第二版新冠肺炎重型、危重型病例诊疗方案的制定。前期积累的重症患者救治经验和丰富完整的学科知识体系为全国新冠肺炎诊治方案制定提供了大量细节指导。

重症患者救治是一场攻坚战，场场都是硬仗。细节决定成败，北京大学人民医院医疗队正在与时间赛跑，与病魔搏斗。

医亦凡人，匹夫尽责灭疫狼

如果没有做一名医生，安友仲教授很可能会成为一名作家，或是一名哲学系教授。曾是当地高考语文单科状元的他，从医三十余年，对生活睿智敏感，对知识广博积累，不仅思维缜密，更是腹有诗书。受益于大学研习哲学，多年的重症医学临床经验，让安友仲教授对医学本质有着更多思考。

谈到重症患者救治，安友仲教授总是能用整体意识分析对待：新冠病毒不仅会对患者的肺部造成损伤，随着病情发展，还会累及患者全身多个组织和器官，粪便中检出病毒核酸、心肌酶计数升高、凝血因子紊乱，这些现象都可以证明全身性损害的发生。导致患者出现病情恶化的，是全身炎症反应综合征（SIRS）。但新冠病毒如何影响人类免疫系统还需更多研究来阐明。

重症医学之于其他传统学科的区别就在于它的整体观，而不仅仅是关注机体的某一个器官或者某一个系统，因为器官与器官之间，系统与系统之间存在内在的紧密联系。重症管理的专业化科学监测、生命支持与救治，会尽可能地保护器官储备功能，为患者恢复自身力量抵抗疾病争取时间。

"重症治疗精髓是器官功能平衡，关键是保持细胞代谢内稳态。越是重症患者治疗越要审时度势，因势利导。面对重症病人复杂纷繁的信息矛盾，去粗取精、去伪存真，抓主要矛盾和矛盾的主要方面，运用哲学思考指导临床实践的逻辑与方法去救治病人。"

医学创造着生命的奇迹，但是在面对一个个垂危的重症患者时，仍然有这样和那样的困惑，仍然感到心有余而力不足。重症医学面临的问题不仅危重，而且复杂。要实现重症医学的可持续发展，不仅要源于一代代重症医学人对生命的执着，而且要源于对生命的思考、对疾病研究的不懈探索。对生命的敬畏、对医学的思考，让年近花甲的安友仲教授更添使命感。

曾经血气方刚的"重症敢死队员"，而今双鬓华发，但出征时的英雄气概丝毫不减当年。"老夫聊发少年狂，赴汉口，跨长江；医亦凡人，匹夫尽责灭疫狼。"安友仲教授临行前即兴所赋诗句仍震人耳聩。

（汪铁铮）

将"三米阳光"洒向抗疫前线

自 2020 年 1 月 26 日开始，在中国工程院院士、院长乔杰的带领下，北医三院先后选派三批共 137 名医护人员勇敢逆行驰援武汉，其中护理团队 100 人。在这支护理队伍中，年龄最大的 39 岁，最小的只有 23 岁。他们将三院专业、温馨的优质护理带到了武汉，将三院"三米阳光"的护理理念带进了隔离病房，他们让三米之处尽是关注、关心与关爱。

"三米阳光"是北医三院 2017 年"5·12"国际护士节时发起的一项倡议活动，倡议全院护理同仁在工作场所关注、关心、关爱出现在三米内的所有人，无论他们是患者、家属，还是医生、同事以及其他人。医疗队出发前，医院护理部主任李葆华就给护理团队起名"温暖武汉的三米阳光"，希望援鄂护理团队能够把北医三院护理人的温暖带到武汉。

为了给患者加油鼓劲，消除他们的恐惧，北医三院护理团队通过制作交流鼓励卡片，在医护与患者之间建立有效的沟通桥梁，把人文关怀带入隔离病房。"加油，武汉！""加油，热干面！""信心是比黄金还可贵的东西！""不要害怕，相信我们，与你们同在！""无论何时，不抛弃，不放弃！"……一张张载满爱的彩色小卡片被送到每位患者手中，传达了"隔离病毒，不隔离爱"的温暖，小小卡片把第一缕"三米阳光"洒向了隔离病房。

随着援鄂工作的一步步开展，护士们与隔离病房患者的关系也越来越熟络。"外面的早樱开花了，叔叔快点好起来，回家看樱花啊""小妹妹这是你的早饭，有你爱吃的热干面""阿姨，都能扛过来的，您要加油"……护士们鼓励的话语在隔离病房的每个角落流动。他们把每天到患者身边面对面交流、鼓励称作"话疗"。

有患者因四岁孩子不在自己身边而不愿吃饭，护士便与她讲起自己离开一岁孩子来武汉援助的故事；有患者宁愿忍着大小便也不愿意麻烦护士，护士便耐心打消患者的顾虑；有夫妻俩分住不同的病房，护士便充当传声筒，并在条件允许时，把夫妻俩调到同一病房；听不懂方言，护士便借助纸笔或肢体比画了解对方；患者出院，护士参与送行并送上祝福……虽然此时武汉正值雨季，但护士们把温暖和爱带到了病房，如光一般照亮每个角落，武汉的这个雨季已不再寒冷。

首位治愈的新冠肺炎患者小丰出院，护理团队提前制作特色小礼物"毕业证书"和手折小星星。粉色"毕业证书"上有队员们的签名和对小丰的祝福；手折星星代表着星星之火可以燎原，希望小丰能够分享她的康复经验，帮助更多的患友。特殊时期准备的这份蕴含深意的小礼物，寄予着北医三院医疗队队员对患者的深情厚谊。小丰说："我自己也是护士，这几日的相处被三院的护理文化深深感动。"

"三米阳光"同样洒向了并肩作战的同仁。在与同济护理团队的并肩作战中，三院的护士们更能了解同行的坚守和不易，双方建立了深厚的友谊，厚厚的防护服也不能阻碍他们之间默契的合作。三院护理团队还参与到对黑龙江省援鄂医疗队进行的岗前感控培训中，让远道而来的黑龙江医疗队感受到关爱。

护理团队让患者、身边同仁感受到了"三米阳光"的爱。他们自己也感受到了来自三院大家庭的爱，感受到来自乔杰院长、袁晓宁书记和葛庆岗队长等身边人的关心和鼓励，来自队友的帮助与关怀，感受着来自北京大后方洒来的"三米阳光"。

这支"多学科"的护理团队为患者提供了高效、优质的救治和护理服务，经历过这场战"疫"，团队的护士们已经不仅仅是同事，更是生死与共的兄弟姐妹。在与医生的共同战斗下，一位位重症、危重症患者康复出院，这些成绩的背后，有每一位护士的功劳。

（姚永玲　李佩涛　张佳男）

"疫"不容辞 "90后"增援家乡抗疫

大年初一，本是千家万户喜迎新春、安享佳节的日子，北京大学药学院化学生物学专业2017级在读直博生黄雨佳却从父亲那里了解到医院的医护人员非常紧缺。心急如焚、深知湖北省是疫情最严重地区的她，作为一名23岁的优秀共青团员，主动请缨，不惧风雨，同从医于松滋市人民医院的父母并肩作战。一家三口齐上阵，逆行冲锋抗疫情！其先进事迹被《中国教育报》《中国青年报》、光明网、澎湃新闻等媒体报道，在社会和学校形成积极向上的引领效应。

一心一"疫"，主动请缨

人民群众的需要，就是青年努力的方向！黄雨佳从疫情初就密切关注着全国情况变化。黄雨佳寒假回家时，正值疫情迅速蔓延期，疫情防控工作进入了最艰难阶段。家乡松滋市人民医院的发热门诊每日接诊病例达数百人，作为全市危重症集中救治的中心，其父亲所在的感染科更是加班加点，日夜奋战。一个场景深刻触动了黄雨佳。大年初一午饭时，一顿饭的时间里，爸爸接了好几个电话，来自医院或科室、疾控部门，也有病人打来的，等接着吃饭时，饭已经凉了。得知市医院疫情防控面临的巨大压力和医护人员严重紧缺的情况，黄雨佳再也坐不住了，她果断向父亲提出立刻去前线帮忙的想法。

"我是医学生，我的专业知识能用上，我愿意去一线支援，能帮多少是多少！"听到女儿的请战，做父亲的心里既感动、欣慰，但也心生担忧。身为医者，他明白防疫一线的风险，心中对女儿的"主动请缨"充满担忧；但正是身为医者，"若有战，召必上"，他被同是医学生的女儿的责任感和担当精神打动。在黄雨佳向父母再三保证做好防护之后，父母同意了她到疫情第一线并肩作战的请求。

勇上战场，直面挑战

"精精益求精，万万无一失"。黄雨佳对自己高标准要求，每天首先了解前一天晚上与当天清晨新增的病例，再一一查看他们的 CT 影像学结果，将新增病例的基本病情填写进统计表格；然后找到值班医生，询问、登记已有病例的病情变化情况；再将头一天送检样本的检测结果登记备案……对上报的材料反复确认核实，确保精准无误。稍有空闲，她又帮助医护人员整理病历。忙完工作，经常已是深夜。

"虽然累，但有志同道合之人，自己并不独行！"正因为有这样的信念，黄雨佳每天工作都充满了力量和干劲。疫情吃紧时，感染科物资紧缺严重，有的 N95 口罩反复杀菌后多次使用；医疗设备单薄，需要现学现用新采购的设备；病人的呼叫声、电话声、医护人员忙碌声此起彼伏。"所有医护人员都在竭尽全力抢救每一位病人"，黄雨佳深深感动并将这种精神化为一丝不苟、不辞劳苦的付出，从刚进一线的手忙脚乱，到日渐娴熟地迎接挑战。感染科护士长严艳红说，现在医院人力有限，黄雨佳来一线参加战斗，"给医护人员减轻了不少压力"。黄雨佳犹记得刚去医院不久，感染科室收治了一位确诊新冠肺炎的孕妇，呼吸困难，病情危重。但医院条件有限，没有特别好的无创呼吸机，整个科室的医生就一起讨论最优化的治疗方案，为病人用上了现有最好的设备。回到住处，黄雨佳凌晨两点在医护微信群看到，值班医生还在报告这位病人的最新情况："病人病情终于平稳了些，这会儿睡了……"

并肩作战，亲情相伴

有父母在的地方就是家，就是温暖的港湾。紧张繁忙的一天，工作结束已是深夜，黄雨佳就和父亲住在医院为医护人员设置的隔离区，以免影响到家人。大年初二早上，黄雨佳的母亲带着热腾腾的早餐，送给在医院奋战的丈夫和女儿。一家三口穿戴着厚厚的防护服，虽相聚短暂，却往往是紧张而艰辛的工作中最幸福的时刻。黄雨佳说："虽然有苦有累，但是能和爸妈站在一起，父母在的地方即是家，这里就是温馨的港湾。"

黄雨佳是长辈和同学心中的好姑娘。这次自告奋勇到医院一线去帮忙，黄雨佳和她的父母都没敢告诉爷爷奶奶。虽然很想念爷爷奶奶，但疫情防控刻不容缓，与爷爷奶奶匆匆相聚后，黄雨佳便瞒着他们奋战在疫情防控一线。爷爷奶奶是通过报道了解到黄雨佳和她父亲的事迹，打心底为一家三口英勇无畏、担当奉献的精神感到自豪。在同学刘梦熙看来：雨佳姐是个思维敏捷、热心靠谱的大师姐，她所到之处会充满轻松愉快的气息，她总会为大家排忧解难。这一次，她主动走到防疫一线，成为一名战士，我们为她自豪，同时在我们看来也在意料之中。

榜样在前，无所畏惧

"父母都是医务工作者，我又有北大医学的知识储备，还有那么多逆行者是榜样，所以我并不怎么害怕。"黄雨佳虽然语调平静，但能感受到她胸中那股北大青年人"未名博雅，家国天下"的情怀与使命感。长时间与父亲并肩作战之后，黄雨佳深切感受到了父亲作为一位医务工作者的舍生忘死、救死扶伤的医者精神。与此同时，黄雨佳与千万医疗人员齐心协力全面战胜疫情、捍卫人民健康的决心更加坚定了。

战"疫"烈火炼真金，至美担当真英雄。黄雨佳牢记"健康所系，性命相托"誓言，在家乡疫情防控形势最为严峻、人手最为吃紧的关键时刻，心系人民，勇于担当，主动请缨，不畏艰险，发挥专业特长，逆行战"疫"！作为北大"90后"青年学生代表，黄雨佳认真学习践行习近平总书记对青年一代的期望，在为人民群众服务中茁壮成长，在艰苦奋斗中砥砺意志品质，在守护人民生命健康的实践行动中经风雨、长见识、增本领，让蓬勃向上的青春力量在党和人民最需要的地方绽放！

（徐国旺　陈　坤）

抗疫路上的"常客"

——北大第一医院李六亿教授战"疫"记

湖北、黑龙江、吉林、河北……一年多来，国家专家组成员、北京大学第一医院感染管理-疾病预防控制处处长李六亿教授转战多地，成为了抗疫路上的"常客"。

严冬出征，初夏凯旋

2020 年对李六亿来说是停不下来的一年。

她身披曙光，勇赴前线；她精准施策，与时间赛跑。从 2020 年 1 月 21 日接到紧急通知驰援湖北，到 4 月 11 日赶赴绥芬河，再到 5 月 14 日转战舒兰，李六亿在抗疫一线奋战了 136 天。

这里的每一天，她都一直在被时间追着跑；这里的每一地，都像是在战场上。

136 天，苦过、累过、笑过，经历过、收获过、感动过。

她曾为全国四万多名驰援武汉的医务人员进行培训，驻地酒店、楼间空地、施工现场，都是她的培训场所；她曾参与新冠肺炎感染防控文件的制定，让他们的防控工作有据可循；她曾参与了雷神山、火神山、方舱医院的感控方案设计，让这一世界瞩目的医疗奇迹变成可能；她也曾转战祖国三地，从未停歇，奋战于一次次防疫攻坚战、守卫战、收尾战。

生命相托，逆风前行

作为一名感染控制专家，此次疫情防控，李六亿的任务是为医务人员进行院感防控培训，帮助医院优化流程，找到感染防控薄弱环节，督促改进。

疫情早期，在武汉一家综合医院发热门诊的见闻让李六亿印象深刻。一间不大的诊室，3位医生的诊桌被焦虑的患者团团围住。虽然患者都戴着口罩，但多数都露着鼻子，起不到防护作用。李六亿在一旁看着，着急、揪心！恨不得冲上去帮他们把口罩往上提一提。

面对突如其来的疫情，很多医院防护物资储备明显不足，而同时又存在防护过度。这都要用科学的要求逐一去纠正。

除了这些，参与制定国家新型冠状病毒防控指南，帮助医疗机构改进建筑布局、理顺防护流程、预防患者感染，解答医疗队队员感染防控问题等，也都是李六亿的工作，一天转战几个地方是常事。

大家都知道，雷神山医院在这次抗疫中创造的奇迹。"边建设、边验收、边培训、边收治"，这样的模式，感染防控遇到的困难难以想象。记得病区启用前一天，护士长见到李六亿劈头盖脸问了一连串问题："病区怎么设置？病人如何安排？医务人员安全怎么保障？"李六亿和她讲："别急，有什么困难咱们一个个解决。"那天梳理完所有问题已经很晚。

17年前的"非典"防控，李六亿在战场，后来的雅安芦山地震、埃博拉病毒、MERS病毒防控，李六亿也在战场。

这一路走来让李六亿感触最深的，是每一位医务工作者用生命守护生命的坚守，是每一个中国人以力量传递力量的信心和决心，更是每一名共产党员身先士卒作出的表率。作为北大人，作为一名共产党员，她感到无上光荣！

白衣执甲，战"疫"不辍

时间来到 2021 年。1 月 6 日凌晨，李六亿接国家卫健委通知，赴石家庄参与疫情防控。休息了几小时后，这位 2020 年转战多地的院感专家在当天上午乘高铁到达石家庄。

来到新的工作地点，李六亿的工作忙碌却有条不紊。参考之前的抗疫经验，李六亿指导新冠肺炎患者救治定点医院的改造、布局流程的设计、应急预案的制定、医务人员的防护、患者感染的监测、医务人员健康监测等工作；在定点医院医疗队驻地，她为一线医护进行新冠防控知识、自身防护知识的培训。李六亿马不停蹄，工作不分分内分外，挤时间，促工期，优流程，强培训，要坚决遏制疫情蔓延的态势。随着患者逐渐增多、救治大规模展开，李六亿的工作从定方案、做培训转向了督导反馈。每日巡视、查看医务人员的自身防护和患者的感染监测，及时发现问题，并督导改进落实情况。每天中午和晚上，她都会在联络群中汇总通报当日的工作进展和成效，强调通过各项工作夯实感控基础，科学进行自身防护，强化患者尤其是重症患者的感染防控。

30 天过去了，夜以继日的工作换来了越来越多的成果，在大家的齐心协力下，2 月 5 日，石家庄新冠肺炎重症患者清零，取得了抗击疫情的阶段性胜利。李六亿作为最后一批国家卫生健康委专家撤离。再次帮助城市"重启"，李六亿心中满是欣慰。

（第一医院）

人物简介

李六亿，研究员、硕士生导师、北京大学第一医院感染管理 - 疾病预防控制处处长、国家卫生健康委新型冠状病毒肺炎专家组成员。

兼任国家卫生标准委员会医院感染控制标准委员会委员，国家医院感染管理专业质控中心专家委员会副主任，中国医院协会医院感染管理专业委员会主任委员，中国妇幼保健协会医院感染控制专业委员会主任委员，中华预防医学会医院感染控制分会副主任委员，中华预防医学会医疗机构公共卫生学会副主任委员，中国卫生监督协会消毒与感染控制专业委员会副主任委员，中国老年医学会感染管理质量控制分会名誉会长，《中华医院感染学杂志》第四届编委会副主任委员，《中国感染控制杂志》副主编等职。

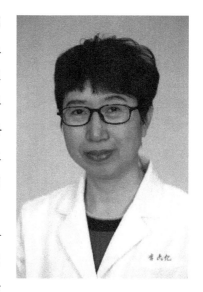

深情嘱托　青春担当

尺素传深情，一封回信，是一份嘱托，更是一份激励。

"青年一代有理想、有本领、有担当，国家就有前途，民族就有希望。"习近平总书记的回信激励着北大青年不惧风雨、勇挑重担，掀起了一波波学习回信精神的热潮。今天，以"90后"和"00后"为代表的北大青年，在抗击新冠肺炎疫情的战场上，用自己的能量守护住一方净土，用行动支撑起一片蓝天，充分体现了疫情当前北大人的使命担当，展现出新时代中国青年的蓬勃力量。

在不同的历史和时代背景下，北大精神都体现出不同的特质。无论是"90后"北大青年的挺身而出、担当奉献，还是医护工作者在战"疫"前线光荣入党的庄严承诺，都为新时代北大精神注入了更加深刻和厚重的内涵。

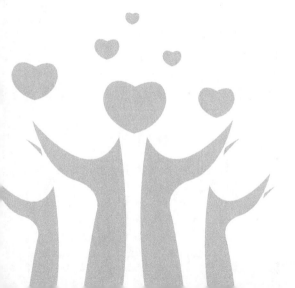

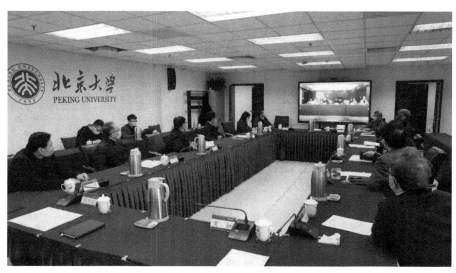

北京大学召开党委常委会，专题学习习近平总书记重要回信精神

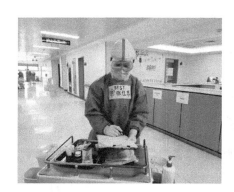

"90后"护师张佳男在隔离病房
为患者测血氧做记录

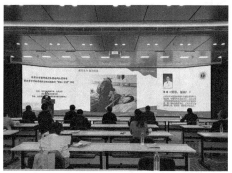

2020年4月29日，北京大学援鄂抗疫医疗队
先进事迹网上宣讲会现场

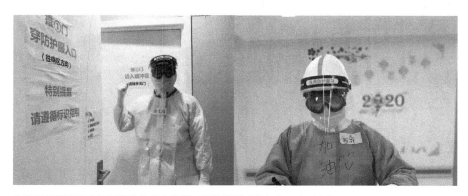

执笔给习近平总书记写信的北京大学第三医院吴超（左）和王奔（右）

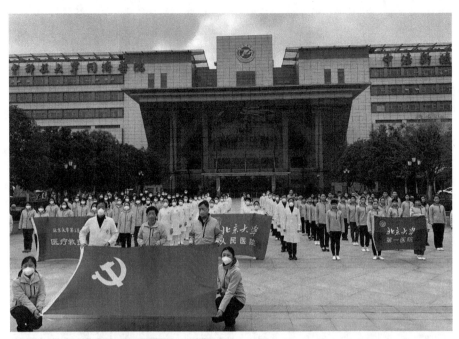

2020年3月1日，北京大学援鄂医疗队主题党日活动现场

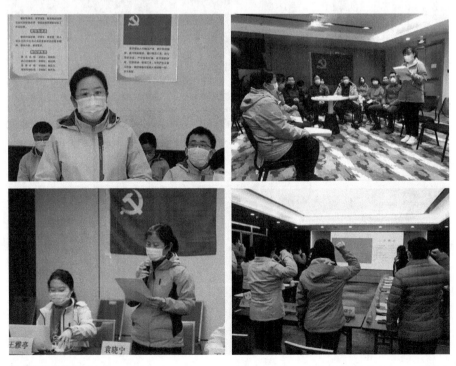

抗疫前线党员发展大会

给习近平总书记写信的北大"90后"

2020年3月10日，在疫情防控的关键时刻，习近平总书记亲临武汉一线，充分肯定了医务人员在此次疫情中作出的重大贡献。

北京大学第三医院两位"90后"临时党支部书记王奔和吴超同志深受鼓舞，于3月11日代表北京大学三家附属医院援鄂医疗队34名"90后"党员给习近平总书记写了一封信，表达了"90后"一线人员不怕苦、不怕牺牲的坚定信心，一定会脚踏实地，以坚定的信念，始终把人民群众的健康放在第一位，在这场抗疫斗争关键阶段，站好最后一班岗，打赢疫情歼灭战，贡献"90后"的青春力量！

作为这封信的主笔人，北京大学第三医院援鄂医疗队队员、第四临时党支部书记、北医三院骨科医生王奔激动地表示，感谢总书记和党中央对医疗队队员的关怀，大家一定认真学习领悟回信精神，在前线发挥"90后"的全部能量，坚决打好这场疫情阻击战。

这次疫情，无数"90后""00后"年轻人奋战在前线，写这封信的最初用意，就是想向总书记和党中央、向全国人民汇报前线"90后"的工作和青春风采，传递属于新时代"90后"自己的声音。身为北医三院医疗队最年轻的医生，王奔去年刚从北大博士毕业留在第三医院骨科工作。这些年轻人到达前线后很快适应，迅速投入治病救人工作当中，是一支召之即来、来之能战、战之能胜的队伍。

王奔表示，最重要的不是"几零后"，而是努力后、奋斗后，能够到祖国最需要的地方去，能够为国家作贡献、为人民服务，才是实现人生价值最好的途径。目前到了战"疫"最后的关键时刻，一定站好最后一班岗，在前线发挥好"90后"年轻人的冲劲和闯劲，起到年轻党员的模范带头作用，和前辈们一起，和武汉人民一起，打好最后的战"疫"，争取最大的胜利，贡献属于我们的青春力量。

吴超是北医三院神经外科的一名主治医师，目前担任第二临时党支部书记，也是这封信的主笔之一。

总书记的回信和鼓励让他感到非常激动。作为一名"90后"党员，自2月7日驰援武汉以来，他一直被周围的队友感动着，见证着在这场抗疫战斗中"90后"党员，以舍生忘死的行动，践行入党的初心与誓言。

吴超感慨道，一代人有一代人的历史际遇，正如99年前嘉兴南湖红船上的那群人，他们中有一半以上是当年的"90后"，他们为了国家，不顾生死，勇于担当。在现在，我们当代的"90后"党员也以实际行动证明，我们同样有着家国情怀，正表现出坚强、勇敢和担当。已近而立之年，这次抗击疫情是给我们的最好成人礼，我们即将"立"起的不仅是信心和能力，还有更多的家国情怀和历史担当。不管是这次抗疫胜利，还是实现中华民族伟大复兴，我们青年一代一定是闯关夺隘、攻城拔寨的先锋力量，也必将肩负重任。

（李　翔）

北京大学召开党委常委会，专题学习习近平总书记回信精神

2020 年 3 月 16 日下午，北京大学召开党委常委会，专题学习习近平总书记给北京大学援鄂医疗队全体"90 后"党员的重要回信精神。党委书记邱水平，党委副书记、校长郝平等学校领导班子成员参加，邱水平主持会议。

会议首先视频连线正在抗疫一线的北京大学援鄂医疗队，听取了医疗队代表学习总书记重要回信精神的情况汇报。北医三院、北大医院、人民医院的"90 后"党员们分享了学习总书记重要回信精神的感受。青年党员们一致表示，总书记的回信让大家倍感振奋和鼓舞，他们将在疫情攻坚的最后时刻发挥"90 后"年轻人的冲劲和闯劲，起到年轻党员的模范带头作用，坚决打赢这场疫情防控战，争取最大的胜利，让党和国家放心。校领导向前线医疗队队员表达了敬意和感谢，嘱咐大家继续努力工作，出色完成党和国家交给的任务，不获全胜决不收兵，同时注意身体健康，做好防护，安全归来。

邱水平带领校领导班子成员认真学习了总书记回信。邱水平指出，总书记的回信对以"90 后"为代表的青年一代给予了充分肯定，体现了对青年一代的关心和殷切期望，也说明社会主义事业后继有人，让我们对社会主义教育事业充满了信心。邱水平强调，2013 年以来，总书记先后五次给北大师生回信，我们要把总书记的每一封回信作为宝贵的精神财富，积极组织师生学习，掀起学习总书记重要回信精神

的热潮，并把总书记回信重要精神融入北大立德树人的事业中来，按照总书记要求，培养有理想、有本领、有担当的社会主义合格建设者和优秀接班人，让他们在党和人民最需要的地方绽放绚丽的青春之花。

郝平表示，学习总书记的回信后很受鼓舞和振奋，总书记对北大援鄂医疗队的"90后"党员给予了很高的评价，用"不畏艰险、冲锋在前、舍生忘死"肯定了他们在战"疫"一线的优秀表现，并把青年一代与国家和民族的前途和希望紧密联系在一起，向青年一代表达了美好的祝福和殷切的期望。全校师生要深入学习总书记重要回信精神，要按照总书记的要求，加强思想政治教育，推进实践育人，培养一代又一代勇挑重担的社会主义合格建设者和接班人。

校领导班子成员先后围绕学习总书记重要回信精神分享了体会和感悟。

（高　雷）

青年师生党员热议习近平总书记回信精神

2020 年 3 月 15 日，中共中央总书记、国家主席、中央军委主席习近平给北京大学援鄂医疗队全体"90 后"党员回信，向他们和奋斗在疫情防控各条战线上的广大青年致以诚挚的问候，表达了对奋斗在疫情防控一线的广大青年医护人员的关心与肯定，同时也鼓励更多的新时代新青年不畏艰难、勇挑重担，让青春在党和人民最需要的地方绽放绚丽之花。

为深入学习贯彻落实习近平总书记重要回信精神，北京大学学生工作部第一时间召开学习回信精神专题线上座谈交流会，学生工作部、学生就业指导服务中心、青年研究中心、学生资助中心、心理健康教育与咨询中心全体干部以及来自全校各院系学生工作负责人、专职辅导员、选留学生工作干部辅导员参会，并结合工作交流分享学习体会。会议指出，北大学生作为有理想、有本领、有担当的"圆梦新一代"，在疫情防控工作中不惧风雨、奋勇向前、勇担重任，各单位要深入学习贯彻回信精神，通过召开线上党日活动、党团支部会、主题班会等方式，结合院系学生党员抗疫志愿者事迹、连线抗疫一线基层选调生群体、邀请第二班主任参与分享等方式，在党班团各级学生组织中迅速掀起学习回信精神的热潮，同时要注重广泛宣传抗击疫情中涌现的青年党员先锋的典型事迹，以党员先锋引领广大青年，以典型事迹彰显青年力量。

收到总书记回信当天，北京大学各院系学生党员也在第一时间线上开展学习总书记回信精神，其中包括北大医学部学生党员、身在湖北的学生党员、通过社区服务和志愿者组织等形式投身抗疫一线的学生党员、学生党支部书记等青年党员代表，他们通过分享学习心得体会表达奉献青春、告白祖国、服务人民的坚定志向。

到祖国最需要的地方守护人民健康，让党旗在防控疫情斗争第一线高高飘扬

北京大学医学生们备受鼓舞，各医学部学生党支部书记和青年党员代表们热议学习心得，抒发爱国情、报国志，写下到祖国最需要的地方守护人民健康的青春誓言。

北京大学第九届"十佳学生党支部书记"、药学院 2017 级博士研究生魏巍表示："我深深敬佩奋战在抗疫一线的'90 后'甚至'00后'的'小伙伴'们，向每一位致敬！他们作为青年人，勇于担当、不畏艰险，到祖国最需要的地方守护人民健康；他们作为青年医学生，将'健康所系，性命相托'的誓言内化于心外见于行，有理想、有温度；他们作为青年医学生党员，发挥先锋模范作用，践行初心使命，诠释入党誓言，让党旗在防控疫情斗争第一线高高飘扬。"

北京大学第九届"十佳学生党支部书记"、第三临床医学院2013 级临床八年制博士生蔺雨萱表示："我曾亲眼看见北医三院第三批援鄂抗疫医疗队义无反顾的出征，看到师兄师姐们急匆匆回家收拾东西，亲耳听到他们打电话和家人说'你别说话，听我讲'，我心中充满了感动和敬意，那份责任在肩的家国情怀令人动容。离他们这么近，我感到荣幸，作为北大医学人，应以其为榜样，坚守岗位、尽己所能、拼搏奋战，学习过硬本领、练就仁心仁术，做守护人民健康的忠诚卫士，践行入党的初心和誓言。"

北京大学"2019 学生年度人物"、口腔医学院 2017 级博士研究生杨振表示："学习总书记的回信，我心中充满了力量，我们生在了好的时代，有强大的国家，有安定的社会环境，有良好的学习氛围。作为一名即将毕业的医学博士生，我会努力用我的专业知识，专业技能救治于民，在医疗岗位的每一天都认真负责，待患者如亲人，让每一个患者得到最优的治疗。我会诠释此生的医学梦想，以这些援鄂的同行们为榜样，成为一名合格的人民医生！"

青春与祖国和人民同向同行，青年一代逐渐成长为新时代的中流砥柱

北京大学湖北籍学生党员们在疫情中受到党和国家无微不至的关怀，"90后"也在被呵护、被关怀中不断树立起为人民服务的坚定信念。他们中的很多青年党员带头投入抗疫工作一线，贡献青春力量，践行志愿服务。

地球与空间科学学院2017级博士生党员李文莹表示："以北京大学援鄂医疗队为代表的'90后'青年挺身而出、担当奉献，让我们看到了中国的希望。我们在疫区见证了一方有难八方支援的感动，见证了当代青年的担当与大爱。总书记的回信不仅激励着在一线的青年医护人员，也激励着身在疫区的每一个湖北人民。"

哲学系2019级硕士生党员龙世毅表示："北京大学援鄂医疗队全体'90后'党员在疫情一线不畏艰险、勇挑重担的光辉形象让人动容，给同为青年党员的我们作出了表率。青春是人一生中体力、智力状态最好的阶段，也是为今后的人生道路奠定良好基础的重要时期，我们作为青年党员更要珍惜这段美好时光，努力磨砺意志品质、练就过硬本领，只有这样才能在今后的岁月里担当得起时代赋予的重任，从而更好为党和人民的事业作出贡献。"

马克思主义学院2019级硕士生党员彭逸飞表示："我们'90后'党员已然成长为青年一代的中坚力量，迸发出为国分忧的壮志情怀。总书记的回信既是对北京大学援鄂医疗队的鼓励和鞭策，更是对青年党员、广大青年一代的谆谆教导和殷切希冀。'眼底未名水，胸中黄河月'，我们北大人的胸腔中澎湃着家国天下的热血，骨子里刻着爱国的基因，我们北大的学生党员更是要发挥模范带头作用，努力学好本领，关心中国实际，学成后到祖国最需要的地方去建设伟大祖国。"

艺术学院2016级本科生党员程思表示："在此次疫情防控工作中，我看到了青年党员的本领与担当，他们在为人民服务的实践中逐渐成长为新时代的中流砥柱。作为一名'90后'党员，我将铭记习近平总书记对广大青年的勉励与期望，珍惜在校的学习时光，在实践中锻炼能力，在祖国和人民需要我时挺身而出，用实际行动践行自己的入党誓言。"

奉献志愿服务点滴力量，汇聚为人民服务的磅礴青春伟力

在抗击新冠肺炎疫情的战斗中，还有许多北大学子虽不能奔赴一线、驰援武汉，但他们却怀抱着一腔热情，充分运用专业特长投身抗疫志愿者服务中。

中国语言文学系2016级博士生党员陈彬彬成立的"中伊防疫互助小组"被新华社点赞，架起青年携手抗疫、守望相助的信息桥梁。她表示："这一次突如其来的新冠病毒疫情，全国人民众志成城抗击疫情，积极以各种方式援助别的疫情国家和地区，这是中华民族坚强、友好、开放的体现，也是中国人民强大信心和凝聚力的体现。如今，新冠病毒在全世界蔓延，抗击该种病毒，我们中国有着丰富的公共防御手段、临床经验和治疗手段，这是非常可贵的，我们有效地将知识和经验分享给别的国家，就能减少被感染的人数和死亡人数，减少经济损失。在这种世界性灾难面前，我们不同国家和地区，应该积极合作、抛弃成见，这也是我最初成立'中伊防疫互助小组'的初衷，希望通过所学将中国的抗疫经验传递给更多需要的人，为人类命运共同体贡献青年力量。"

马克思主义学院2019级硕士研究生党员韩翌旸表示："疫情期间，每每看到新闻中对奋战在防疫一线的工作人员的报道，我都钦佩、感动、感恩，而其中我也时常能看到青年党员们的身影，他们是我的同龄人、是逆行者，更是榜样，他们在防控疫情一线不惧风雨、勇担重任，坚守岗位、救死扶伤，以不畏艰险、冲锋在前的精神展现着青年人的力量。我本科期间学习的专业是阿拉伯语，在疫情期间加入中国防疫翻译志愿者小组，在志愿翻译中贡献力量。作为新时代青年，无论是在当下还是在日后走向工作岗位时，我们都应怀着初心和坚守，在砥砺奋进中前行，为祖国建设贡献自己的光与热。"

经济学院2018级国际商务硕士党员黄叶在疫情发生后第一时间参与社区防控工作，读到回信后他倍感振奋："习近平总书记这封回信令我感触很深，深深感动于青年党员们能够牢记人民利益高于一切，不畏艰险，舍生忘死，把人民的安宁当做家人的安宁去守护。作为一名青年党员，在今后的学习工作中，我一定会不忘初心、牢记使命，积极投身一线锤炼党性，扎根基层强化担当，发扬共产党员不畏艰险、无私奉献的精神。"

艺术学院2018级硕士生党员李嫄嫄表示："在此次疫情防控当中，我参与了社区一线的排查轮值工作，总书记在回信中高度评价了参与疫情防控的青年人，让我十分感动。在全国一心抗击疫情的时候，作为学生党员的我，需要贡献出自己的力量。而今后，也会继续作为一个"有理想、有本领、有担当"的青年人，勇挑社会重任，艰苦奋斗，为社会和国家作贡献！"

让有信仰的人讲信仰，学生党支部书记带头学总书记回信精神

北京大学高度重视对学生党员骨干的培养，2020年春季学期第19期党支部书记培训班采用线上方式，近期通过"学习总书记回信精神"微党课、"连线北大援鄂国家医疗队"微访谈等丰富形式开展学习教育，深化学习内涵。

环境科学与工程学院2017级硕士生党支部书记于丹表示："'90后'是有理想、有本领、有担当的青年一代，他们已然长大，不再是稚嫩的孩童，已经可以在国家和人民需要的时候挺身而出，用奋斗与坚守向我们述说'这次，让我来保护你们'。青年兴则国家兴，青年强则国家强，我身为'90后'的一员定会以这些最可爱、最勇敢的'90后'为榜样，不忘初心、不惧艰难，砥砺前行！"

生命科学学院2016级博士生党支部书记严文雨表示："身在老家的我虽然不能像一线人员一样救死扶伤，却也通过几次捐款献出自己的微薄之力。我一定以北大援鄂医疗队、祖国各地坚守在岗位上的党员同志为榜样，牢记总书记嘱托，'让青春在党和人民最需要的地方绽放绚丽之花'！"

马克思主义学院2019级硕士生党支部书记尹航表示："病魔无情，人间有爱；疫情严酷，青年有志。这个时代，是青年成长的时代，是英雄辈出的时代，是我们接过接力棒的时代，中华大地就是我们青年扎根生长的沃土，无论是抗击疫情还是建设国家，只要我们青年在党和人民最需要的地方，坚定信念，树立理想，在实践中磨砺意志，在奋斗中砥砺前行，这个国家、这个民族，必然实现中国梦，屹立于世界民族之林。"

坚守为党育人、为国育才的初心使命，坚决打赢疫情防控人民战争、整体战、阻击战

同样是"90后"党员的学生工作干部和专职辅导员们，在这次抗击疫情的战斗中迅速成长。正月初三，学工系统全体干部（除湖北地区外）第一时间实现全员返京集结，很多党员干部过年期间一直坚守岗位，24小时在线、全天守护学生健康，在平凡的岗位上诠释着初心和使命：一通通电话、一段段信息、一次次询问、一遍遍叮嘱、一条条科普、一天天排查，从思想引领、科普防控到心理辅导、就业服务、远程帮扶……

学生就业指导服务中心副主任张勇表示："总书记一直关心青年成长及选择的问题，多次在北大向全国教育工作者发出号召。2014年5月在北大，总书记讲'青年要自觉践行社会主义核心价值观'，2018年5月在北大，总书记讲'我们的教育要培养德智体美全面发展的社会主义建设者和接班人。'2020年3月10日总书记到武汉时提到'90后'时说：'过去有人说他们是娇滴滴的一代，但现在看，他们成了抗疫一线的主力军，不怕苦、不怕牺牲。抗疫一线比其他地方更能考验人。'这封回信中，总书记再次提到'青年一代有理想、有本领、有担当，国家就有前途，民族就有希望。'作为高校思政工作者，我们要认真学习、深入领会总书记回信精神，成为青年成长的同路人、引路人。"

学生工作部综合办公室副主任郭一杰表示："疫情当前，来自全国各地的数以万计的青年医护人员驰援湖北，这支队伍里面有我们的老师、同学、学弟学妹。同样在北大，也有很多年轻的辅导员老师、保安、机关干部在第一时间集结在燕园的抗疫第一线，大家昨天还在家里享受着过年，在集结号吹响后，立刻赶往战场，勇挑重任，用无数个日夜奋战的24小时，展现了北大青年党员抗击疫情的使命与担当。正如总书记给青年点赞所言'新时代的中国青年是好样的，是堪当大任的！'一代人有一代人的使命，一代人有一代人的担当，这场战"疫"是对青年一代使命和担当最好的考验，我也坚信青年一代必将肩负重任，不负所托。"

中国语言文学系专职辅导员"90后"党员张辰表示："作为一名高校辅导员，我们要做的是有一分热就发一分光，从一个口罩开始、从一封信开始、从一次微信平平无奇的问候开始，聚沙成塔、滴水成河，用集体的磅礴伟力去消解疫情带来的创伤。北大医疗队90后的党员们用'理想、本领和担当'勇挑重担，到党和人民最需要的地方去，我们也要像他们一样，不惧风雨、勇挑重担，用实际行动向学生、向家长、向社会、向党中央和人民交出自己的青春答卷。"

外国语学院专职辅导员"90后"党员刘东奇表示："总书记在回信中写道'青年一代有理想、有本领、有担当，国家就有前途，民族就有希望。'中共一大召开时，参会的代表大部分都是'90后'的年龄。而去年重大活动期间，走过天安门的游行方阵中，已经有了1999年出生的最后一批'90后'的身影。此次防疫工作中，我们作为辅导员也见证了'90后'和'00后'这些圆梦新一代的成长。以我们学院为例，许多同学积极主动参与社区防疫志愿服务，或者为进口医疗物资提供翻译，很多'90后'的北大选调生，也是在工作的第一年，就放弃了与家人的团聚，在村口、在社区为当地群众排忧解难，送米送面。无论举国欢庆还是危难时刻，都有我们年轻人的担当。无论时代怎样发展，我们青年人始终勇做走在时代前面的奋进者、开拓者、奉献者。"

城市与环境学院专职辅导员"90后"党员周伟表示："一代人有一代人的使命，一代人有一代人的担当，当时代接力棒交到我辈手上，我们一定会义无反顾地践行使命。对于我们全体'90后'党员而言，新冠疫情教会了我们怎么做社会的'大人'，不仅自己要做到在为人民服务中茁壮成长、在艰苦奋斗中砥砺意志品质、在实践中增长工作本领，更要带动广大青年扛起责任、不负期待，坚定坚守、执着向前！"

习近平总书记给北京大学援鄂医疗队全体"90后"党员的回信催人奋进、令人鼓舞，立意深远、情真意切，集中体现了以习近平同志为核心的党中央对青年一代的深厚关爱与殷切期待，是指导新形势下立德树人工作的重要纲领，为北大培养有理想、有本领、有担当的"圆梦新一代"注入了强大精神动力。学生工作系统将以学习贯彻总书记两封回信精神，作为立德树人工作的宝贵精神财富和重大工作契机，引导青年一代不惧风雨、勇挑重担，到党和人民最需要的地方奉献青春、建功立业，将自身成长成才融入实现中华民族伟大复兴的中国梦进程之中，成长为有理想、有本领、有担当的圆梦新一代，成为社会主义的优秀建设者和可靠接班人。

（学生工作部）

共青团系统集体学习习近平总书记回信精神

自疫情暴发以来，北京大学涌现出一批"90"后青年，无畏无惧，挺身而出，冲锋在前，快速响应，积极参与青年志愿服务，在基层疫情防控排查、一线物资筹集援助、中学生学业辅导、无偿献血等岗位上作出重要贡献。他们用自己的力量守护住一方净土，用行动支撑起一片蓝天，充分体现了疫情当前北大人的使命担当，展现出新时代中国青年的蓬勃力量。

习近平总书记回信的消息传来，北大团员青年深受鼓舞，共青团系统第一时间召开了专题会议深入学习总书记回信精神，进一步凝聚共识，推动青年引领工作再出发。

会议现场连线北京大学援鄂医疗队的王奔、王雅亭以及在北京参加抗疫志愿工作的党员志愿者代表孙傲伊、韩雨廷，请他们进行分享。

这封信的主笔人——北京大学第三医院援鄂抗疫国家医疗队第 4 临时党支部书记王奔表示，在特殊时期，能把所感所悟向总书记、向全国人民汇报，表达抗击疫情的决心，他感到十分荣幸。作为北大援鄂医疗队年龄最小的医生，他将继续与医疗队中其他"90 后"、医护人员一起，在治病救人前线发挥全部能量，坚决打好这场疫情防控阻击战。

北京大学第三医院援鄂抗疫国家医疗队临时党总支青年委员、临时团支部书记王雅亭表示，在武汉抗击疫情的过程中，"90 后"年轻医护人员发挥了巨大的作用，用实际行动展现了新一代中国青年的责任与担当。疫情尚未结束，他们在前线将继续坚定信心，践行医学人的使命，坚决打赢疫情防控阻击战。

后方志愿者北京大学公共卫生学院团委书记孙傲伊分享了公共卫生学院青年师生积极投身疫情防控阻击战，发挥自身专业优势，在全球卫生、疫情分析、科学研究、科普宣教等方面贡献力量的事迹。总书记的肯定，是对所有为疫情防控付出努力的青年人最大的鼓舞，公共卫生学院所有青年将不忘初心、牢记使命，在时代发展和建设中交出北大青年、中国青年的答卷。

"90后"党员、北京大学公共卫生学院支援中国疾病预防控制中心志愿者韩雨廷为自己能在疫情防控斗争中奉献微薄之力而深感荣幸。在国家疾控中心，北大青年志愿者团队时常通宵分析数据、制作图表和PPT，及时为专家提供最新、最准确证据，为防控措施的制定提供参考依据。北大青年将谨记总书记的嘱托，秉承无私奉献、艰苦奋斗、舍小家利大家的观念，不惧风雨、勇挑重担，让青春在党和人民最需要的地方绽放绚丽之花。

深入领会总书记回信精神后，与会人员纷纷表示，作为北大青年工作的主要力量，将不负总书记回信和多次讲话、指示、批示中对青年工作的重托，不忘初心、牢记使命，更好地教育引导广大青年不畏险阻，勇担使命，在党和人民最需要的地方奉献青年力量，让青春在奉献中焕发出更加绚丽的光彩。

各院系基层团支部在校团委和各院系团委的统筹组织下，也及时深入开展了回信精神学习活动。广大团员青年更加深刻地认识到自己应该牢固树立理想信念、勇于担当、锤炼本领，认识到应该到党和人民最需要的地方去，在为人民服务中茁壮成长，绽放绚丽的青春之花。化学与分子工程学院组织全院团支书及2018级本科4班团支部线上学习习近平总书记给北京大学援鄂医疗队全体"90后"党员的回信，同学们认真学习原文，深入体会精神，受到了极大的鼓舞。国家发展研究院举办"不惧风雨，勇挑重担"学习习近平总书记回信精神交流会，同学们从回信中汲取精神力量，坚定了勇往直前的信心和勇气，为后续支部工作的继续开展奠定了良好基础。国际关系学院2018级1班、2班两个团支部第一时间联合学院青年志愿者协会开展"朋辈连心·携手战'疫'——祖国需要我"主题线上座谈会。同学们面对面逐字学习总书记给援鄂"90后"党员的回信，汲取携手战"疫"、为国奋进的精神力量。地球与空间科学学院多个团支部结合总书记两次在北大讲话时对青年提出的要求，分享了抗疫期间北大青年的典型事迹和学习回信的感受，就青年人的责任与担当进行了热烈讨论。

北京大学研究生支教团第一时间举办线上党团日活动，组织第20届、21届、22届成员"三世同堂"，党员带头、共同学习总书记回信精神。全体志愿者纷纷表示要响应总书记号召，不忘初心、不负厚望、不惧风雨、不辱使命，在校园、西部乃至中华大地的各个角落绽放青春之花。第21届研究生支教团团长、新疆分团志愿者张栋杰深感责任重大，选择西部就是选择了奉献，会向优秀的榜样学习，在支教岗位上干在前头，以身作则，砥砺意志品质，锻炼解决实际问题的能力，在为西部人民服务中承担一名共产党员的责任。第22届研究生支教团团长叶山·叶尔布拉提深刻地受到了感召与鼓舞，作为预备党员和北大青年，将把握机遇，砥砺自我，在实践中担当，在拼搏中成长，与支教团的伙伴们一道，让青春之花绽放在党和人民最需要的地方。

（校团委）

党旗飘扬在北大国家援鄂抗疫医疗队一线

2020年3月1日，北京大学党委致信前线医疗队，致敬最可敬可爱的北大医学人。同一天，北大医学医疗队举办了一场特别的主题党日活动，在战"疫"前线重温入党誓词。

"在党和国家、在亿万人民最需要的时刻，北大医学人再次吹响集结号，奋战最前沿！你们是所有北大人的骄傲和自豪！所有北大人是你们最坚强的后盾！"北京大学党委给北大医学援鄂医疗队的信中饱含着所有北大人对前线战友们的牵挂和祝福。

3月1日上午10时，北大医学国家援鄂医疗队120余名党员和积极分子代表，在北京大学第一医院院长刘新民、北京大学人民医院院长姜保国和北京大学第三医院院长乔杰的带领下，在同济医院中法新城院区共同举行"重温入党誓词"主题党日活动。

北京大学人民医院援鄂医疗队临时党总支书记王天兵副院长主持了本次活动，北京大学第一医院援鄂医疗队临时党支部书记马靖、北京大学第三医院援鄂医疗队临时党总支书记袁晓宁担任党旗护旗手。在嘹亮的国歌声中，活动拉开了序幕。

"今天是北大国家援鄂医疗队出征以来的第36天，在这段日子里，我们400余名北大医学人并肩携手、共克时艰，奋战在抗疫最前线并且取得了初步的成绩。"

刘新民首先发表动员讲话。他指出，在与新冠肺炎疫情殊死搏斗的战场上，一个多月来，大家响应国家召唤，义无反顾，勇敢逆行，直面考验，争当先锋；大家克服重重困难，舍生忘死，勇敢奋战，不惧病毒，使命必达！医疗队临时党组织充分发挥"红色战斗堡垒"作用，彰显共产党人的责任与担当，让党旗在防控疫情斗争第一线高高飘扬。今天在这里重温入党誓词就是要不忘共产党员的初心和使命，就是要用铮铮誓言展现我们打赢这场阻击战的决心和信心。我们坚信北大必胜，武汉必胜，中国必胜。

乔杰宣读了北京大学党委的来信，信中饱含着所有北大人对前线战友们的牵挂和祝福。这段时间北京大学和医学部党政领导班子多次与前线视频连线，表达关心和慰问，了解医疗队的运行情况和存在的困难。北京大学和医学部校友会多次为医疗队捐赠紧急物资，雪中送炭。北大的广大师生、校友通过帮助医疗队队员家属排忧解难、为医疗队队员献歌等多种形式为前线战友们加油鼓劲。正是这些关爱和支持，帮助医疗队队员解除了后顾之忧，保障了医疗队的平稳运行。

"我志愿加入中国共产党，拥护党的纲领，遵守党的章程，履行党员义务，执行党的决定，严守党的纪律，保守党的秘密，对党忠诚，积极工作，为共产主义奋斗终身，随时准备为党和人民牺牲一切，永不叛党。"80个字的入党誓词，字字千钧、句句彻骨，无不昭示着每一名宣誓党员入党时的赤诚之心和铮铮誓言。

姜保国作为领誓人，与乔杰、刘新民一起带领全体党员重温入党誓词。大家面对鲜红的党旗，高举右拳，字字铿锵，发出了属于北大医学人的最强音。

"关键时刻冲得上去、危难关头豁得出来，才是真正的共产党人。"此次北大医学国家援鄂医疗队共有143名党员、26名入党积极分子，他们在与新冠肺炎疫情殊死搏斗中临危不惧、冲锋在前，充分发挥了党员的先锋模范作用。在他们的鼓舞下，还有100多位医疗队队员向党组织郑重提交了入党申请书，有14位同志在抗疫一线光荣加入了中国共产党。

每一次重温，都是精神的淬炼；每一次对标，都是前行的起点。在抗疫的最前线——华中科技大学武汉同济医院中法新城院区，重温入党誓词，北大医学国家援鄂医疗队将以此活动为契机，继续团结奋战、坚定信心、科学防治、精准施策，用实际行动践行初心使命，用铮铮誓言展现信心决心，让党旗在防控疫情斗争第一线高高飘扬！

（新闻中心）

厚植使命与信仰

——抗疫前线的入党积极分子培训纪实

——"在武汉前线的 40 多天里,通过我的切身感受和接受培训,更加理解只有中国共产党才能带领我们打赢这场没有硝烟的战争!"

——"前线的工作让我更加渴望加入党组织,系统的培训让我知道,原来党员的培养和造就不是一朝一夕,而是需要一生去追求!"

——"通过培训,我越发感受到,党章就是我们的行动指南,每一次对标,就是一次成长!"

——"成长需要磨砺也需要阳光,需要洗礼也需要升华。这次培训,让我更加明确今后要走的路。"

这是来自北京大学人民医院援鄂医疗队里的年轻医护人员,在参加了入党积极分子系列培训后,发自内心的感慨。

三月春暖,抗击新冠肺炎疫情的战役逐渐看到了希望的曙光。在武汉抗疫前线,一次特殊的入党积极分子系列培训班,犹如一盏引路灯。

北京大学人民医院援鄂医疗队 50 余名医护人员在"火线"提交入党申请书,主动接受党组织的考验。为了结合抗疫工作厚植党建土壤,源源不断地为党员队伍注入新的活力,在北京大学人民医院党委和援鄂抗疫医疗队临时党总支的精心组织、安排下,北京大学人民医院援鄂医疗队入党积极分子系列培训班于 2020 年 3 月 16 日在武汉抗疫前线正式开班。

在武汉抗疫前线开展入党积极分子培训班，是一次形式上的党建创新。培训班根据前线工作因地制宜，课程设置丰富灵活，为期两周的培训通过现场讲座、连线讲座、视频教学、小组讨论、实地参观等不同学习形式，使大家理论联系实际，更加融会贯通。从内容设置、参加培训人员的切身感受、取得的实际效果上看，抗疫前线的积极分子培训具有现实意义并产生深远的影响。

3月16日开班仪式上，人民医院院长姜保国以"认真学习《中国共产党章程》，做一名合格的共产党员"为题，为积极分子们讲授了一堂深刻而生动的专题党课。

3月17日、18日，培训班专门设置了学习"习近平总书记给北京大学援鄂医疗队全体'90后'党员回信"专题。

各个积极分子积极发言，结合自身这一个多月的工作谈感想，不少人谈到体会时热泪盈眶，以"90后"为代表的青年一代坚守抗疫一线，以实际行动为青春正名，一个多月的坚守也让他们更能深刻体会"不畏艰险、冲锋在前"的职业精神和责任担当。

系列培训还设置了视频教学环节，大家通过观看《党史故事》，时代楷模张富清、黄文秀、杜富国等先进事迹，更加生动地感受到基层共产党员身上展现出的感人光辉。

（人民医院）

使命在肩，奋斗有我

——北京市委教育工委、北京大学联合举办北京大学 援鄂医疗队事迹宣讲会

2020年4月29日，由北京市委教育工委、北京大学举办的北京大学援鄂医疗队先进事迹网上宣讲会暨北京市学校思政课教师"同备一堂课"活动在北京大学医学部逸夫楼报告厅举行。北京大学援鄂医疗队的6位代表深情讲述了医疗队70余天在湖北抗击新冠疫情战斗中的感人故事。

在全国上下抗击疫情的关键时刻，习近平总书记先后给正在北京大学首钢医院实习的西藏大学医学院学生和北京大学援鄂医疗队全体"90后"党员回信，对新时代中国青年寄予深情赞誉和殷切嘱托。

为了深入学习习近平总书记给北京大学援鄂医疗队全体"90后"党员的回信精神，纵深推进北京市教育系统"使命在肩、奋斗有我"主题教育，深化新时代学校思政课改革创新，号召广大师生员工大力弘扬五四精神，五四前夕，北京市委教育工委、北京大学共同举办了这次活动。北京市大中小学全体思政课专兼职教师、高校马克思主义学院研究生通过北京高校思政课高精尖创新中心直播平台参加线上学习。

北京市委教育工委常务副书记郑吉春、副书记狄涛，市委讲师团团长石勇，北京大学常务副校长、医学部主任詹启敏，北京大学党委副书记、副校长陈宝剑，医学部党委常务副书记徐善东等出席活动。

宣讲会由北京大学党委常务副书记、医学部党委书记刘玉村主持。

刘玉村表示："习近平总书记历来高度重视青年、关怀青年、信任青年，多次出席青年活动，与青年谈心，给青年回信，为青年鼓劲。特别是到中央工作以来，他六次到北京大学考察，五次给北大师生和校友回信。北京大学为党、国家和人民培养了一批批优秀的医护人员，援鄂医疗队是勇士，我们为他们感到自豪和骄傲。"

"别怕"医生暴婧来自人民医院呼吸与危重症医学科，担任呼吸内科党支部书记，人民医院援鄂抗疫医疗队临时党总支副书记、第一临时党支部书记。当队友准备在她的防护服上写上名字时，暴婧对他们说："别写名字了，就写'别怕，加油！'吧，希望患者看到能不再害怕。"

在重症病房，对每一位患者的救治都是一场硬仗，暴婧和同事们反复讨论、不断改进，形成了规范的临床诊疗流程和规范的分层器官功能支持策略，他们执行严密的病情监控和规范精简的药物应用，他们在最凛冽的寒冬，在最艰苦的时刻，与患者同在，与死神竞速。

在武汉，第一医院重症医学科护士李佳辰结束第一个夜班时，收到了妈妈发来的微信："闺女，坚持住，你正在用智慧与汗水与病魔搏战。"这时的时间是凌晨 3 点。

李佳辰的妈妈也是一名护士，17 年前的"非典"，佳辰妈妈同样战斗在抗击一线。而今，女儿已经长大，长成了如同妈妈一般担得起国家使命、守得住患者生命的"白衣战士"。家人的爱深深融在短短的微信中："妈妈盼望着，我的女儿勇战病毒，脱下'铠甲战袍'，依旧是天真洒脱的模样。"

3 月 10 日，习近平总书记亲临武汉考察，慰问医务人员。担任第三医院援鄂抗疫医疗队第二临时党支部书记的神经外科医生吴超，和其他"90 后"党员一起，给习近平总书记写了一封信，汇报了"90后"在一线抗疫中的感悟。4 天后，习近平总书记给北京大学援鄂医疗队全体"90后"党员回信，表扬青年在抗击疫情一线，彰显了青春的蓬勃力量，交出了合格答卷。

吴超眼中的北大抗疫青年是勇敢的、无畏的、勇于担当的，有着扎实的医疗基础，有着医者仁心和人文关怀。他说："抗击疫情是给我们的最好成长礼，我们即将'立'起的不仅是信心和能力，还有更多的家国情怀和历史担当。"

在同济医院中法新城院区重症病房，人民医院护理部主任、人民医院援鄂抗疫医疗队副队长王泠带领着经验丰富的护士团队，为危重患者进行精心护理。在这里，护理工作难度大，专业技能要求高。他们不仅要做治疗护理、生活护理，还要做患者的心理护理和感染控制，甚至垃圾的包装清理、腹泻患者的粪便处理，都需要护士完成。

王泠说："医疗队中，有人推迟了婚期，有人孩子刚刚出生8天，有人父母生病住院，他们是女儿、妻子、母亲，是儿子、丈夫、父亲，但所有人都默默藏起'小家'的困难，为了'大家'的安康义无反顾地奔赴前线。"患者出院前给医疗队写的感谢信中说："你们夜以继日，不知劳累。我不知道你是谁？但我知道你为了谁。"

北京大学第三医院心血管内科护师、科团支部书记、北医三院援鄂抗疫医疗队临时党总支青年委员兼临时团支部书记王雅亭分享了抗疫一线的小故事：在隔离病房中总是起雾的护目镜，是如何被几个爱琢磨的年轻同事通过反复试验，选出最合适的材料，解决掉起雾难题的；全身上下没有口袋的隔离衣，是如何加上简易包装袋制作的腰包，避免往返取物品的麻烦，成为最潮时尚单品的……年轻人不仅有创意，更不惧风雨，能勇挑重担。

王雅亭记得电视里播放总书记给北京大学援鄂抗疫国家医疗队全体"90后"党员回信新闻的那个时刻，病房里平时常犯糊涂的一位70多岁老奶奶，突然竖起大拇指，清晰有力地说了一句："少年强，中国强！"那一刻，病房里的医疗队队员都热泪盈眶。

　　在鄂州市中心医院，北京大学国际医院的 20 名医疗队队员，接下了重症病房的重担。医疗队队长、国际医院急诊科副主任秦宇红曾是一名军人，他深知将要面临的巨大困难，他要带领队员们扛下来，完成好救治患者的任务，他也要尽一切努力保护好这些年轻的队员们。

　　没有卫生员，就自己打扫；没有护工，护士们负责所有生活护理；没有呼吸重症监护室工作流程，自己建立；设备老化、物资不足，大家努力筹集……他们不断改善设备、流程、方案，使得救治效果大大提高。秦宇红说："我们曾经也有担心、害怕、无奈，但唯独没有退缩和放弃。有强大的精神力量，我们能勇往直前，而这力量，来源于我们对这个国家、这片土地、这里的人民的爱。"

　　郑吉春在总结讲话中说："新冠肺炎疫情发生以来，北京大学援鄂医疗队全体同志以强烈的使命感和责任感，舍小我、为大我，不惧危险、不怕牺牲，坚持奋战在抗击疫情的最前沿，以精湛的医术筑起了一道'让死神也望而却步'的生命防线，展现了首都高校师生良好的精神风貌和崇高的使命担当，为我们树立了新时代的好榜样。"他要求，北京教育系统以学习援鄂抗疫先进事迹为契机，持续掀起学习习近平总书记给北京大学援鄂医疗队全体"90 后"党员回信精神的热潮；以弘扬援鄂抗疫宝贵精神为重要内容，纵深开展"使命在肩、奋斗有我"主题教育，将师生抗疫故事和精神"学起来""唱起来""讲起来""做起来"；以用好援鄂抗疫生动素材为切入点，不断深化新时代学校思政课改革创新，切实增强思政课的思想性、理论性和亲和力、针对性，教育引导广大师生进一步增强"四个意识"，坚定"四个自信"，做到"两个维护"。

（徐　璐）

北大学者热议习近平总书记在全国抗击
新冠肺炎疫情表彰大会上的重要讲话

2020 年 9 月 8 日上午，全国抗击新冠肺炎疫情表彰大会在北京人民大会堂隆重举行。中共中央总书记、国家主席、中央军委主席习近平向国家勋章和国家荣誉称号获得者颁授勋章奖章并发表重要讲话。

北京大学专家学者深入学习总书记在全国抗击新冠肺炎疫情表彰大会的重要讲话精神，认为总书记的讲话是对抗疫英雄的最高礼赞，是 14 亿中国人民的共同心声。总书记在讲话中就伟大抗疫精神进行了深刻阐述，这份宝贵的精神财富将鼓舞全中国人民勇敢面对前进道路上的各种风险挑战，勠力同心、锐意进取，奋力实现决胜全面建成小康社会、决战脱贫攻坚目标任务，在全面建设社会主义现代化国家的新征程上创造新的历史伟业。

中国抗疫，党旗下的英雄赞歌

新冠疫情暴发后，北京大学援鄂国家医疗队逆行出征。在党和人民最需要的地方，舍生忘死地持续奋战 72 天，为全国疫情防控取得阶段性胜利作出了重要贡献，体现了北大医学人的厚道担当与大爱无疆。北京大学援鄂医疗队的成员是"英雄赞歌"的主角，对抗疫斗争有着鲜活的回忆，对总书记的讲话感受尤深。

北京大学第一医院院长、主任医师刘新民说："我们深感只有在中国共产党领导下，才能取得抗击新冠肺炎疫情斗争重大战略成果，创造人类同疾病斗争史上又一个英雄壮举！在我们亲身经历的这场惊心动魄的援鄂抗疫大战中，北大第一医院援鄂医疗队始终严格贯彻落实党中央的各项决策部署，坚持人民至上、生命至上，把人民群众的生命安全和身体健康放在第一位，无论是年近90的老者，还是合并多种疾患的危重病人，只要有1%的希望，我们都以100%的努力给予全力救治，成功实现了危重患者'高治愈'，医务人员'零感染'！"此时此刻，刘新民为自己是一名北大人、一名救死扶伤的医务工作者而感到无上光荣，他说道："这不仅是一份荣誉，也会化作一份责任，鞭策我们继续砥砺前行，抓紧补短板、堵漏洞、强弱项，不断提高应对重大突发公共卫生事件的能力和水平，真正做到平战结合，将伟大的抗疫精神继续发扬光大！"

"在我们中间有17年前参加过抗击'非典'战斗的中年骨干，有推迟婚礼的'准新人'，也有一直被当作'孩子'看待的'90后'医护。我们与全国数以万计的医护人员一道，听从党的召唤，用勇气、智慧和无私奉献，创造了一场前所未有的生命奇迹。"回忆起曾经与病魔鏖战的日日夜夜，北京大学人民医院院长、主任医师姜保国感慨良多，他说道："正如总书记所说'没有从天而降的英雄，只有挺身而出的凡人'，作为医务工作者，我们甘愿做在关键时刻挺身而出的千千万万的凡人，牢记习近平总书记的殷切嘱托，听党指挥，不忘医者敬佑生命、救死扶伤的初心和使命，为建设健康中国、增进人民健康福祉作出新贡献。"

中国工程院院士，北京大学第三医院院长、主任医师乔杰曾为抗疫前线加入中国共产党的同事领誓，这次在现场聆听了总书记的讲话后，她表示："这次面对新冠疫情的'大考'，大家对党的宗旨'全心全意为人民服务'有了更深的认识。在1月底2月初疫情最危急、人类对病毒尚无明确认识的情况下，党员冒着生命危险带着队伍往前冲。党员的带头示范给年轻同事树立了榜样，很多人在一线递交了入党申请书。总书记在给我们援鄂医疗队全体'90 后'党员的回信中称赞他们是'堪当大任'的。我认为，在这场没有硝烟的战斗中年轻人所展现出来的果敢、担当、成熟、成长，让我们有理由相信，他们确实有理想、有本领，也有能力，一定会成为共和国的栋梁之材。"

在这次全国抗击新冠肺炎疫情表彰大会上，15 位北大人获"全国抗击新冠肺炎疫情先进个人"，3 个北大集体获"全国抗击新冠肺炎疫情先进集体"，1 位北大人获"全国优秀共产党员"。北京大学地球与空间科学学院关平教授为北大受到表彰的英雄群体感到骄傲，他认为，中国的抗疫斗争是可歌可泣的英雄赞歌，是党领导下的史诗级战"疫"胜利，"正如总书记所说，我们坚持人民至上、生命至上，以坚定果敢的勇气和坚忍不拔的决心，同时间赛跑、与病魔较量，迅速打响疫情防控的人民战争、总体战、阻击战。"在这场没有硝烟的战争中，北大的英雄群体是这个时代最可敬的人。北京大学数学科学学院教授宋春伟说道："今年新冠病毒肆虐全球，北京大学停课不停学，停工不停研，我们北大数院和武汉大学在网上互相交流高等数学课程，教师全程辅导跟踪，年轻学子学习热情不减。而在抗疫前线，北大青年医务工作者也历练成长，'90 后'年轻党员和老党员一起，冲锋在前，充分发挥模范带头作用。今天的大会上总书记也为青年人点赞，我相信中国青年在此次抗疫过程中得到了全面锻炼和成长！"

中国抗疫，展现大国担当

"疫情就是大考，在抗疫斗争中，中国共产党带领中国人民打的这场战役体现了对人权最高的尊重。"北京大学法学院教授、教务部副部长强世功强调指出："这次抗疫是在全球大国激烈竞争和全球化遭遇重大挫折的历史背景下取得的巨大成就，凸显了中国特色社会主义制度的优越性。"他认为，所谓"西方的人权保护"，在这次全球抗疫中"现了原形"。"中国的人权保护实实在在展现在行动中。中国能够不分老幼、不分贫富，人民获得了平等的保护，整个国家和社会甘愿付出巨大牺牲。中国共产党不仅扎根于人民群众，而且始终站在抗击疫情的第一线，秉持以人民为中心、为人民服务的政治理念，从而成为整个中华民族的主心骨和脊梁骨。"

北京大学国家发展研究院木兰讲席教授、健康发展研究中心主任李玲为中国抗击新冠疫情工作取得重大胜利感到无比激动。"在世界抗疫大战中，中国率先告捷，值得每一个中国人自豪！李玲认为，总书记的讲话系统、全面、深刻地总结了中国取得抗击新冠肺炎疫情阻击战重大胜利的原因："因为这场抗疫斗争体现了中国精神、中国力量和中国担当。中国精神就是以生命至上、举国同心、舍生忘死、尊重科学、命运与共为主要内容的伟大抗疫精神；中国力量就是新中国成立以来综合国力的展示——长期积累的雄厚物质基础、建立的完整产业体系、形成的强大科技实力、储备的丰富医疗资源和人才为疫情防控提供了坚强支撑；中国担当体现了中国为全球抗疫贡献了智慧和力量，彰显了大国责任：倡导共同构建人类卫生健康共同体，积极履行国际义务，第一时间向世界卫生组织、有关国家和地区组织主动通报疫情信息，第一时间发布新冠病毒基因序列等信息，第一时间公布诊疗方案和防控方案，毫无保留地同各方分享防控和救治经验，尽己所能为国际社会提供援助，源源不断地向全世界提供人财物全方位抗疫援助，中国正在以实际行动为挽救全球成千上万人的生命作贡献。"

"作为人类命运共同体理念的倡导者和推动者，在本次抗击新冠肺炎疫情的国际斗争中，中国始终秉持'人类命运共同体'的理念，在全面有力防控本国疫情的同时，向其他国家和地区提供力所能及的援助，努力推进跨国联防联控的国际合作，展现了负责任大国的责任与担当。"北京大学国际关系学院副教授、北京大学社会科学部副部长王栋表示，"经历本次疫情，国际社会对中国的抗疫成就与贡献有目共睹，也将会更加认同'人类命运共同体'理念，同舟共济、守望相助，携手应对人类共同危机。"王栋认为，本次疫情也为"人类命运共同体"理念的传播创造了机遇。"国际社会在疫情中更加深刻地意识到，各国在同一个地球村，人们的生命健康从来没有像今天这样休戚与共、紧密相连，人类实际上就是一个命运共同体。当前，世界正逐渐步入'再全球化'时代，疫情不会阻止'再全球化'的步伐。中国将抓住机遇窗口，以开放、合作、共赢的胸怀谋划发展，积极开展国际抗疫合作，支持建设开放型世界经济，不断推进'再全球化'扩容升级。"

伟大抗疫精神，汇聚国家前行的力量

北京大学新闻与传播学院教授、国家战略传播研究院院长程曼丽对总书记提出的"伟大抗疫精神"深有感触。她说道："从某种意义上说，重大灾难同时也是时代精神孕育的契机和英雄辈出的舞台，这正是中华民族生生不息的底气和自信所在。近期，一些西方学者也开始从中国文化的深厚底蕴中去寻找中国抗疫成功的原因，认为中国传统文化中的道德规范和社会责任意识、'集体先于个人'的理念、'己所不欲，勿施于人'的自我约束，以及中国人的顽强、韧性与应变能力等，是中国实践成功的秘诀。"程曼丽认为，总书记在讲话中指出的"社会主义核心价值观、中华优秀传统文化所具有的强大精神动力，是凝聚人心、汇聚民力的强大力量"对此就是最好的阐释。"我们一方面要继续弘扬伟大抗疫精神，敢于面对经济社会发展中出现的各种挑战，同时有责任以今天的抗疫实践对中华优秀传统文化进行补充、拓展、完善，在总结经验的基础上形成创新性的思维和话语，把当代中国形象更好地传播出去。"

"新冠肺炎疫情无疑是这个时代的我们经历的重大历史事件，我们不应该做'擦肩而过'的旁观者或局外人，应该彰显经历者的主体

意识，透过这一事件看清我们的时代、我们的社会、我们的生活乃至我们的未来前景。"北京大学马克思主义学院副教授、副院长陈培永表示，召开全国抗击新冠肺炎疫情表彰大会是中国共产党人洞察时代重大历史事件所展开的历史行动。"总书记的重要讲话揭示出这一重大历史事件背后的制度优势，深刻阐述了中国精神、中国力量、中国担当，为我们应对世界百年未有之大变局提供了完整的中国元素和清晰的中国图景。"

北京大学经济学院助理教授韩晗指出，面对疫情突袭，党中央统筹兼顾、协同推进，及时出台了多项惠企利民政策措施，帮助各行各业精准复工复产。目前中国是 G20 国家二季度唯一正增长的经济体。中国抗击疫情的经验体现了"人民至上、生命至上"的执政理念。"只有完全控制疫情，才能恢复正常社会秩序、实现经济平稳发展。中国人民经受了如此艰苦卓绝的考验，一定会将抗疫经验、伟大抗疫精神发扬光大，以更坚强的意志决胜全面建成小康社会，决战脱贫攻坚，实现中华民族复兴的中国梦。"

（韩　芳　张　宁　陈振云）

八方驰援　聚爱成力

新冠肺炎疫情牵动着所有北大人的心。师生们捐款捐物、无偿献血，或泼墨挥毫，或高歌助威，以各种形式支援一线"美丽的逆行人"。海外校友也心系祖国，闻讯而动、火速驰援，千方百计克服困难，精准采购物资，打通清关运输通道，助力湖北抗疫。"我们是一家"，在艰难的时刻，全球北大人以务实担当的行动，聚爱成力，凝结起众志成城、万众一心的战"疫"情。

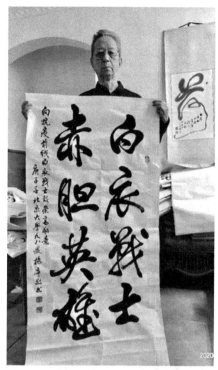

杨辛教授与他的书法作品《白衣战士，
赤胆英雄》

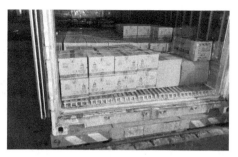

"高原鹅"（高校学生援鄂行动）将
1200瓶消毒水送至荆州市第三人民医院

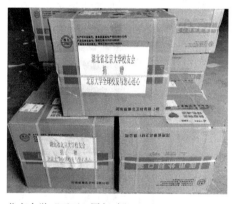

北京大学"百万口罩行动"

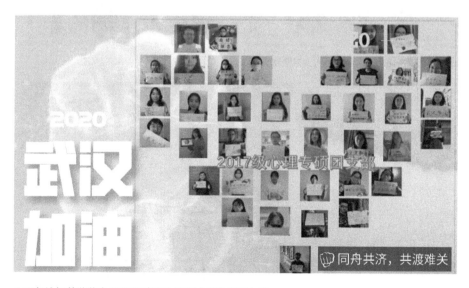

心理与认知科学学院2017级专硕生班团合影为武汉加油

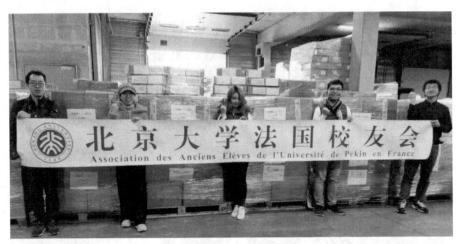

法国校友会组织募捐

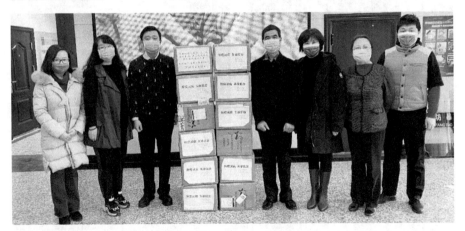

港澳地区校友向北京大学医务人员捐赠物资

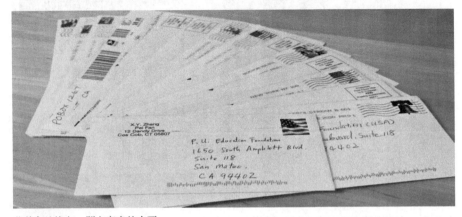

北美各地校友、朋友寄来的支票

北大校友发起"百万口罩行动"

新型冠状病毒引发的疫情，始终牵动着全球北大人的心。2020年2月8日，全球北大校友以一种特殊的方式庆祝元宵节。由北京大学校友会带头、湖北省北京大学校友会等校友组织和北大校友共同发起了"百万口罩行动"，倡议北大校友和各校友组织第一时间行动起来，以医用口罩作为第一次行动的目标，直接向湖北省内17个地市州及其所辖县区医院，捐赠100万个医用口罩。2月8日晚，"百万口罩行动"协调委员会正式成立，统筹调度全球北大校友组织和校友的力量。一时间百余家校友组织响应，3万余位校友和社会人士慷慨捐款，几十个货源反复筛选，最终锁定若干可靠生产厂家。

"百万口罩行动"委员会以北大人的集体智慧、全球协作优势和团队作战精神，建立了专业医学核验、渠道背景调查、慈善手续确认、律师合同修改、决策小组表决和哈希数值校验科学购买流程等决策机制，采购小组"死磕"全球口罩货源，经过无数次通宵达旦的洽谈，完成了高效、精准、安全的购买行动。

在校友的大力支持下，截至2月14日中午12时，通过湖北校友会账户捐款的全球校友人数已达2.2万多人，总金额801万余元。北大"百万口罩行动"协调委员会采购到一批10万个医用口罩，仅用不到12小时，直捐给武汉四家方舱医院。2月15日，每家方舱医院25,000个医用口罩落实到位，并第一时间分发到抗疫前线的医务人员手中。

面对用于抗疫一线医院重症手术室的医用防护 N95 口罩稀缺的情况，全球北大校友积极寻找货源，八方出击。在国外采购到 N95 口罩后，一个由多位北大校友志愿者组成的物流运输微信群迅速建立起来。来自各地的校友不分行业、不分年龄，在微信群中自学成为口罩专家和物流专业人士，分别负责接货、清关和运输，使口罩快速地送到抗疫一线医院。

据协调委员会代表介绍，"百万口罩行动"全面展开三大战"疫"，即北大战"疫"、方舱战"疫"和荆楚战"疫"。北大战"疫"是指全球校友捐助北大援鄂医疗队战"疫"，最快速度捐赠了 11 批医疗物资，后续还将继续进行；方舱战"疫"是指向武汉市的 24 家方舱医院，至少捐赠 30 万只医用口罩；荆楚战"疫"是指向湖北省 15 个地市州基层抗疫医院和卫生院，至少捐赠 30 万只医用口罩。

开启三大战"疫"以来，几乎每天都有数万只医用口罩，运往湖北各地市州医院；几乎每天都有湖北的医院，收到北大校友捐赠的口罩。

2020 年 3 月 1 日至 14 日期间，"百万口罩行动"全面发起荆楚战"疫"总攻，再次向湖北 13 个地市州直捐医用外科口罩和 N95 医用防护型口罩 68.6 万只，打响了湖北省内全域城市抗疫反击战，为一线医护人员自身防护作出北大人的贡献。据统计，在湖北省疾控中心评估划定的 37 个疫情高风险区域中，29 个高风险区域的医院和卫生院，都有北大校友热心捐赠的口罩。

在捐赠这批 68.6 万只口罩之前，北大校友会和湖北校友会等各校友组织、全球校友就已向湖北地市州捐赠了口罩 27 万只，此外还向武汉市社区捐赠口罩 18.1 万只，向武汉市方舱医院捐赠口罩 20 万只，支援北大援鄂医护队口罩 5.775 万只，向武汉抗疫医院捐赠口罩 3 万只。北大校友"百万口罩行动"已累计向湖北捐赠口罩 142.475 万只。

北大全球校友的 142.475 万只口罩，直接捐赠到达湖北医院和卫生院的数量达 275 家，其中，武汉市 26 家，其他地市州 249 家。北京大学校友会及其全球校友组织，是湖北医院和卫生院捐赠物资数量最多的高校校友会。

（校友工作办公室）

近3万党员师生累计捐款600余万元

病魔无情人有情,抗疫牵动众人心。新冠肺炎疫情发生以来,北京大学党委发出号召,鼓励全体共产党员自愿捐款,以实际行动支持疫情防控工作。截至2020年3月4日,全校师生累计捐款600余万元,近3万党员师生参与其中,奉献爱心。

考虑到疫情防控的实际情况,此次捐款以线上为主,并辅以其他灵活多样的方式。学校财务部迅速开发了线上捐款系统,通过微信、支付宝、网络银行等多种方式接收捐款,保证捐款工作安全、高效、顺畅。

疫情袭来天地寒,众人相助山川暖。因疫情散落在江南塞北、城镇乡野的北大师生党员通过网络平台把爱心捐款汇集到学校党委。其中有耄耋之年的老党员,有刚刚入党的年轻后生,有声名卓著的院士,也有教研一线的"青椒"。鏖战在湖北战"疫"前线的北大医护队的党员"战士"也参与到捐款行动中,与后方共同搭建爱心桥梁。

广大教师积极参与自愿捐款,很多老院士、老党员更是走在前列。多位老院士在收到通知的第一时间表达心意,捐款上万元,他们说:"这只是对奋战在一线的医护人员的一点心意,此刻我们需要众志成城、共渡难关。"有的老师刚从国外出差返京,不顾舟车劳顿,当即联系学院党委,专程将捐款送到学院请求代其转交。

很多离退休老干部、老教师捐款意愿强烈,学校党委要求各基层单位在充分保障离退休人员生活的前提下,酌情适量收取老同志的爱心善款。很多老师坚持从退休金中拿出上千元，并叮嘱学院"一定要把心意转交给党组织"。医学部及各附属医院在京医护人员也希望通过捐款的方式向前线奋战的同事表达支持和鼓励，第一医院、人民医院、第三医院、国际医院在派出医护队的同时，也在后方为前线捐款捐物。

学生党员虽然没有固定收入，但很多同学还是希望能够尽一己绵薄之力，这份心意足以彰显北大学子的家国情怀和使命担当。基础医学院研究生党总支积极参与，共计捐款近2万元；生命科学学院郝芳池同学在疫情期间先后参加了5个捐款项目，目前已累计捐款600元。考古文博学院杨佳帆同学说："平生关切意，患难尤为真。疫情数字的起伏，牵动着一条条生命、一个个家庭。在力所能及的范围内温暖到别人，自己感觉很有意义。"

在学校开通捐款渠道之前，已经有不少北大师生党员主动通过社会渠道捐款。此前已有5600余名师生通过各种渠道多次捐款，这次他们仍然毫不犹豫再次献出爱心。社会学系2018级硕士研究生李和君与同学们早在1月底就行动起来，通过各种方式和途径为医院、校友会和研究机构捐款。目前北大师生党员的个人最高捐款额为100万元，是一位文科院系的党员教师通过红十字会渠道捐出的。

在这次疫情防控阻击战中，各民主党派的老师也与中共党员"同心同行"。北京大学民盟盟员为湖北荆州松滋市募捐善款5万余元，用于购买2000套防护服。

（组织部）

北大师生无偿献血助力抗疫

新冠肺炎疫情暴发以来，许多地方献血量持续走低，医疗血液保障面临重大挑战。北大师生踊跃参与无偿献血，尽己所能为抗疫胜利出一份力。

北京团市委与市血液中心为应对特殊时期全市血液供应紧张这一问题，联合向在京大学生发出义务献血倡议。2020年2月5日上午，北京大学作为首个校内献血点正式启动，校内共有101名留校师生报名参加献血。根据市血液中心建议，对献血人员除要求符合常规献血身体条件外，还要满足"至少在京14天以上"的条件。

根据疫情防控要求，学校将场地划分为等候区、预检区、采血区和休息区4个区域，确保等候区与休息区每人间隔大于1米，采血区每个采血位摆放间隔大于1米，提前设置好入场、出场流程路线，学生们按流程顺序大大减少了交叉感染的风险。

献血当天，每一个公共区域每隔一小时进行一次消毒，保障献血师生的健康安全。每一位来献血的师生，都先经过预检区，进行身体情况信息登记，再进入体检区，做血压和血常规检查，待10分钟内得到检查结果后，最终确认是否符合献血标准。

一些未能参加此次献血的北大师生自发到采血点进行无偿献血，为爱逆行。还未返京的师生也踊跃参与当地的无偿献血，纷纷用自己的实际行动，为战"疫"助力、为生命接力。

（新闻中心）

民主党派和侨联成员积极捐款捐物助抗疫、献爱心

同舟共济汇合力，同心抗疫共担当。自新冠肺炎疫情发生以来，北京大学各民主党派、侨联的广大成员自觉以习近平总书记一系列重要讲话和指示精神为指导，在深入落实学校各项防控要求的同时，积极响应党委统战部关于"团结一心、勇担使命，为打赢疫情防控阻击战携手努力"的倡议，多渠道捐款捐物，有力支援抗疫一线、奉献爱心。

截至 2020 年 3 月 8 日，校本部和医学部各民主党派、侨联组织成员捐赠物资累计 60 余万元（爱心捐款合计约 52.6 万元），其中，校本部各民主党派、侨联成员捐赠抗疫物资累计约 30.8 万元；医学部各民主党派、侨联成员捐赠抗疫物资累计约 29.4 万元。这些捐款捐物再一次彰显了北京大学民主党派和侨联成员爱国为民、服务社会的光荣传统和责任担当。

在这次疫情防控阻击战中，农工党的北大成员积极作为、贡献力量。农工党北京大学委员会主委、北京大学首钢医院院长顾晋教授带领农工党北大委员会成员深入学习领会习近平总书记给在首钢医院实习的西藏大学医学院学生的回信精神，令广大成员备受鼓舞，以更加饱满的精神状态投身到各项抗疫工作中，农工党北大委员会中的医学部成员捐款 4.8 万余元。农工党北大支部主委、物理学院教授刘富坤积极组织校本部农工党北大支部成员献爱心，农工党北大本部成员累计捐款捐物合计价值达 18 万余元，其中农工党成员筹集的价值 10 余万元的 N95 口罩、防护隔离衣等紧缺物资在关键时期直接送达疫区

防疫一线，受到农工党中央表扬。

在共同战"疫"中，民盟北京大学委员会组织盟员为湖北荆州松滋市募捐善款 10 万元，用于购买 2000 套防护服等急需医护用品，连同医学部民盟成员的捐款合计逾 12 万元。九三学社北京大学委员会和第二委员会共百余位成员自愿捐款，累计 7.5 万余元。致公党北大医学部支部共捐款 4.6 万元以及价值约 1.5 万元的抗疫物品。此外，民革北京大学支部和校本部、医学部的其他党派组织成员也都有数千元不等的爱心捐款。校本部和医学部侨联成员也积极行动起来，组织捐款捐物支援疫情防控工作。医学部侨联成员累计捐款逾 8 万元，另捐防疫物品价值 1.3 万余元；校本部侨联会目前已捐款 3200 元。

据了解，学校许多无党派人士也通过多个渠道积极参与了捐赠。同心同行，没有翻不过的山；心手相牵，没有跨不过的坎。在同心战"疫"中，北京大学各民主党派、侨联组织的广大成员和党外人士不仅捐款捐物，有的还勇当"逆行者"，积极奋战在医护防疫工作一线。许多党外代表人士从疫情防控、治疗药物、民生保障、国家公共卫生体系建设，疫情期间及疫情过后的经济社会平稳运行大局和健全相关制度体系，复工复产和提升社会治理效能等方面提出战略谋划和建议意见，向中央统战部、市委统战部报送建言献策信息共计 130 余项，为抗击疫情和促进经济社会稳定发展提供有力支援。

（党委统战部）

企业家俱乐部紧急捐赠设立白衣天使守护基金

"生命重于泰山，疫情就是命令！"在全国齐心协力抗击新型冠状病毒肺炎疫情的紧要关口，2020 年 1 月 28 日，北京大学企业家俱乐部和北京大学教育基金会宣布，紧急捐赠设立北京大学白衣天使守护基金，全力支持北京大学附属医疗体系医护人员防疫救灾并将在未来持续支持北大乃至全国医疗体系医护人员恪尽职守、见义勇为。

该捐赠基金首期募集目标为人民币 1 亿元，由北京大学教育基金会负责管理，专款专用。自 1 月 26 日发出紧急募捐倡议，仅用了 3 天时间，就得到了近 30 位北京大学企业家俱乐部理事积极响应，初期募集目标 1 亿元人民币超额达成。基金主要用途是：向北大医疗体系的医护人员提供支援保障，包括北大医护人员出征重大灾情现场的支持和慰问，在重大救灾期间、在日常医护工作中、在参加义诊支教等公益活动和见义勇为行为中因公受伤或殉职的特别抚恤。北京大学医学部、北京大学教育基金会和北京大学企业家俱乐部将联合派员成立基金管理委员会，根据基金章程决定基金使用的重要事项。

"北大医学部和各附属医院积极响应国家号召，迅速集结选派医护人员驰援武汉，广大医务工作者勇敢坚守并全力奋战在病毒防控、抗击疫情的第一线，我们非常感动、非常敬佩！"俞敏洪、孙陶然、厉伟等北大校友企业家纷纷表示，深受广大医护人员忘我精神的感召，愿意为奋战在一线的医务人员和日常守护人民安康的白衣天使们尽一点心力。

"这是一次校友们与母校共同弘扬大爱无疆、热心公益、见义勇为情怀的善举，必将极大鼓舞北大各医院和广大医护人员的士气，提振众志成城、共克时艰的信心和决心。"北京大学常务副校长、医学部主任詹启敏院士代表北大医学部全体师生和各附属医院的广大医护人员对校友们的理解、关心和支持表示衷心的感谢。教育基金会秘书长李宇宁表示，北大基金会将严格按照章程，管理好、使用好基金，弘扬致敬白衣天使、守护白衣天使的强大正能量。

北京大学企业家俱乐部是北京大学校友会的二级分会组织，以汇聚"北大力量"，发出"北大声音"，弘扬"北大精神"为宗旨，努力推动社会经济和文化的发展，将企业家责任与北大百年人文精神结合，用北大企业家精神带动引领中国企业家文化。此次"白衣天使守护基金"发起和参与人包括：俞敏洪、厉伟、孙陶然、陈生、赵文权、齐宏、张新华、侯军、白文涛、侯松容、方晓蕊、孙洁、胡冰、欧阳旭、李斌、李小白、李永新、徐兵、王开元、富彦斌、姚纳新、张邦鑫、吴细兵、张璨、李莹、于越、李宁等企业家俱乐部理事。

（教育基金会）

全球各地师生校友、合作伙伴声援北大，
为中国抗疫加油

自新型冠状病毒肺炎疫情暴发以来，中国新冠肺炎疫情牵动着全世界的心。北京大学收到了来自全球各地的师生校友、合作伙伴等表达的慰问和给予的支持，他们积极评价中国抗击疫情采取的举措、防控工作取得的进展及北京大学在防控中作出的贡献，并通过多种方式和北大师生、中国人民一起共同抗击疫情。

思源同心：各地留学生校友为抗疫助力

疫情发生以来，世界各地的留学生校友千方百计寻找医疗物资，运送防疫用品，募集爱心钱款，表达鼓励支持，竭尽所能助力中国战"疫"。

2020年1月底，以色列校友高佑思动员各方力量，通过购买、受赠等方式筹集10万多个口罩、5万双医用手套、7000套医用手术衣，总计200多箱、重量近1吨的物资，这些物资已于2月9日下午到达黄冈市中心医院。

1月30日，北京大学泰国校友会（筹）倡议，组织北大泰国校友为中国武汉捐款，徐珍珠、林夏妃、洪健城等21位泰国校友代表和中国校友一起采购支援物资，先后向湖北支援第一批3500个口罩、第二批5563个口罩和5000双医用手套。

2月13日，北京大学蒙古留学生校友、现任蒙古商会副主席赵

勒成发起"中国加油"募捐，蒙古商会向中国驻蒙古大使馆捐赠1.4亿蒙图，赵勒成校友表示将继续积极为中蒙两国多作贡献。

2月14日，北京大学日本国际校友会发来"关于中国新型冠状病毒肺炎援助事宜"倡议书及捐赠名单。自2月5日发起倡议以来，名单上的捐赠者不断增加。同时，北京大学日本国际校友会从会费中另捐35万日元，以上款项一并捐给北京大学教育基金会，用于"中国新型冠状病毒肺炎援助事宜"。

全球留学生校友还通过视频、电话等多种方式，表达对学校的关心和对抗疫的支持。

马拉维联合民主阵线主席阿图佩莱·穆卢齐（Atupele Muluzi）校友表示，他们赞赏在习近平主席领导下的中国共产党及中国政府在抗击疫情中的卓越表现，仅用十天在湖北省新建两所医院，及时有效地向包括中国在内的全世界人民通报疫情、提供预警及采取相关防控措施。中国政府在预防病毒传播方面采取的果断有效措施也受到了世界卫生组织的积极肯定。作为马拉维前卫生部长，他坚定支持并赞赏中国政府和人民为此作出的巨大努力。

巴基斯坦巴中学会执行主任穆斯塔法·海德尔·赛义德（Mustafa Hyder Sayed）校友表示，病毒和疾病的传播是不分国界的，世界人民须紧密团结起来，共同应对挑战。疾病可以来自任何地方，它向来没有面孔、不分国界、没有宗教信仰。在经历了此次挑战之后，中国将变得更为强大，期待着与中国开展密切的合作。

韩国金融研究院高级研究员池晚洙（MansooJee）校友表示，希望通过实事求是的研究，缓解社会上不必要的恐慌情绪，还希望世界能认识到并借鉴中国在此次公共卫生事件中体现的高度责任感及相关有益经验，坚信在克服此次难关后中国将更为强大。

马达加斯加公共安全部特别顾问罗斯当（Jean Rostand Rabialahy）校友表示："你们不是独自在作战，你们有来自马达加斯加的朋友，我们支持你们。我们非常有信心，中国将赢得这场斗争，我们将一起赢得这场战斗！我们众志成城，万众一心，共渡难关，一定会赢得最终的胜利！"

同情相成：全球国际师生为抗疫加油

外籍教师与中国同呼吸共命运，一方面通过视频、邮件等方式，对北京大学和中国抗击疫情工作给予高度肯定和积极鼓励；另一方面，对抗击疫情工作提出很多非常宝贵的建议；同时，认真开展网络教学，为学生提供优质课程。

国际法学院 C. V. Starr 讲席教授、跨国法研究中心主任、2018年度"中国政府友谊奖"得主 Francis Snyder 指出，中国积极维护公共卫生安全，耐心细致的防控工作为今后世界各地应对此类疫病挑战提供了有益经验。在疫情面前，北京大学不仅尽全力确保每一位北大人的安全，同时还通过网络开展各项教学科研工作，表现出色。此次疫情防治带来三点启示：第一，大学、各类学校、媒体以及社会组织应充分发挥作用，针对人与野生动物之间的潜在关联开展更多专题研究和教育普及工作。第二，国家需要出台针对食品安全、公共设施和市场管理更加严格的法律法规，尤其要严抓食品市场管理，严格区分日常食物和野生动物；同时，注重提高公民行为准则、道德准则和社会责任感。第三，应该建立透明的、标准统一的公共卫生危机管理机制，中国应带头建立这一标准，北京大学也应积极参与其中，贡献力量。

访问讲席教授、前沿计算研究中心主任、1986年"图灵奖"得主、2016年"中国政府友谊奖"得主 John Edward Hopcroft 表示，北京大学一直以来以学生为本，不仅为学生们提供世界一流的教育，也心系每位同学的安全。在中国暴发新冠肺炎疫情的背景下，学生虽不能返回校园，但是高质量的线上学习是非常有效的手段。

外国语学院英语系教授、2014 年"中国政府友谊奖"得主 Donald David Stone 坚信，通过科学家们积极研发疫苗等多方面努力，势必打赢这场战"疫"。以往的经验表明，任何疫情最终都得以遏制，但全人类必须要从与此次新冠肺炎疫情的对抗中总结出宝贵的经验。

外国语学院日语系外籍专家马场公彦表示，日本应该学习中国的经验，防止病毒蔓延，加强防控措施。通过此次疫情认识到中日两国是"命运共同体"的邻家，因此日本全国各界在"山川异域，风月同天"的精神下向中国人民进行"物"与"心"两方面的不断支援。2020 年学校于 2 月 17 日正常开始了新学期工作，采取全校在线工作，这对应对类似突发事件是十分重要又难得的经验，是恢复日常学习和研究节奏、保持精神健康十分有效可行的措施。

北京大学人文讲席教授、2018 年"燕园友谊奖"得主、中西比较哲学家、世界儒学文化研究联合会会长安乐哲（Roger T. Ames）认为，北京大学在应对疫情方面的措施非常明智，必须以更加务实的态度面对现状。中国在控制疫情扩散方面采取的行动令人赞许。疫情的发生是不幸的，但是以家庭为核心的中国文化为应对这类突发事件提供了远胜于其他大多数文化的人力资源。大家应该更具同理心，而不是如此残忍和冷漠。疫情的扩散并不会止步于一国国境，大家应当意识到人类生活在命运共同体中。

广大留学生积极行动，在疫情防控中贡献力量，并努力消除国际社会对中国疫情防控工作的偏见和误解。

2 月 6 日，约旦留学生、中阿卫视实习生丽丽与其师兄马尔万通过微信组织了一场由 30 位约旦留学生参与的"支持中国武汉"募捐活动，并购买了口罩等医疗物资寄到武汉。他们希望通过此活动表达对中国的爱与支持。

2 月 10 日，韩国留学生洪麟、张允瀞、吴贤重发起"关于支持武汉疫情的募捐信"，为中国武汉的疫情防控提供支持。

随着新型冠状病毒肺炎在中国的传播，孟加拉国内出现了一些假消息。北京大学孟加拉国中国政府奖学金得主阳光在国内接受媒体采访，及时向孟加拉国民众讲述中国疫情的真实情况，澄清不实传闻。

风月同天：海外合作高校和机构声援抗疫、提供支持

多所外国合作高校及机构关于新型冠状病毒肺炎疫情致信北京大学，积极评价抗疫工作，同时表达对北京大学全体师生的支持与问候。

美国康奈尔大学校长玛莎·波拉克（Martha E. Pollack）对北京大学师生为抗击新冠肺炎疫情作出的努力给予积极评价。同时康奈尔大学在校内举办了针对新冠肺炎疫情的圆桌讨论，对于疫情的复杂性进行了跨学科探讨，并明确提出需要警惕和谴责可能发生的歧视行为。

爱尔兰都柏林大学校长安德鲁·迪克斯（Andrew J. Deeks）表示，新冠肺炎疫情不仅仅是中国目前最为关切的问题，世界范围内的大学都应该动员起来，充分发挥大学在科学研究和国际合作方面的优势，深入开展实验室和临床领域全面合作。该校作为国际病毒研究联盟的成员，愿意为中国的病毒防控与治疗工作贡献自己的力量。

澳大利亚悉尼大学校长迈克尔·斯宾塞（Michael Spence）指出，中国政府对于疫情的果断应对以及与WHO的密切合作令人印象深刻，相信中国各地支援湖北的医疗团队能够有效地控制和解决当前的疫情。同时，悉尼大学愿意提供任何可能的帮助，以支持北京大学在应对疫情中所做的工作。

东京大学校长五神真（Makoto Gonokami）向所有为了阻止病毒进一步扩散而作出努力的人表达感谢和敬意，希望疫情可以尽快过去，东京大学将会尽可能地提供支持与帮助。

日本早稻田大学校长田中爱治表示，日本目前也发现了多名感染

患者，日本政府正在全力以赴控制疫情的扩散。早稻田大学会确保全校来自中国（含港澳台地区）的留学生的生命安全，并确保他们在学校正常的学习和生活。为了共同抗击本次疫情，早大愿意提供一切可能的协助，与中国政府和人民一道，共渡难关。

新西兰奥克兰大学校长斯图尔特·麦卡琼（Stuart N. McCutcheon）表示，这是一场所有人共同面对的困难，更是一个我们应该通过合作共同应对的难题。受限于当地政府的旅行及海关禁令，将有近2000名中国学生暂时不能返校学习，其中也包括很多北京大学的学生。奥克兰大学会根据每名学生的具体情况，妥善安排他们的学业，并在条件允许的情况下，尽快恢复正常教学。

明治大学校长土屋惠一郎表示，面对此次疫情，北京大学第一时间采取应对措施并多次派遣医疗队驰援武汉，他对此深感佩服。今天的奋斗，就是未来的历史，相信春天马上到来，希望两校友谊长存。

环太平洋大学联盟主席、洛杉矶加州大学校长基恩·布洛克（Gene Block）和联盟秘书长楚明伟（Christopher Tremewan）共同表示，北京大学是环太平洋大学联盟最重要的成员之一，在当前的形势下，联盟各成员都愿意通过各种形式的合作，共同化解所面临的全球性挑战，并愿意在国际健康、校园安全领域提供帮助。

此外，联合国教科文组织前任总干事伊琳娜·博科娃（Irina Bokova）、联合国教科文组织非洲事务助理总干事菲尔明·爱德华德·马可托（Firmi Edouard Matoko）、社会与人文科学助理总干事诺达·阿尔纳什夫（Nada Al-Nashif）、加拿大不列颠哥伦比亚大学校长小野三太（Santa Ono）、阿尔伯塔大学校长杜文彬（David Turpin）、以色列耶路撒冷希伯来大学校长阿舍·科恩（Asher Cohen）、特拉维夫大学校长普锐理（Ariel Porat）、新西兰梅西大学副校长斯图尔特·莫里斯（Stuart Morriss）、比利时布鲁塞尔自由大学副校长茱蒂丝·乐美尔（Judith Le Maire）、法国泰雷兹集团北亚区副总裁兼中国区首席执行官贝杰鸿（Jerome Bendell）等大学、国际组织、企业等相关机构负责人也纷纷向北大师生表达亲切慰问和衷心支持，希望中国尽快取得疫情防控的胜利。

危难有情：各地孔子学院师生送上美好祝福

一场疫情，牵动了所有人的心，各地孔子学院的师生，用各具特色的方式，传递着希望与温暖，为中国人民加油打气。"武汉加油！中国加油！"师生们操着不同的口音，却用同一种语言说出同一句祝福。他们虽然来自世界各地，却是最懂中国的外国人。西班牙格拉纳达大学孔子学院外方院长胡安·西鲁埃拉（Juan Ciruela）说："我想告诉所有的中国朋友，中国人一定能克服当前的困难，中国有能力渡过难关，中国加油！"孔子学院的小朋友们也定制了专属祝福，他们对中国小朋友们说："我们支持你们！我们爱你们！你们是战士！加油！""不要失去希望和信心，相信终有一天疫情将被战胜！为所有的医护人员加油！我们的爱与你们同在！"

（国际合作部）

港澳地区校友向北大医学人捐赠物资

2020 年 2 月 18 日，香港北医校友会、澳门北医校友会和澳门北大校友会共同筹集捐赠的首批抗疫应急医用物资顺利抵达北京大学医学部。在行政、医疗、校友和基金办等各方工作人员见证下，妥福军校友代表港澳地区校友将物资交给学校，医学部副主任肖渊代表学校接收物资。

抗击新型冠状病毒肺炎疫情以来，北大医学人众志成城，全力以赴对抗疫情，为人民群众健康保驾护航，学校已先后选派了四批医护人员驰援湖北，主要担负危重症患者救治任务，各家附属医院、学院还承担了发热门诊、日常医疗服务、心理援助、数据分析、流病调查各项临床医疗、公共卫生、科研攻关等任务。

母校的一举一动牵动着广大港澳地区校友的心，他们积极动员倡议捐资捐物支援防疫工作。首批物资能够高效抵达学校的背后，是他们前期辗转多国寻找合规合格应急医用物资以及克服运输风险等各种困难的艰辛与努力，是一如既往地对母校和祖国的赤子之心和家国情怀，是亲暖一家人的彼此信任与坚守。

北京大学常务副校长、医学部主任詹启敏院士代表学校将感谢信递给妥福军校友，委托他转达母校对港澳地区校友最诚挚的谢意，也希望大家做好自身防护，共同为防疫工作取得最终胜利而继续努力。

（医学部校友会、基金办）

共同抗疫，全球北大校友在行动

　　新型冠状病毒引发的疫情牵动着全球北大人的心，从未名湖畔到大洋彼岸，北大人的心始终与全中国人民的心紧紧相连。博雅未名，日月盈仄。北大，从未离开；北大人，一直在行动。虽身处世界各地，但心系祖国，北大人尽自己所能，汇全球力量，为武汉加油，为中国加油。

　　在全球北大校友的齐心协力下，一批批医用物资顺利抵达湖北，第一时间被送往疫情防控一线。"休斯敦校友会捐赠的第一批物资搭乘国航996航班直飞北京。哪位校友可以帮忙接运到武汉？""我们又找到一批货源，马上联络采买！"一张张振奋人心的物资照片和视频从物流前线发来，奋战还在继续，爱心还在接力，战"疫"下，北大人始终都在。

　　以下是截至2020年2月初，部分校友会的捐助情况，北大人大爱无疆的真挚情感可见一斑。

　　★湖北校友会

　　1月31日，湖北校友会抗疫捐款第三次信息公示，截至2020年1月31日17：00，微信和支付宝专用捐款账户累计代收到13,100笔捐款，总金额2,456,019.74元。

　　2月1日，为及时应对物资紧缺，紧急援助北大医疗对接的武汉同济医院，湖北校友会支出首笔捐赠款20万元备付，委托北京大学加拿大校友基金会在海外采购相关医疗物资。与此同时，为紧急援助武汉协和医院，湖北校友会与加拿大校友基金会再度联手，海内外北大人合力打通国际战"疫"物资运送通道，相关医疗物资已于2月1日正式启运。

除此之外，湖北校友会抗疫援助中心1月26日接到黄冈市麻城木子店乡政府的物资求助。1月30日，由郑志高校友定向捐助的8000个医用外科口罩顺利运达该乡疫情防控指挥部。

★山西校友会

1月23日，山西校友会向湖北校友会发去首封慰问信。1月24日，湖北北大校友来晋的专项应急人员工作小组成立并公布服务电话。1月25日，山西北大校友医学专家疫情咨询窗口开设，并在第一时间向各地校友及其家人提供咨询援助服务。与此同时，山西校友会会长范晋生、副会长毛朗、校友聂海舟等先后捐款共计110,300元支持抗疫。

★山东校友会

1月27日，山东校友会发起捐款倡议后，众多校友第一时间响应，初期，就有80名校友捐款33,400元。荣誉会长、80岁的墨文川老学长，北京大学校友会监事、山东校友会顾问李德明老学长，80多岁的老校友马万年先后向校友会捐款。

疫情期间，山东校友及校友企业积极行动、奉献爱心，为湖北和山东防控疫情贡献力量。山东校友会会长王伟校友企业银丰集团先后三次捐赠物资，支持前线抗疫。毕研挺校友企业洪力自助公益拍卖平台、杨宏民校友企业龙达恒信工程咨询有限公司、王培亮校友企业山东得益乳业股份有限公司、刘建洋校友企业山东绅联科技有限公司、施乾平校友企业德迈国际产业集团等山东校友及校友企业通过多种途径捐款捐物，支援抗疫一线。

★运城校友会

截至 1 月 29 日，运城校友会 60 位校友，自发捐助 29,250 元，鼎力支持抗疫防控一线。

★河南校友会

1 月 24 日，河南校友会第一时间与湖北校友会沟通了解物资紧缺现状，联系校友企业——河南省安克林滤业有限公司现金预定 1 万个 KN95 口罩。1 月 25 日，面向河南校友发起募捐，截至 2 月 1 日，共 48 位校友参与捐助，募得资金 84,600 元。2 月 1 日，河南校友会特别委托中国邮政 EMS 直接将 10,000 个口罩快递发送给黄冈、赤壁、广水三地的医院和防疫机构。

★青岛校友会

1 月 25 日，青岛校友会决定向青岛校友募集善款支援武汉，截至 1 月 30 日，已有 128 位校友报名捐款，总金额 34,420 元。

★江西校友会

江西校友会第一时间组织校友募捐，24 小时收到 55 位校友的捐款，共计 21,886 元。

★广东校友会

广东校友及校友企业第一时间响应湖北校友会捐助通知，纷纷捐款捐物，驰援武汉。广东校友会组织校友联合当地社会工作者慰问奔赴湖北抗疫一线的医务工作者家属，为广东抗疫一线提供专业服务。

★上海校友会

上海校友会公益联合会实时关注疫情，第一时间组织上海校友捐赠，截至 1 月 29 日，累计收到捐款 43,239 元。

★大连校友会

大连校友会在积极参与湖北校友会募捐的基础上，向湖北省捐赠口罩 30 万个。2 月 2 日，第一批 46,800 个口罩发出，分别寄往武汉市江岸区卫生健康局、湖北省咸宁市中心医院、湖北省仙桃市人民政府，剩余口罩将按照需求陆续寄出。

★广西校友会

截至 2 月 1 日，广西校友会共收到校友捐款 90,398.99 元，其中 81,470 元用于采购救援物资。目前已经有部分救援物资运达武汉，支持广西赴鄂医疗救援队，剩余部分物资正紧密运送中。下一步广西北京大学校友会将继续寻求救援物资供货商，继续支持广西赴鄂医疗救援队开展救援工作。

★西藏校友会

1 月 30 日，西藏校友会联合西藏商会积极组织企业家、校友捐资捐物，并面向社会各界发出呼吁，希望大家共同参与、群策群力，配合党委政府打赢疫情防控阻击战。

★加拿大校友基金会

2 月 1 日，由加拿大校友基金会捐赠及 CPAC 捐赠并委托承运的第二批武汉抗疫前线急需物资（主要是防护服）启运，该批物资将直接运送至武汉协和医院、同济医院和儿童医院。自 1 月 30 日起，加拿大校友基金会与湖北校友会多次通力协作，紧急援助武汉协和医院，海内外北大人合力打通国际战"疫"物资运送通道，相关医疗物资已于 2 月 1 日正式启运。

★南加州校友会

南加州校友会在详细了解前线急需医疗物资情况后，迅速组织响应，连夜筹集 17,000 个 N95 医用口罩。目前，相关物资已运送至洛杉矶国际机场搭乘海航最后一班回京飞机 HU7990 运往国内，北京时间 2 月 3 日傍晚到达。在京校友做好转运准备，由京东物流提货并送至湖北六家医院，力求第一时间将救援物资运送至抗疫一线医疗战士手中。

★法国校友会

法国校友会组织校友第一时间参与武汉大学法国校友会发起的募捐活动，心系祖国，驰援武汉。

★大华府地区校友会

1 月 27 日，大华府地区校友会发起募捐通知，号召大华府地区校友支援武汉疫情，并积极沟通联络海外购物渠道和捐赠通道。

★休斯敦校友会

1 月 29 日，休斯敦校友会捐赠的第一批物资搭乘国航 996 航班直飞北京。经过数位校友十几个小时的奋战，在北京时间 1 月 30 日晚清关成功，2 月 2 日成功抵达武汉，直接交付到武汉金银潭医院。

1 月 31 日，休斯敦校友会组织购置的第二批捐赠物资包括 960 套防护服和 1200 个 N95 口罩装箱，从休斯敦起飞，进入了洛杉矶—长沙—武汉的运输通道；与此同时，第三批捐赠物资包括防护服 9 箱共 225 套、口罩 4 箱共 626 个、护目镜 80 副顺利发出，并委托在京校友直接交付到第二批赴鄂的北医救援队手中。

2月2日，休斯敦校友会定点捐赠的第一批救援物资顺利抵达武汉金银潭医院并由一线医护人员签收。这批物资包括约1200个N95口罩和8副医用护目镜，经由休斯敦—北京—武汉运输通道，于休斯敦时间1月29日凌晨乘国航996航班启运，北京时间1月30日上午以贸易形式清关，校友的上海合作伙伴捐赠关税，北医校友接收，2月1日在校友朋友、物流主管的护送下搭乘救援物资专用货车，日夜兼程直达武汉！

值得一提的是，沈阳校友会也加入此次休斯敦校友会物资捐赠行动中。

★全英校友会

1月29日，全英校友会发起倡议，开通众筹渠道，全力支援武汉抗击疫情。截至1月31日，共筹得72笔捐款，合计2630英镑和15,174元人民币，折合4230英镑。此次众筹的资金将全部用于从英国采购N95口罩、护目镜、防护服等医疗物资，送往疫区一线医院。

★校友书画协会

校友书画协会组织"同舟共济度时艰"抗疫情主题篆刻创作活动，60余位协会老师和学员执起铁笔，铭刻此时，祈福中国。

★湖南圣湘生物科技有限公司

1月28日，校友企业湖南圣湘生物科技有限公司新型冠状病毒2019-nCoV核酸检测试剂盒（荧光PCR法）通过国家药品监督管理局审批，获得医疗器械注册证书。1月25日，圣湘生物宣布向中国红十字会总会捐赠全自动核酸提取仪、新型冠状病毒核酸检测试剂、配套耗材等价值1000余万元应急物资，支援新型冠状病毒疫情防控。

公司创始人兼董事长戴立忠，北京大学 1993 届化学系校友，现任北京大学湖南校友会副会长。

★中国罕王控股有限公司

校友企业中国罕王控股有限公司密切关注疫情发展，并在第一时间伸出援手驰援湖北黄冈市，向湖北黄冈市捐款 300 万元。与此同时，向抚顺市红十字会捐款 200 万元，不忘家乡，守土有责。中国罕王控股有限公司 CEO 杨继野，北京大学 2018 届 EMBA 校友，现任北京大学沈阳校友会会长。

★江苏伯克生物医药股份有限公司

校友企业江苏伯克生物医药股份有限公司联合吉林博雅捐赠 10,000 人份（价值 2450 万元）特医食品，驰援战“疫”一线。1 月 28 日，第一批 1085 人份特医食品已发往湖北，火速支援湖北人民的防控阻击战“疫”。伯克生物创始人王飞，北京大学 1991 级生物系本科校友，目前担任南京金融校友会副会长。

★中大集团

校友企业中大集团累计向湖北和江西两省捐款 1100 万元，专项用于购买防疫物资，助力抗击疫情。中大集团董事长彭国禄，现任江西校友会副会长。

★蓝色光标

校友企业蓝色光标捐赠 1000 万元参与北京大学企业家俱乐部联合发起的“白衣天使守护基金”计划，为抗疫英雄保驾护航。与此同时，蓝色光标在美国纽约和拉斯韦加斯的三块地标大屏幕上投放“加油，China”巨幅海报，为祖国加油。

★青海互助青稞酒股份有限公司

1月31日，校友企业青海互助青稞酒股份有限公司全力支持抗击新型冠状病毒肺炎疫情，向青海省红十字会捐赠400万元，用于全国新型冠状病毒肺炎疫情防控工作，主要是青海、甘肃区域。同时，向湖北省黄石市慈善总会捐款人民币100万元，用于疫区新型冠状病毒肺炎的防控工作。公司董事长李银会，1983级地质学系本科校友，现任北京大学青海校友会会长。

★逯博士（延安）生物科技有限公司

1月29日，校友企业逯博士（延安）生物科技有限公司向陕西省疫情定点医院捐赠价值21.78万元的逯博士营养餐包，为疫情防治贡献力量。

★宁波长阳科技股份有限公司

1月31日，校友企业宁波长阳科技股份有限公司向宁波市江北区经济和信息化局爱心捐赠口罩2万余个，为地方抗战疫情积极贡献力量。长阳科技创始人金亚东，北京大学化学系1994级校友，现任宁波校友会会长。

★山西三个农夫食品有限公司

1月31日，校友企业山西三个农夫食品有限公司将库存中30箱（240盒）"学霸坚果"通过中国邮政发往武汉疫区，由湖北校友会负责接收并分发至战斗在一线的医务人员手中。

★i1898

1月24日，i1898在平台发起倡议，得到来自美国、澳洲等全球各地北大校友及北大之友的大力支持，并筹集到 287 位爱心人士共同捐赠的 15,000 个口罩。2 月 2 日，第一批募集物资 5000 个口罩已经送达北大医学部，为北大医学人奋战抗疫一线保驾护航。其余 10,000 多个口罩也将于近日陆续发往湖北省急需物资的各大医院。

★珠海市智胜日鑫健康产业科技有限公司

校友企业珠海市智胜日鑫健康产业科技有限公司为珠海疫情防控捐赠价值 133.3 万元的医用雾化泵 430 台，价值 9000 元的医用手套。捐赠给珠海市中大五院 160 台，医用手套 1000 副；珠海市人民医院 135 台，医用手套 1000 副；中西医结合医院 135 台，医用手套 1000 副。

据了解，国家发展研究院院友会、光华管理学院院友会等院系校友组织也高度关注疫区形势，积极参与抗疫行动，以不同的方式贡献力量，以实际行动驰援疫区。

（校友工作办公室）

师生校友献歌"最美丽的逆行者"

　　每个时代都有不同的英雄。疫情之下，战斗在一线救死扶伤、迎难而上的医护工作者，用实际行动诠释着医者仁心、人间大爱，这是最伟大的英雄。

　　北大师生以一首原唱歌曲《致敬！逆行者！》向所有奋斗在一线、为抗击疫情作出贡献的逆行者们致以最真挚的祝福和最崇高的敬意。歌曲创作者是北大2011级校友，师生代表詹启敏、李鸿、刘萍、刘昱、凌笑梅、申一博、闫蕾、姚畅、聂瑞娟、曹璐、毕佳荣、石运佳、杨森、宋玺、冯溢昕、尹悦参与了演唱，他们用动人的旋律、优美的歌声，唱出对抗疫一线战士的崇敬之情和战胜疫情的必胜决心。

　　2020年2月19日，一首歌曲MV《武汉依然美丽》在网络社交平台热传，许多人听得热泪盈眶。这首歌的音视频，是由三位北大人完成的。词作者吴瑜，是北大湖北校友会副秘书长。春节前，吴瑜一家离开武汉去了山东，那时疫情正处于暴发的临界点上。每天看各种相关的报道，他逐渐意识到问题相当严峻。随着时间推移，医用物资短缺，北大各地的校友们开始积极募捐、购买物资，为抗击疫情尽绵薄之力。看到许多文艺工作者为战"疫"写歌，业余时间也爱好写歌的吴瑜，也想写点什么。有一天，"武汉依然美丽"几个字跳进他的脑海，歌词随后喷薄而出，一小时就成稿。吴瑜说，这个标题想表达的内容，是全国人民的热切期盼。

　　作曲者是北大重庆校友会常务理事刘川郁。收到吴瑜的歌词，他一下子就被感动了。当天刘川郁就谱曲,并找到歌手演唱。视频制作是北大海南校友会的高一萍,收到吴瑜的制作邀请,她和助手连夜开始工作,从收集资料到剪辑完成,仅仅用了 24 小时。因为时间紧迫,加上特殊时期,最后的呈现,也许并不尽如人意,但三位主创还是决定抓紧推出来,让更多人看到。"希望用这首歌唤起大家的信心与希望,我们都相信,疫情一定会很快过去,武汉一定会依然美丽。"

由北大学子靳子玄创作的《你的背影》,由 30 个不同城市的北大青年共同演唱。据北京大学新闻与传播学院 2018 级硕士生、重庆酉阳姑娘张洪瑶介绍,疫情暴发后,自己在酉阳县医院做医生的堂姐和姐夫主动把婚期推迟,第一时间回到工作岗位,在危机时刻,他们冲在前头,把病人放在第一位。这件事对她触动很大,当有同学问她愿不愿意唱两句写给一线医务工作者的歌时,她便毫不犹豫地欣然同意。经过大家的辛苦排练,校友们用充满深情的歌声向逆行而上的医护工作者献上了最崇高的敬意,用音乐传递力量、传递温暖、传递爱。

（重庆校友会 北大微信公众号）

守候校园　护航一线

新冠肺炎疫情发生以来，学校党政领导高度重视，始终把师生的生命安全和身体健康放在首位，审时度势，运筹帷幄，对防控工作进行了周密部署，第一时间成立了防控工作领导小组和14个专项工作小组，召开党委常委会，向各二级单位下发《关于进一步明确责任、做好新型冠状病毒感染的肺炎疫情防控工作的紧急通知》；召开全校疫情防控专项工作视频会议，组织动员广大党员干部，把打赢疫情防控阻击战作为当前的重大政治任务；制定《北京大学新型冠状病毒肺炎疫情防控工作方案》以及14个专项工作方案，细化各项举措。

全校各院系、部门按照学校要求，积极响应，上下联动，建立起抗击新冠肺炎疫情的工作体系。领导干部以身作则，一线指挥；师生齐心协力，尽职尽责，确保疫情防控不留死角，防控工作稳妥有序。

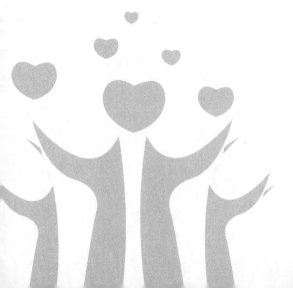

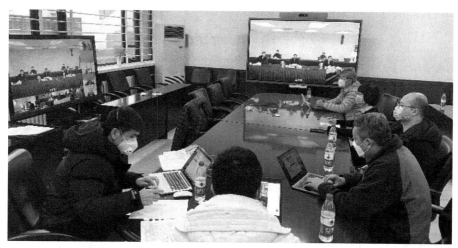

新冠肺炎疫情防控工作部署视频会议控制台工作现场

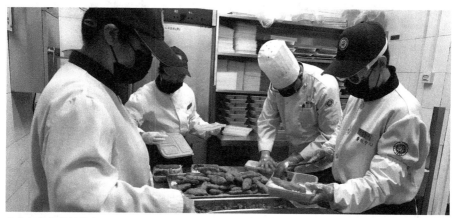

食堂师傅分装外带套餐

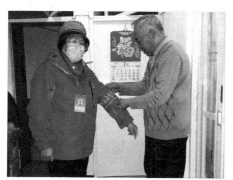

燕园街道"最美抗疫家庭"张德军、
李永顺夫妇

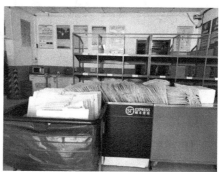

学校给家庭经济困难学生准备邮寄的口罩

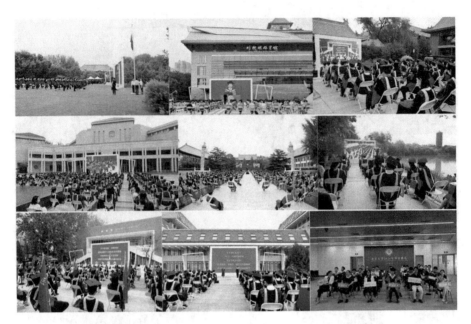

2020 年毕业典礼设九个室外会场

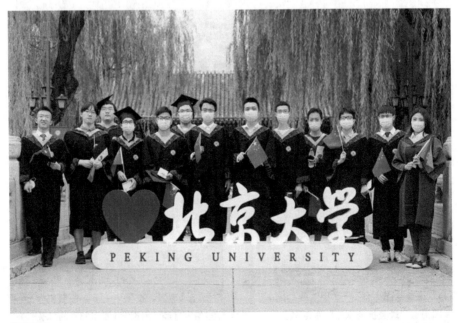

毕业留念

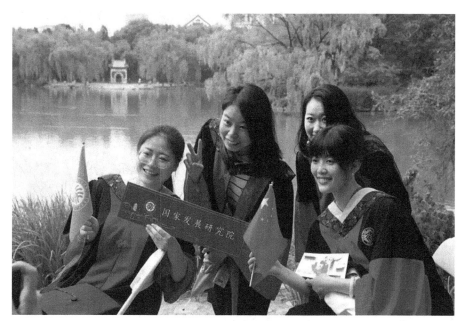

毕业合影

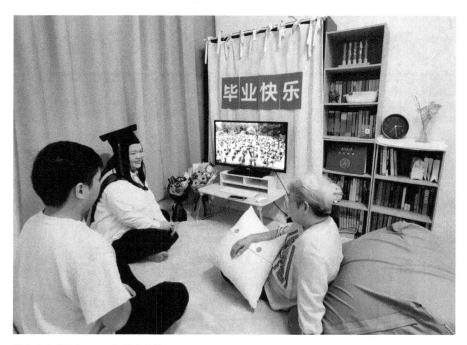

毕业生在家参加 2020 年毕业典礼

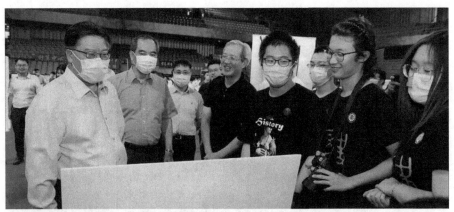

校党委书记邱水平在新生报到现场与同学们交流

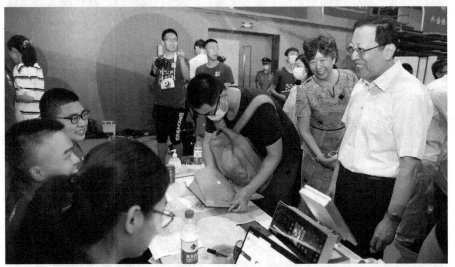

校长郝平在新生报到现场与同学们交流

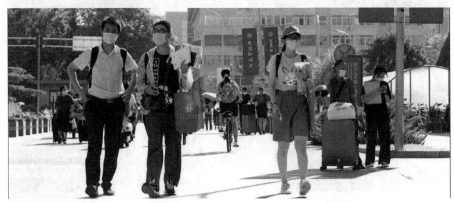

走进燕园的新生们

学校党政精心部署，打好疫情防控阻击战

新型冠状病毒肺炎疫情突如其来地发生了，北大在第一时间快速启动应急反应机制，认真贯彻习近平总书记关于坚决打赢疫情防控阻击战的系列重要精神，深入落实党中央、国务院，以及教育部和北京市应对疫情工作决策部署，预先研判、迅速行动、周密安排，采取一系列果断措施，为全面做好疫情防控工作打下了坚实基础。

学校迅速成立了防控工作领导小组，结合学校的工作特点，科学决策、精准施策，动员凝聚各方力量，全力以赴守护好全校师生身体健康，构筑起抵御疫情的坚固防线，相继召开了新冠肺炎疫情防控工作部署会、党委常委会、春季学期教学工作专项视频会议等，制定了《北京大学新型冠状病毒感染的肺炎疫情防控工作方案》《北京大学2020年春季学期延期开学工作方案》《北京大学关于新型冠状病毒肺炎疫情防控时期适用相关学生管理办法的说明》等措施，向各二级单位下发《关于进一步明确责任、做好新型冠状病毒感染的肺炎疫情防控工作的紧急通知》，要求全校各单位进入"战时"状态，严防死守，打响、打好疫情防控阻击战，无死角地制定周密计划，确保疫情期间学校的各项工作有序进行。

学校党委印发了《关于发挥全校党组织战斗堡垒作用和共产党员先锋模范作用，坚决打赢疫情防控阻击战的通知》，要求全校各级党组织和广大党员干部把打赢疫情防控阻击战作为当前的重大政治任务，确保党中央重大决策部署的贯彻落实。把投身防控疫情第一线作

为践行初心使命、体现责任担当的试金石和磨刀石，让党旗在防控疫情斗争第一线高高飘扬，努力把党的政治优势、组织优势、密切联系群众优势转化为疫情防控的强大政治优势，确保党中央重大决策部署贯彻落实。

面对疫情，北大各学区实施封闭管理，认真摸排留校学生、在岗和返校员工情况，全面加强学区的消毒、保洁工作。重点对寒假留校、居住地为湖北及有近期赴湖北居留等相关情况的学生进行关心和情况摸排，要求学生每日上报身体健康情况，培养良好的生活卫生习惯，感受燕园大家庭的温暖。在做好疫情监测、排查、预警、防控等工作的同时，关心、关爱在一线工作的干部职工和医务人员，帮助大家解决实际困难，解除后顾之忧。

教务部、研究生院、国际合作部等部门向本科生、研究生和2020级考生及港澳台学生、留学生致信发通知，明确守护每一位燕园学子的平安和健康是北大疫情防控工作的出发点和目标。学校制定了《北京大学2020年春季学期疫情防控期间教学实施方案》，从2月17日开始春季学期的网络教学工作，转变教学思维，推进教学创新，提供多种网络教学平台和系统平台服务支持，采取多种措施确保在线学习与线下课堂教学同质等效。日常科研工作也通过有效举措得到保障，特别发挥了学校文理医多学科综合优势，开展疫情防控科研攻关，推进一批重点研究立项，打出科研组合拳。在疫情防控期间确保学校正常教学科研秩序。

学校想尽办法，全方位做好全校物资储备、供应和生活保障，为师生返校提前做好预案和规划，为在校师生员工正常生活排忧解难。餐饮中心在食堂、宿舍区域张贴就餐提示、疫情防控常识，并提供了送餐服务。燕园街道各社区根据自身情况对社区大门采取临时管控措施，筹集采购防疫物资，入户一一排查。

学校还给家庭经济困难学生每人寄送口罩、补贴手机网络流量资费支持在线听课。如果学生学习、生活、心理方面存在任何的困难，学校都会有针对性地给予支持和帮助。心理健康中心还开展了疫情防控心理热线及心理疏导工作，整理并印制《新型冠状病毒热点问题速查》手册、《焦点解决短程咨询技术在学生辅导中的应用——以疫情中焦虑学生为例》手册。就业中心开通了就业指导服务热线，积极开展网络思政宣教引导工作，从各个方面使师生的抗疫生活得到妥善的安排。

校医院按照学校的统一部署，为武汉返京学生到北医三院发热门诊就医建立绿色通道，并确定了返京学生就诊流程及隔离楼内相关后续工作的内容。医院根据疫情及以往工作经验，通过关闭部分医院入口通道、明确就诊标识、张贴海淀区指定发热门诊就诊指南等措施，迅速确立患者就医路径，对所有来院就诊患者进行体温检测预检分诊工作，对入院人员检测拉网筛查，力求无一遗漏。医院还制定了《新型冠状病毒感染肺炎防控工作》宣传手册，发放给每位前来就医患者，通过医院"疫苗与健康"微信公众号、学校BBS、学工部"燕园学子微助手"和"北京大学官微"进行新型冠状病毒肺炎的知识教育和普及，提高师生对疫情的认知，强化师生自我防护意识。

医学部根据行业特点，对医务人员做好自我防护进行了精确部署，要求各家附属医院充分认识到本次疫情工作的复杂性、艰巨性和时间不确定性，整体防控、流程防控和细节防控工作确保做到位，在做好支援武汉救治工作的同时，也要充分认识到北京本地疫情防控工作的严峻性，杜绝发生医务人员院内聚集性感染。

决策的背后彰显着高度的责任感，初心和使命体现在防控一线。在学校的统一部署下，全校各院系部门把疫情防控工作作为当前最重要的工作来抓，根据防控形势变化和工作实际修订完善工作方案、工作要点和具体措施。主要负责同志坚守岗位、一线指挥，恪尽职守，科学防控，在实际工作中提高政治站位，形成了合力防控疫情、全力保障师生健康安全的良好局面，确保美丽的校园和谐安泰。

（综合／拉丁）

开通视频会议系统，疫情防控指挥再添利器

2020 年 2 月 10 日，随着北京大学春季学期教学工作专项视频会议和新冠肺炎疫情防控工作部署视频会议的召开，北京大学覆盖全校范围的视频会议系统正式开通。当日，共有 176 个分会场参加了联调测试，169 个分会场参加了正式会议，会场覆盖燕园、医学部、昌平、大兴、深圳研究生院等校区的各个院系和职能部门。会议现场画质清晰、声音流畅、发言便利，实现了各会场之间的交流互动，受到与会人员的一致好评。

面对疫情防控大局，校党委书记邱水平作出了"加快建设全校完整的视频会议系统"的重要批示。计算中心在主管校领导的指挥调度下，迅速拿出技术方案，并获得设备部、财务部、学科建设办公室、保卫部等部门的认可和支持。各单位均以学校大局为重，专门开辟"绿色通道"，特事特办，高效审批，为设备的尽快到位节省了宝贵的时间。计算中心克服货源分散、物流不畅等困难，积极推进，仅用三天时间就完成了方案设计、经费申请、招标申请、合同签订、货源调配、运输组织等一系列准备工作。设备到货后，在党办校办的统筹协调和各单位的大力支持下，计算中心与医学部信息通信中心密切配合，调集 20 余名技术骨干组成突击队，加班加点、顽强奋战，仅用两天半的时间就完成了校本部、医学部、大兴、昌平等四个校区 175 台会议终端的安装调试，并与深圳研究生院现有的一台设备实现互通。整个项目建设得到了学校党政领导的高度重视和大力支持，2 月 4 日视频

会议终端安装进入第二天，校长郝平、党委副书记安钰峰一早就赶到计算中心安装现场视察指导，并通过会议系统与远端正在安装调试的部门亲切对话，鼓励技术人员克服困难、抓紧建设。2月4日下午，郝平、安钰峰、党委副书记叶静漪、常务副校长龚旗煌、副校长陈宝剑先后赴新太阳中心阳光大厅检查设备安装进展和使用效果，并针对可能出现的问题提出了宝贵建议。项目建设的顺利开展，充分展示了学校党政各级领导的洞察力、决策力、执行力和能打硬仗的顽强拼搏精神，对于疫情指挥体系的建设和上下延伸起到了重要的支撑保障作用。

2月5日中午12时，经过校内外多方共同努力和紧密协调，北京大学覆盖全校（两座城市五个校区）和六所附属医院的视频会议系统初步建成，并于当日下午试点支持学校党委常委会和校长办公会，取得了良好的测试效果。

与此同时，计算中心还于1月29日紧急扩容原有桌面视频会议系统，并实现了与校内视频会议系统的无缝对接，有效支持了隔离人员或在家办公人员远程参加校内视频会议交流讨论的需求。1月30日至2月10日期间，桌面视频会议系统已支持385次、4732人次的各类工作讨论，日均使用人数达394人，有力地保证了疫情防控期间的靠前指挥以及校内各项工作的顺利开展。

疫情就是命令，防控就是责任。新型冠状病毒肺炎疫情发生以来，北京大学切实增强责任感、紧迫感，以对全体师生安全健康高度负责的态度，把疫情防控作为当前的头等大事抓实抓细，借助一系列信息化举措有效实现了"联防联控、群防群治"，其中包括通过人脸识别核验全面严控各类人员入校、开通学生疫情每日填报系统、实现在线电子成绩单的发放、为全校师生提供免费上网服务一个月、协助多所兄弟院校高校接入CARSI服务等。视频会议系统的启用在进一步提高工作效率的同时，减少了由于人员密集可能造成的交叉感染，较好地满足了疫情时期的指挥调度和管理沟通需要，有效保障了教学、科研、学生管理、后勤保障、校园安全等工作的高效开展，成为阻击疫情的又一利器。

　　下一步，计算中心将继续努力改善网络支撑条件，提升平台服务能力，汇集社会各方资源，协助学校在疫情防控期间采取适宜教学方式、优化教育管理服务、强化网络安全保障，切实贯彻落实教育部相关通知要求，有效弥补疫情对日常教学与科研的冲击，真正实现"延期不停课、不停学、不停研"。

（计算中心）

三批次在线教学培训工作顺利完成

为了配合《北京大学 2020 年春季学期疫情防控期间教学实施方案》的落实工作，教师教学发展中心联合教务长办公室、教务部、研究生院、人事部等部门，自 2 月 6 日开始，连续三个月，为全校师生提供初级基础、中级应用、高级创新共三个批次 14 天 30 讲的在线教学培训。

截至 2020 年 4 月 27 日，参加在线直播 4000 多人次、教学网录播观看 6000 多人次、培训视频点播观看 3 万多人次，调查满意度达到 92% 以上，培训记录也将计入教职工培训档案。

2 月初，学校开始组织规划教学实施方案，全面启动在线教学。教师教学发展中心积极响应学校号召，及时开展线上会议部署中心工作。新技术研究与开发室负责全校在线教学的平台运维优化、培训策划实施、教师支持服务等工作。

面对突如其来的疫情，在线教学模式对每个人来说，都是全新的挑战和任务。新技术研究与开发室根据教师不同层次不同需求，经过全盘统筹考虑，不仅迅速策划确定由浅入深的三个批次的培训体系，而且每月细化实施一个培训批次，提供培训模块和培训主题多个时间场次、直播互动和录播观看两种参培方式，尽可能全面覆盖教师参培时间、满足教师的教学需求。

为了进一步缓解教师们焦虑紧张的情绪，在培训前一天晚上，新技术研究与开发室连续创建 4 个 ClassIn 教师支持大群，得到教师们的热烈响应，随后又创建北大 Canvas 建课群、北大教学网建课群、在线教学培训教师群……每天从 7:00—23:00 进行技术支持解答，仅培训支持群平均一天 500 多条微信消息，还有教学网的热线、邮箱等服务，开学一个月后，才基本趋于平稳。

第一批次初级基础培训最为关键，面向 2020 年春季开课教师，侧重各个平台系统的功能特点介绍以及应用实操讲解，让教师快速了解掌握 5 种授课方式。教发中心 2 月 6—14 日，连续 7 天进行 4 个平台 5 种授课模式两轮 15 讲的培训，在 2 月 17 日开学前全部完成。有 2062 人次的教师参加直播培训，还有 3000 多人次的教师参加教学网录播观看，此外 2 万多人次的师生点播观看。

通过第一批次大规模的集中培训，教师们不仅全面了解了各个平台，基本掌握各种在线教学模式，而且积极主动地投入线下练习尝试中，并在各个培训群内积极探讨各类问题。在开学之际，绝大多数教师有条不紊地选用合适的在线组合方案，开展线上教学，并在教学中不断调整改进，深受同学们的欢迎。

2 月 17 日正式开学一周后，在线授课日渐趋于平稳，但也同时涌现出一些典型案例和各种应用问题，教发中心在 2 月底适时策划第二批次中级应用培训，侧重各种模式交互教学应用和院系应急响应组织工作的经验分享，加强师生间和院系间的交流与学习。

从 3 月 5 日开始，培训连续每周 2 讲，共 3.5 天 7 讲，组织聘请校内陈江、闫宏飞、彭波等 30 多位优秀案例教师和数学学院、外语学院、光华管理学院、法学院等 4 个优秀组织单位以及教务部，一起做在线教学应用经验分享，深受教师们的欢迎。有 1100 多人次的教师参加直播培训，还有 1300 多人次的教师参加教学网录播观看，此外还有 3000 多人次的师生点播观看。

第三批次高级创新培训暨教学新思路培训（下），面向骨干教师和教学新思路项目教师，自 4 月 2 日开始，连续每周 2 讲，共 3.5 天

8 讲，聘请组织校内信息技术和人工智能专家、国内学习科学和 OBE 领域专家开展前沿讲座，开阔教师眼界培养创新思维，激发教师教学实践突破，并和教务部一起做线上考试组合方案专题培训。有 1300 多人次的教师参加直播培训，还有 1000 多人次的教师参加教学网录播观看，此外有 3000 多人次的师生点播观看。

教发中心在 4 月中旬，对第一、二批次培训进行了满意度和实施方式线上调研，收集到的 494 份问卷，对在线培训工作非常满意、比较满意达 92.18%。在线教学培训有力推动和促进全校在线教学工作的顺利开展。

三个批次的北大"在线教学"培训的所有视频和讲义，都放在北大教学网上，所有开课教师和院系教务员可用校园卡号登录后继续观看学习，同时教发中心将继续实时在线解答所有"北大教师培训"支持群中的问题，助力全校教师教学能力的持续提升和发展。

（教师教学发展中心）

北大心理人推出系列科普文章，构筑坚固心理防线

2020 年初春是不平静的，一场疫情席卷中国。始终心系疫情的北大心理人拿起手中的笔，在学院公众号上推出系列科普文章，构筑成一道无形的心理安全屏障。21 篇科普文章的背后，是 21 个动人心弦的故事，是串联起的心灵防线，是用心理学点亮希望、传递温暖、充满能量。

涟漪下，阻断焦虑，传递希望

伴随着手机的震动，一则则消息在屏幕上弹出："紧急扩散！这 196 个车次、航班发现患者，急寻同行人！""最新消息，确诊 11,791 例，死亡 259 例"——每一个数字的变动都扰动着北京大学心理与认知科学学院 2018 级硕士生王洁莹的思绪。在家隔离的日子里，从早到晚反复刷新着新冠肺炎的新闻，成了她的常态。

事实上，不单是身处西安老家的王洁莹有着过度焦虑的情绪。各式各样的信息携带着忧虑、恐惧，也传播、影响到了远在吉林某县城的 2019 级硕士生金珊。"这是一种'涟漪效应'，疫情之下，很多人处于涟漪中，容易陷入焦虑泥潭而无法摆脱。"所幸作为心理学院的学生，她们很快便从这种无助的情绪中挣脱出来。因为她们知道焦虑、恐惧等负面情绪不过是人们应对"非正常事件"的正常反应，是一种保护机制，本身并不可怕。但如何让"涟漪"不再扩散，如何让更多的人不再困囿于这种情绪中，则是两个相隔千里的心理人不约而

同的思考。

她们分别投入科普写作中，希望通过心理知识，为他人点亮一束摆脱恐慌的光。王洁莹以"希望"为主旨，向大家分享"提升希望感"的小练习、小游戏，借此感染他人去了解、接纳和正确应对自己的情绪，向大众传递正能量。

金珊和课题组的天鸿则关注到了"涟漪"不单传递着忧虑，也传递着爱和支持，他们感受到有某些温暖的、热烈的情感正在逐渐战胜恐慌。"最近要注意安全，口罩备好！"几乎成了金珊与家人朋友聊天时必说的一句话，她的一位朋友还为金珊的微信头像画了一个口罩。看到那些穿着白色防护服的医务人员毅然转身的背影，看到一辆又一辆载着志愿者的大巴，看到无数平凡的工作人员坚守岗位的身姿……金珊为无名英雄而喝彩的同时，也想让文章的受众感受到，"涟漪效应，也存在于逆行者的身影之中，传递着勇气和信心"。

让谣言止于智者

各式信息也随着"涟漪"传入千家万户。看着"吸烟能预防新冠肺炎"等不实消息铺天盖地地在长辈群里传播，2018级博士生朱敏帆惊讶于长辈从不以为然到偏听偏信的转变，由此也萌出了依托心理学分析背后机理的念想。所以，她和实验室同学一起，结合前期做过的谣言相关的研究，撰写了"为啥谣言满天飞"的科普文章。

疫情来临之时，谣言似乎总要发生。这也很好理解——在我们面对潜在的、不确定的风险时，人们常常会觉得对事件信息以及如何去应对它等内容掌握不充分，就很容易自发地脑补很多信息。由于信息传播速度快，很多错误的信息在还没有得到纠正的情况下便不断地出现在朋友圈和微信群中，从而造成了谣言的泛滥。

在科普文章里面，朱敏帆希望可以让辟谣者和信息受众都可以有更科学有效的方法对抗谣言，确保舆论环境的理性。另一方面，她也发现其实在防控疫情期间，政府在及时辟谣方面做得很好。各个地区官方的微博每天会辟谣；"丁香医生""腾讯较真"等平台一直在进行"谣言粉碎机"的工作，"人民日报""共青团"等微博账号也常常会发布辟谣的信息。"辟谣虽然艰难，但我们一直在行动。"让真实、可靠的信息在涟漪中传递，是朱敏帆和她的小伙伴的努力。

让每个家都是一个港湾

疫情的突然来临，让原本忙于学业奔波于路途的孩子们被"困"家中，有了更多的时间与父母相处。在这个特殊的时期里，如何妥善处理亲子关系成了许多父母的心病，这样的思考同样也存在于赵红梅身上。她是心理学院 2006 届博士毕业生，也是一个 5 岁女儿的妈妈。

"如同我们无法在日历上圈出所有时间点，预测出孩子的成长轨迹一样，我们也无法确定哪一天疫情才能结束。在不确定的环境下，人们需要心理学来提升生活品质，特别是亲子之间精神互动的品质。"在陪伴女儿之余，赵红梅也想用自己的力量去帮助其他父母做好疫情期间同孩子的相处与陪伴。

《宅在家中，父母可以带着孩子学点儿什么？》她从自己带娃的亲身体验出发，为在家中不知该如何陪伴孩子的父母提供了诸多建议，"胡思乱想""尝试记录""刻意练习"等方法为孩子枯燥的学习带来了乐趣；"疫情期间父母如何帮助孩子增强安全感？"想到这里，她又提供了两个有趣的小游戏，帮助孩子重建安全感……也就是在这样的实践和结合专业的思考中，《宅在家中，父母可以带着孩子学点儿什么》等文章才得以孕育而生，才能更好地投入实际应用中，让每一个亲子互动充满理解，让家庭成为港湾。

赵红梅在谈到参与科普的初心时说："心理学科普对疫情的心理防控起到了预警、扭转、平衡三个阶段的积极作用。当所有心理人跨越时空地连接起来，就会构筑成一个无形的心理安全屏障。而我有幸成为其中的一个小点点，不仅拥有了强烈的专业幸福感，而且见证了北大心理人最美好、最坚韧的一面。"

让牵挂成为动力

对 2019 级硕士生王婳婳来说，武汉有不一样的含义。四年在华中科技大学求学的经历，那些她曾经朝夕相伴的老师和同学，那些朋友圈的动态，都让她时刻牵挂着。所以，她决定拿起手中的画笔，用另外一种方式为防疫作出自己的贡献。在疫情期间，王婳婳承担了公众号科普文章的有关绘图和美编的工作，虽身处后方，但丝毫没有吝惜努力。

对于大部分普通人来说，我们能做的也大抵如此——一面为逆行者们担忧，一面寻找自己力所能及之事。个人力量虽弱，但积沙成塔，我们也可以成为逆行者最牢固的后盾。对于像王婳婳一样在武汉生活过的人来说，盼望武汉疫情结束的心情比任何人都要来得迫切。"武汉，华科，同济协和，希望你们快快好起来。春天来了，待到樱花烂漫，我们再一起去东湖赏花啊！"正如春天会再度到来，樱花会再度盛开，武汉也正在重启。我们坚信着。

"以我所能，学以致用，一份真情，千里相送。"虽有千山万水，中华儿女却始终心意相通。疫情之中，每一位奉献者都是最美的英雄。新时代的北大心理人，以自己的方式，为这场疫情构建起最坚固的心理防线。因为有了爱，所以始终坚信：走过疫情的寒冬，中华大地上，必将处处吹拂着幸福的春风。

（心理与认知科学学院）

"云成长，待春归"

——为学生送份隔空相望的温暖

疫情期间，家庭经济困难的北大学生收到了一份"神秘"包裹。包裹是来自北大寄出的 5 个口罩，这份来自学校的帮助，是一份隔空相望的温暖。

数据领头，全面摸排

新冠肺炎疫情暴发后，购买口罩难度骤增。网上如期开学后，话费流量问题浮出。北京大学学生资助中心第一时间开展摸排统计工作，对全校 2334 位家庭经济困难学生，从书面表格具体至个人状态，无论是身心健康还是现实需求，逐一记录并及时反馈。

网格化管理下，是一对一的"针对性帮扶"，燕园起航导师每日进行访谈，协调各方资源，解决切身困难，开展了"是否具备远程教学条件"主题调研。因网络或设备不便的同学，每人都有一位老师支持跟进。一人一策，助力在线学习，保证延期不停学。

因为温暖，所以踏实

千里寄"鸿毛"，情意贵深重。开学前夕，家庭经济困难学生收到了一份"神秘"包裹。五个雪中送炭的口罩，一封情意满满的慰问信，这是来自北京大学的关怀。

燕园云开学，一个都不能少。考虑到偏远地区无线网络使用不便，学校为家庭经济困难学生发放流量补助 300 元，为确有困难的同学提供设备支持，网络连通的不仅是课堂，更是北大人共克时艰的信心与决心。

病毒无情人有情。无论何时何地，学校的援手都在每位北大人身边。第一时间联动院系，全面排查后，学校为 150 名家庭受疫情影响较大的同学发放临时困难补助，共计 27.6 万元。一笔笔临时困难补助背后是忧同学之忧、解同学之难的北大温度。

1 月上旬，北大一名家庭经济困难学生父亲去世。家庭变故叠加疫情影响，家庭收入急剧减少。经学生资助中心集体讨论，并提请学生资助工作委员会审议通过，已向教育基金会申请，为该同学追加评审特别助学金 5000 元。

云端成长，静待春归

无论在校或是居家，北大始终陪伴着每一位北大人的成长。宅家不荒废，线上助成才，学生资助中心与学工部合作推出"云成长待春归"系列活动。从学习、文体、生活到生涯素养提升、疫情应对，该活动为同学们提供最新资讯和最全清单，一个个兴趣打卡小组，让特殊时期转变为提升契机，共同成长、共同进步。

学习与亲人相处是当代青年的一门必修课，学校邀请心理学专家撰写文章，推出系列家庭教育文章，一起解决居家生活的小摩擦。每天 1—3 篇，点点滴滴传递与家人共处的智慧。

针对受资助同学，学校积极联动"燕园起航"导师为同学们开设在线讨论课程：英语学习、高效阅读、学术检索、居家健身、时间管理、压力调试、生涯规划、公文写作、面试技巧助力全面成长，通过讲授＋讨论的形式将关怀与引导送到每一位同学的心中，根据起航导师们反馈的访谈结果，"暖阳心旅"线上团体辅导项目出现了，心理成长问题在这里一一解决。

　　战"疫"也是北大人精神成长的契机。根据北大人在抗击疫情中的典型事迹，学校录制原创MV《致敬！逆行者！》。一曲致敬，凝聚师生战"疫"信心，也凝聚北大人的精神力量。

（新闻中心）

图书馆疫情防控期间创新信息服务工作

在抗击疫情的特殊时期，北京大学图书馆按照上级要求，结合自身实际制定详细工作方案，一手严抓疫情防控，一手稳推服务工作，及时调整服务方式，按照"标准不降低、学习不停顿、研究不中断"的要求，深化"用户导向、服务至上"理念，不断创新服务方式，线上线下相结合，尽全力为全校师生的教学科研提供文献保障和信息服务。

首创"送书到楼"服务

为应对师生在疫情期间无法到馆借阅的实际困难，保障师生对馆藏文献的需求，图书馆开辟校本部范围内"送书到楼"服务，这在国内高校图书馆尚属首次。此服务承接图书馆喜迎120周年校庆推出的免费上门送／取书服务，2020年1月31日，"送书到楼"服务系统迅速研发完成并上线。在疫情防控的特殊时期，图书馆进行了周密规划，制定了详细方案，在确保送书馆员做好个人防护的基础上，将师生急需图书通过"无接触"的安全方式及时送到读者手中，最大程度地满足了师生的用书需求。同时，图书馆同步推出了保存本图书开放外借、读者借书册数无限制、全部图书超期使用费豁免等一系列举措。

自2月3日至4月7日，共完成"送书到楼"借阅申请1031单，服务师生383人，送书3844种、4142册。"送书到楼"服务得到了学校的充分肯定和师生的广泛好评，其中有位老师给馆员回信说道：

"替我向陈馆长致意，还麻烦他亲自送来。别的学校都在羡慕我们的图书馆。"另外一位湖北籍博士生通过"送书到楼"系统预约了18本书，顺利完成论文，她说道："得知我来自湖北，老师还关切地询问家乡的状况。谢谢学校和老师们，希望疫情早日过去，大家能早日回到那个忙碌、热闹的图书馆。"

拓展线上服务模式

加速教材数字化进程，担当融通师生履职尽责的专业助手。疫情期间，高校普遍采用远程教学开启2020年春季学期教学工作。线上教学对学校及师生是一次全新的考验，同时也对图书馆的线上服务提出了更高的要求。为应对疫情期间教学活动的新需求，图书馆迅速动员组织中坚力量，多人参与，高效扫描，加速教材数字化进程：一方面，将原有电子教参平台迁移并升级，使其运行更加稳定；另一方面，与教务部、研究生院紧密沟通，加强电子教材和教参的建设与服务，对收集到的教材及教参书目清单，紧锣密鼓地核对馆藏、查重、数字化加工以及补购新书。截至4月3日，图书馆共整理核对教材数据合计2146条，其中本科教材数据1774条，研究生教材数据372条；整理加工并扫描教材681种；图书馆自动化系统教参模块新增课程158门；整理缺藏书单后新采购图书243种。目前，本次春季学期远程教学所需教材已有1755种新增发布至北京大学图书馆电子教参平台供读者使用，有力支持了线上教学的顺利进行。

拓展信息素质教育模式，担当建设校园信息文化的职业能手。图书馆一方面积极协同院系教师的远程教学工作，提供嵌入课程的信息素质技能讲座；另一方面，调动"一小时讲座"的品牌优势和师资力量，通过图书馆微信、微博公众号设立"一小时讲座Online"专题，已分别发布12篇图文讲座推文，主题涉及数据库资源及使用介绍、数据素养教育等方面。此外，线上讲座也在稳步推进。

拓宽科研协同服务渠道，担当集成各类信息资源的行家里手。图书馆日常承担 982 种数据库和多个数据平台的开通、支持和维护工作。从图书馆查找所需电子资源是师生进行科学研究的"常规操作"。疫情期间，为更好地支持远程科研、保证第一时间应对各类突发事件，图书馆与计算中心通力配合，强化技术力量，拓展访问接入途径，加强数据维护力度，提高系统运行稳定性，有效保障了师生在远程方式下对各类电子资源的顺畅访问。同时，图书馆深化开展科研协同服务：一方面主动发布各类专题情报信息，包括"北京大学抗击新型冠状病毒疫情相关项目及专利信息速递"等热点领域专利态势分析、专题文献资源整合推荐、文献知识图谱服务等，为师生拓展研究思路提供有力帮助；另一方面优化服务方式，调整服务流程，通过收录引用检索服务、定制化的情报研究服务和知识产权信息服务等远程服务项目有针对性地解决科研人员遇到的实际问题，赢得不少赞誉。此外，北大图书馆依托 CASHL、CALIS 两个高校共建共享项目，通过多种网络途径服务全国，全力支持兄弟图书馆的抗疫工作。

加大资源宣传咨询力度

疫情期间，为了确保师生宅在家也能开展学术研究，做到足不出户、线上满足，图书馆主动挖掘、揭示、整合各类资源，通过微信公众号发布《图书馆"区域与国别研究"系列资源整合》《宅家抗疫，免费资源新体验 | 在线课程》等进行宣传推荐，及时回复和解答用户建议和问题。1 月 31 日至 4 月 3 日，微信共发布图书馆资源服务信息 54 条，总阅读量 104,379 次，阅读人数 59,844 人；此外，图书馆官方微博发布图书馆资源服务信息共 133 条，累计阅读量 688,516 次。微信微博累计回复 630 余位读者咨询。图书馆在微信平台专门开辟防疫服务专栏，并组织人员每日撰写《图书馆疫情

防控工作简报》发给全体馆员，确保馆员全面了解图书馆抗疫工作动态。

保障有力，促进党建业务融合发展

疫情就是命令，防控就是责任。在学校疫情防控工作领导小组的统一领导部署下，图书馆党政班子坚决扛起政治责任，于第一时间成立了图书馆疫情防控工作组，并制定了详细工作方案。工作组下设馆员防控、送书服务、线上服务、宣传引导、后勤保障 5 个专项小组，分头落实工作。除上述全力做好文献保障与信息服务外，在馆员防控和后勤保障工作方面，图书馆不畏艰难、不惧烦琐，不折不扣落实各项防控要求，承担起防疫统计、入馆协调、物资采购、日常消毒等保障工作，以"守土有责"的担当筑牢战"疫"防线，保障图书馆馆舍和广大馆员的安全。

一个党员就是一面旗帜。在疫情面前，馆党委认真落实习近平总书记关于党员在疫情防控阻击战中积极主动履职有效发挥作用的指示精神，一方面充分发挥"支部建在中心上"的组织优势，要求支部和党员协助中心做好疫情防控的统计、宣传等工作，另一方面在"送书到楼"服务中，招募党员志愿者积极参与，让党旗在图书馆疫情防控一线和读者服务一线高高飘扬。截至 2020 年 4 月 3 日，累计有 627 人次报名"送书到楼"志愿服务，其中党员 501 人次。同时馆党委组织深入学习贯彻习近平总书记给北京大学援鄂医疗队全体"90 后"党员的重要回信精神，引导青年党员和馆员积极参与"送书到楼"志愿服务，并组织以"培育'四有'馆员，激发青春力量，促进融合发展——图书馆党委探索推进青年人才队伍建设"为主题申报学校党建创新立项重点项目。

创新服务共抗疫，线上线下助教研，图书馆在抗疫期间坚持"用户导向、服务至上"的理念，为师生"停课不停学、居家不停研"提供有力的文献保障和信息服务。同时，全体馆员不断砥砺意志品质、增长工作本领，努力成长为"有精神、有本领、有智慧、有情怀"的新时代"四有"馆员，加快图书馆现代化建设，力争为北大"双一流"建设作出更大的贡献。

（图书馆）

同心抗疫，北大后勤勇担当

搬运 200 多斤暖气片、每天 24 小时无间断值班、一天拨打 400 多通电话、两天访谈 120 余名员工……2020 年春节时值抗击新冠病毒肺炎的关键期，北京大学校园内有这样一群可爱的人，他们虽不是奋战一线、救死扶伤的白衣天使，但他们同样坚守岗位、勇于担当，为校园疫情防控保驾护航。他们，就是可亲可敬的北大"后勤人"。

食堂也在抗疫前线

餐饮中心在主校区和万柳公寓、昌平校区等地的 7 个食堂、5 个职能部门近 300 名餐饮员工奋战在校园抗疫一线，他们不是英雄，但他们是战士，他们用平凡的行动铸就校园抗疫的坚强堡垒。他们手挥锅铲，让留守燕园的每一位师生员工都能吃到可口的饭菜。

农园食堂厨师长徐军 1 月 27 日（大年初三）就接到餐饮中心的紧急通知，为进一步分散校内就餐人员，要求农园食堂 1 月 29 日务必开伙营业。徐军深知食堂人手紧缺，尤其是炒菜师傅无一在京，而开伙迫在眉睫。他依次通知每一位食堂员工，得到的答复大多是"徐厨，我这里没问题，现在就去车站买票返京""食堂需要我返岗工作，我马上回来"和"徐厨，我现在就自驾往回走"，大家积极响应，克服困难。大部分食堂返京人员都要隔离留观，他在稳定员工情绪的同时，带领部分未离京和值班员工精心准备，亲自烹饪菜品。大家齐心协力，保证农园食堂一层于 1 月 29 日（大年初五）如期开餐。

每一位餐饮中心的员工都是战士。明年即将退休的老党员——生产采购部副主任李荣科多方寻找防护物资货源,在春节期间人员紧缺的情况下,一人承担起驾驶车辆、采购物资、搬运入校的工作。天性乐观开朗的他说:"职责所在,大家一起加油干!"面对春节期间文印店均休假的难题,入党积极分子——综合办公室王丽丽老师心灵手巧,亲手裁剪出"坚定信心、同舟共济、科学防治、精准施策"和"全力以赴共克时艰"等宣传标语,鼓舞一线员工战胜疫情的士气和决心。为保障园区正常运行,昌平校区食堂经理周胜利在仅有两人的情况下,毅然支撑起食堂的运行。疫情防控期间,各食堂在校内居住的员工都能自觉保持"食堂—宿舍"两点一线的规律生活,但理发成为一大难题。餐饮中心工会发起"工会送温暖——TONY老师来剪发活动",为生产采购部自愿报名的厨师长陈刚和米饭生产线员工李玉楼配备了专业的剪发设备,两位志愿者利用午休时间为员工义务理发。

防控疫情,保障供餐。众志成城,共克时艰。这是北大餐饮人的战"疫"宣言。

守护热源就是守护温暖

为确保校内师生健康,有效遏制疫情传播,学校决定将南门19—24号楼作为后勤服务保障类人员的防疫留观应急场所,重点观察所有未见发病症状的返校职工。然而,这几座楼年久失修,老旧的供暖系统已无法满足正常使用需求。

学校动力中心供暖运行科外网班副班长宋广云,在第一时间摸清了这六座楼每间房屋的供暖设备情况,积极参与具体维修方案的制定,与同事们一道起早贪黑,完成暖气片的更换与安装。老式铸铁暖气最重的超过100千克,无论是搬运还是安装,都费了师傅们不少工夫。但为了尽快保障正常供暖,即使雪天他们也不惧严寒、不舍昼夜,300多间房屋的抢修只用了十天时间,比预计工期大大提前。抢修完成后,宋广云和同事们还需 24 小时保障防疫留观楼的供暖正常运行。对此，宋广云没有觉得辛苦，他说："作为一名供暖维修工人，在学校需要的时候，能够为疫情防控做一点点力所能及的事情，这应该是我的荣幸。"

"80 后"小伙、锅炉班副班长王治东负责学校集中供暖锅炉房的运行。集中供暖锅炉房供暖面积达 185 万平方米，作为全校最大的热源，王治东深知这里绝对不能有半毫差错。为此他对班组的防疫工作进行了合理分工，责成专人记录消毒表格，自己主动负责培训季节工掌握消毒液的配比，并监督带班负责人确保各班职工体温测量、口罩发放和消毒记录核查准确无误，以认真严苛的要求，带领班组人员保证供暖安全运行。

心往一处想，劲往一处使

"老师，能帮我买点生活用品吗？""老师，我需要打印点东西。""老师，……"为落实学校相关通知要求，春节期间北京大学特殊用房管理中心（下文简称"特房中心"）决定对万柳学区实行封闭管理，要求在岗值班和在京人员投入园区的消毒卫生和其他管理服务工作中。园区封闭管理给在住学生的生活带来不便，中心急学生之所需，想学生之所想，建立了万柳留校同学群，帮助学生购买、拿取生活必需品。为了不让学生感到封闭和孤独，中心老师每天还在群内组织学生答题、玩脑筋急转弯等游戏，并分发酸奶等小礼品活跃气氛，使学生们感受到了家的温暖。在住的老师和学生们也积极通过"万柳大家庭"微信群建言献策，共同为园区疫情防护添砖加瓦。

面对严峻的疫情防控形势，特房中心各部门通力合作、合理调配、积极组织，各项防疫工作进行得有条不紊。保洁部工作人员每日严格执行消毒制度，增加公共区域消毒次数，完善服务细节，在电梯内放置抽纸，张贴"每日消毒"提示，营造了安心的氛围。前厅部是万柳学区抗击疫情的中枢，除日常工作外，他们还要负责采集各类数据、发布信息、发放物资等工作。防控工作开展以来，工作人员已统计各类人员信息近千条，一天最多时拨打了 400 多个电话。安保部的师傅们也积极奋战在疫情防控前线，他们冒着冬日的严寒 24 小时坚守，对所有进入园区的车辆和人员进行检查，逐一测试体温并登记，把好园区防控的第一道关。

发挥模范作用，彰显党员本色

春节期间，中关新园同样决定对园区实行封闭式管理。由于许多员工尚在休假，人员不足的问题便凸显出来。为最大限度调动现有人力，园区协调安排 38 名员工跨部门流动，他们每天战斗在防控一线，持续超八小时工作，从园区内师生的买菜、用餐、理发需求，到返京工作人员的沟通、审核与报备工作，都做到细致入微、忙中有序。

母之华，自 2016 年 4 月起担任中关新园管理部人力资源部经理，同时管理着员工餐厅和员工宿舍。在这次疫情防控工作中，她从一开始就冲在前沿，不仅担负起与员工相关的防疫职责，还主动承担起为师生服务的部分工作，曾一连十天住在园区持续奋战，奋力守护抗疫中的新园。在这个特殊时期，深受党员在疫情工作中先锋模范作用的影响，母之华等人向党组织递交了入党申请书。她说："作为管理干部，我必须冲在一线，起到模范带头作用。我会以自己的实际行动，为打赢这场战'疫'竭尽全力！我坚信，在中国共产党的领导下，没有打不赢的战役，没有攻克不了的难关。"

为有效遏制疫情传播，保证校园师生健康，学校决定将勺园 9 号楼作为防疫留观场所，重点观察疫情高发地区未见发病症状的回京学生。学校会议中心第二党支部积极分子、勺园 9 号楼领班贾新光也用自己的行动彰显了党员的使命和担当。留观期间，贾新光和房务部青年骨干吴延杰共同负责楼里的防护隔离、分区管理消毒工作。在一篇提交给临时党支部的思想汇报中，贾新光写道："虽然这个年没能陪伴家人，但能守卫住这块小小的防疫阵地为学校疫情防控工作尽一份力,这个年过得特别有劲儿,只要北大能安稳平安,这点儿付出值了!"

抗疫勇担当，服务善作为

学校决定腾出一些空间作为留观楼,校园服务中心迅速集中人力做好楼宇的卫生清扫工作。面对苦、脏、累,工作人员没有一个畏惧困难、抱怨退缩。大家干劲十足,用最短的时间完成了工作任务,按程序消毒,使留观楼具备了相应条件,可以正常使用。

3月下旬,北京启动在鄂北京人员有序返京,燕园街道承担了辖区内及北京大学在鄂北京人员的接返任务,车辆运送由校园服务中心负责。车辆管理科夏志勇师傅主动报名驾驶接送车辆,24小时随时待命。除了每天都要做好车辆的消杀工作外,他按照二级防护的要求,穿戴防护服、护目镜、N95口罩、医用手套等,做好防护措施,防护服往往一穿就是一整天。近2个月的时间,他将每一位湖北返京人员都平安地送到了社区。

疫情阻挡不了春天的脚步,优美的校园环境和服务能给师生更好的体验,舒缓师生的情绪。中心克服人手不足的困难,集中全力做好校园绿化美化、环境清扫、教学楼保洁、车辆运送、开水机维护等服务保障。中心还配合北大爱国卫生运动委员会联合党办校办等单位开展"我的校园我爱护"爱国卫生运动、"周末卫生大扫除"等系列活动。为保障地学楼顺利开展线上教学,中心还扎实做好门口测温预检和楼内保洁、消毒等工作,为网络教学的老师们提供方便,确保授课老师们的健康安全。

打赢疫情防控战需要所有人的共同努力,作为学校后勤保障队伍的一分子,他们虽不在抗疫最前线,但都有着同样的目标和期待:踏踏实实做好疫情防控,勤勤恳恳落实后勤保障,不管冬天多漫长,都要用心守护好这份温暖,把它传递到千家万户。

（新闻中心）

燕园街道"最美抗疫家庭"无私献爱心

2019 年末，新型冠状病毒肺炎疫情来势汹汹，使得原本团圆和睦的春节少了些喜悦的氛围，但却让爱与希望成了这段时间的主题。社区是疫情联防联控的第一线，也是外防输入、内防扩散的最有效防线。如果说医院是最前沿，那么社区就是大后方，而家庭，亦成为打赢这场疫情防控阻击战的最小单元和重要一环。当城市的川流不息因疫情防控而被按下暂停键时，燕园街道辖区涌现出一批舍小家顾大家的夫妻、母子，他们是这场抗疫阻击战中众多家庭的缩影。危难时刻，他们心系国家，挺身而出；他们守望相助，护佑一方；他们尽职尽责，逆风前行。他们用忠诚和担当，筑起一道道疫情防控的"铜墙铁壁"，谱写出一曲曲"最美抗疫家庭"的无私大爱乐章。

树立家国情怀，彰显巾帼本色

蔚秀园社区张德军老师本就是社区志愿者，自疫情暴发以来，一直密切配合社区居委会工作，主动请缨参与防控排查。张德军不但自己加入紧张危险的防疫战斗，还号召老伴儿李永顺老师一同参与。除了日常值守，老两口儿还主动担负起代替居委会工作人员为社区独居老人购买生活必需品的任务，并积极协助居委会宣传防控常识，为守护家园作出了积极的贡献。疫情无情人有情，大爱于心始于情。张德军坚信，和社区居委会一起，大家同心战"疫"，必将打赢这场新冠阻击战。

一碗排骨十分爱，一份春饼万家春

承泽园社区孟京生老师一家五口，平时日子过得其乐融融，和谐美满。疫情防控战役打响以来，他主动配合居委会工作，从自身做起，带领家庭成员不外出、不聚集，做好居家防疫，确保家庭成员身心健康。在疫情期间，居委会工作人员不分昼夜、加班加点地工作，超负荷肩负着为社区居民护家园保平安的责任。孟京生看在眼里，疼在心里，居委会几位社工年龄都不大，在他看来，就像是他的孩子、他的亲人一样。如今，亲人累成这样，孟京生实在坐不住了，坚决参加社区防控值守工作。立春时节，他还让岳母多烙了几张春饼送到居委会，将初春的气息送到了居委会几位社工心里。因返岗工作，孟京生暂时不能参加值守工作了，但他依然记挂着几位社工的身体，空闲时间买来排骨，炖好送到居委会。疫情期间，孟京生不仅分担了居委会的部分值守工作，还让几位社工感受到了家的温馨。

夫妻并肩作战，用爱共克时艰

中关园社区吴优和聂海帆老师夫妻同心，一直都是社区和睦家庭的代表。社区疫情防控的号角刚刚吹响，二人就第一时间来到居委会报名参加社区防控值守工作。他们在中关园居住30多年了，对社区有着深厚的感情，看到家园有难，两位老师在家根本坐不住，想通过自己微薄的力量为社区、为这些老街坊做点儿事情。经过社区主任周密的安排，两位老师轮番负责北区门岗值守，在居委会人员忙不过来的情况下，吴优还主动担任快递分拣员、报纸派送员的工作。夜幕降临，两位老师瘦小的身影消失在园区深处，不禁让人心疼，又不禁为园区有这样携手奋进、并肩作战的家庭感到欣慰和感动。

一个个"最美抗疫家庭"的缩影充分展现了燕园街道辖区广大家庭携手同行、共同抗疫的硬核力量。他们不畏风险，用责任和担当为居民筑起健康防护墙，用真心和热情温暖着奋战在防控一线的社区工作人员，让人们感受到了小爱无限、大爱无疆！

（燕园街道办事处）

就业季：相见在"云端"

为积极响应国家疫情防控政策，北京大学暂停 2020 年春季学期线下大型双选会和单位宣讲会，改为线上形式。值此特殊时期，学校凝心聚力完善线上系统，最大限度降低疫情对毕业生求职的影响，实现"延期不停找工作"，全力以赴稳人心、暖人心、振人心。

空中宣讲，助力求职

就业是民生之本。疫情发生以来，习近平总书记和党中央高度重视就业工作。2020 年 2 月 12 日，中央政治局常委会提出"多措并举做好高校毕业生等群体就业工作，确保就业大局稳定"，经教育部、北京市等上级单位明确部署，学校党委专题研究，就业中心推出系列工作举措：创造条件增强岗位供给、强化服务意识、帮扶重点群体、创新指导形式、加强院系协同、营造暖心氛围，广泛开展线上精准就业服务工作，让不能返校的毕业生踏实、安心，提升应届毕业生的安全感、获得感。

围绕学生，调整防疫期间就业手续管理办法。经简化优化就业手续办理流程，学生可依据相关材料电子版（疫情缓解后再将有关材料原件交至学校）办理就业手续，用人单位可通过信函、传真、网络等方式与毕业生签署就业协议书。此外，1 月 28 日起，学校开通热线电话 62751275，每日专人在岗值守，负责记录收集和解答处理学生各类就业问题。

关照学生，保障岗位供给和市场信息沟通。寒假期间，就业中心分行业收集优质岗位信息，目前已发布的招聘信息涵盖公共管理、建筑与运输、教育、文化传媒、能源、信息技术等各行业，力求满足不同专业毕业生的个性化需求。同时，学校还将持续保持与用人单位的沟通、联系与协调，力求拓展市场资源，为学生提供更多优质岗位。

服务学生，拓展职业指导工作新思路。2月初，学校开展了学生就业服务需求调查，并结合反馈情况推出"大学生职业素养提升"慕课，精选出简历撰写、时间管理、求职礼仪等八项重要职业素养，面向全体学生开放课程资源，从而保障学生在家也能进行职业规划和求职技能学习，更好应对未来职场挑战。

指导学生，持续推进重点领域就业。2月2日起，就业中心与各地组织部门逐一联系，梳理、协调选调生招录进展，进一步做好工作协同。2月6—9日，在校友企业中公教育集团支持下，为283名应届毕业生免费提供"国考"面试在线培训。同时，就业中心还持续关注奋战在湖北、广东、浙江、河南、湖南五省抗疫一线的217名北大选调生，邮寄家书和防护物资，并同时通过北京大学官微等渠道发布《筑牢防控一线，他们是来自北大的新湖北人》《北大人阿尔帕提·沙迪克在新疆请战》等感人至深、催人奋进的优秀事迹。

春季学期开学后，各项工作进入新阶段。就业中心进一步整合既有资源，在"暖"字上重点下功夫，持续深入推进"最暖就业季还在你身边"主题活动，依托线上渠道、加强院系协同，做实做细工作，营造暖心氛围，不断提升就业指导服务工作的专业化水平，全力保障2020届毕业生更高质量就业。

线上双选，高效便捷

国内疫情暴发以来，北京大学就业中心迅速启动北京大学线上双选会系统研发工作，并于两周内完成平台搭建。2020年3月6日，北京大学在北京高校中率先启动线上双选服务。3月至5月，学生就业指导服务中心陆续举办8场线上双选会，吸引超过1100家用人单位参会，共提供1.8万余个就业岗位，为北大毕业生提供4万余人次就业机会。两个月以来，北京大学线上双选会系统访问量逾39万次，用人单位收到毕业生简历1万余份。

一直以来，北京大学就业中心坚持"为党育人、为国育才"的就业育人导向。在8场双选会中，学校优先邀请央企、国企及重点领域的用人单位参会，并设置"国防军工""校友企业""金融行业""教育行业"四场专场双选会，努力实现用人单位与专业人才的精准对接，鼓励毕业生到国家和人民最需要的地方成长成才，到国家重点行业、领域建功立业。

据了解，北京大学线上双选会系统在原有的"北京大学简历精准投递平台"的基础上进行了大量功能优化升级。除线上编辑简历、一键投递简历外，新增与用人单位线上互动、在线面试等功能，毕业生与用人单位可通过发送文字、图片、文件及视频面试等形式高效沟通。

此外，北大还践行教育部实施全国高校与湖北高校毕业生就业创业工作"一帮一"行动。作为首批48对高校之一，北京大学与武汉大学共同发起"北京大学-武汉大学学生生涯发展月"主题活动。在4月至5月期间，通过云双选、云宣讲、云课程、云培训、云沙龙、云咨询、云画展七大"云"板块，为两校毕业生提供全方位、多层次的就业服务，帮助两校学生安心学习、毕业就业两不误。

（学生就业指导服务中心）

"云上＋云下"

——北大 2020 年毕业典礼举行

　　7月2日上午，北京大学 2020 年毕业典礼举行。第十届、十一届全国人大常委会副委员长、第十二届全国政协副主席韩启德院士，北京大学党委书记邱水平、校长郝平等校领导班子成员出席典礼。北京大学师生、校友、毕业生家长与 12,000 余名毕业生"云端"相聚，共同见证这一青春的难忘时刻。毕业典礼由北大常务副校长龚旗煌主持。

　　本次典礼共设九个室外会场——办公楼西侧、未名湖畔、静园草坪、李兆基人文学苑广场、邱德拔体育馆北广场、百周年纪念讲堂广场、英杰交流中心广场、北大医学部、深圳研究生院。典礼全程面向全球进行中英文双语直播。

　　暖场节目中，歌曲《青春大概》、诗朗诵《永远的校园》再次回荡在校园各个会场，唤起属于北大人永不磨灭的记忆；一首北大原创歌曲《致敬！逆行者》向所有奋战在抗疫一线的医护工作者及各行各业的工作人员表达最深的敬意；歌曲《放心飞去》为毕业生送上深深祝福；一段毕业纪念片拉开了典礼序幕，片中毕业生们回忆了在校园的一幕幕场景，表达自己对母校的感恩之心与惜别之情。

　　根据《2020 届优秀毕业生表彰决定》，北大授予 1636 名学生2020 年北京大学优秀毕业生荣誉称号，推荐 524 名学生为 2020 年北京市普通高等学校优秀毕业生。邱水平为优秀毕业生代表颁奖，祝贺全体毕业生顺利毕业，并鼓励他们在新的征途上追求卓越，再创佳绩。常务副校长詹启敏宣读表彰决定。

郝平代表学校全体师生员工，向同学们圆满完成学业并顺利毕业致以最热烈的祝贺！他表示，我们正处在一个快速变化的时代，此次新冠肺炎疫情给个人、家庭、学校、社会、国家带来了巨大考验。疫情暴发以来，在以习近平同志为核心的党中央坚强领导下，全国人民众志成城，打响了抗疫阻击战。总书记在给北大援鄂医疗队全体"90后"党员的回信中，充分肯定了奋战在一线的全体北大医务工作者，并提出殷切希望。郝平指出，疫情加速了大学的变革进程，"云端"正在深刻重塑教育形态，大学将在解决人类命运共同难题中肩负起更大的责任。无论时代如何变迁，北大人才培养的使命没有变，人文与科学的精神没有变，服务国家社会的责任与担当没有变。临别之际，郝平对同学们提出殷殷嘱托：一是明德励志、爱国奉献；二是心存忧患、直面挑战；三是勤学深思、锐意创新；四是开放包容、交流互鉴。他祝愿同学们在新的征程中激扬青春，勇做走在新时代前面的奋进者、开拓者和奉献者，开创更加美好的未来。

校友代表、国家呼吸系统疾病临床医学研究中心主任、医学部1955级校友钟南山院士通过视频远程参加典礼。他回顾了我国应对疫情的经验和做法，指出取得抗击新冠肺炎疫情胜利的原因在于坚持把人民群众生命安全和身体健康放在第一位的指导思想，同时将科技作为战胜疫情的有力武器。他介绍了北大在医疗救治、科研攻关、病患心理疏导等方面为疫情防控作出的突出贡献。对即将毕业的同学们，钟南山勉励大家保持终身学习的习惯，并提出期望：北大的毕业生不但要对自己有严格的要求，还要有强烈的追求；不但要有志气，还一定要争气；不但要有热情，更重要的是要有激情，要用我们青春的力量，用我们的努力，迎接祖国美丽的明天。

校友代表、中国科学院空间应用中心主任、中国载人航天工程应用系统总指挥、地球物理学系1982级校友高铭，分享了她与载人航天事业的不解之缘。从一名空间科学研究人员，到载人航天战线的一员老兵，她亲历并见证了我国载人航天事业的飞速发展和取得的成就。她与大家分享了自己的感悟：坚守"心怀家国"的胸襟情怀，坚守"久久为功"的平和心态，坚守"自信自励"的人格修为。她借用霍金《终极问答》的一段话，与学弟学妹共勉："做时间的旅行者，向着未来航行。未来是否繁花似锦，源自我们当下之努力。做一个勇敢的人，做一个好奇的人，做一个坚定的人，翻山越岭，事竟成。"

教师代表、化学与分子工程学院刘忠范教授回忆了自己的求学生涯，并为自己亲眼见证30年来祖国在各个领域的快速发展感到幸运。他提出三点希望与同学们共勉：做一个思想者，冷静地思考、理性地行动，去应对复杂多变的挑战；做一个实践者，在未来的人生舞台上，勇于实践、积极作为、敢为人先；做一个担当者，勇敢地担当起自己的角色，以舍我其谁的精神，积极进取，不负韶华，为中华民族的伟大复兴贡献自己的聪明才智。他寄语同学们："勇敢前行，永远不要给自己设置天花板，创造属于自己的未来。"

教师代表、北京大学第一医院李六亿教授结合自己几十年防疫工作，尤其是100多天辗转武汉、绥芬河、舒兰三地的抗疫经历，勉励毕业生们"不忘初心，就是成功"。无论今后所从事的领域是否热门，一定要耐得住寂寞，经得起考验，要坚持、坚守，为之奋斗终生。只有这样，当祖国需要时，我们才有能力、有担当，为国家和人民贡献力量。"这是全社会对北大人的期许，也是我们北大人应有的模样。"她希望同学们有担当、存仁爱、怀感恩，始终坚守北大人爱国奉献的初心使命，成为民族的脊梁，创建国家的未来。

毕业生代表、光华管理学院2016级本科生陈妍汀说道，在北大的学习中，受益最多的是"专注做好每件事，专注走好每一步"的信念。她的梦想是成为一名经济学家，北大老师们"潜移默化中滋养着我们的学术品格，锤炼着我们追求真理的韧劲，让我们在学术道路上前进的每一步都走得扎扎实实"，也有了继续在经济学领域征途上前进的信心和勇气。陈妍汀认为，脚踏实地、心系家国是北大送给毕业生最珍贵的行囊。她祝愿大家在未来的道路中，能够专注每一步，走好每一步。

毕业生代表、燕京学堂2018级硕士生、墨西哥留学生安君傲说道，从北大收获了最广阔、最包容的求知平台，结识了怀揣梦想的朋友们，得到了"家"的温暖，更认识到了真实的中国。"你们永远不知道中国的力量，这是一个令人尊敬的国家。"在北大的学习，更让他认识到不同文明交流互鉴的价值和意义。当前，更需要超越地缘政治的、作为人类命运共同体的认同与协作。"志合者，不以山海为远，我们都是逐梦道路上的志同道合者，让我们一起为更崇高的理想共同努力。"

"我们今天东风桃李，用青春完成作业；我们明天巨木成林，让中华震惊世界"——当熟悉的《燕园情》再次在云端唱响时，家国使命在肩、母校嘱托在心的北大毕业生们，将从新的起点起航，坚守理想、脚踏实地，砥砺奋进、建功立业。愿此去繁花似锦，再相逢仍是少年。

由于疫情原因，本次典礼不设学位授予环节。学校决定，在2021年5月校庆期间和2021年毕业季，将为2020届毕业生分别安排专场学位授予仪式，毕业生可申请返校参加其中一场。无法参加的同学可以选择在今后任何一年返校参加一次学位授予仪式。

本次毕业典礼通过人民日报、央视频、学习强国、新华网、新浪微博、B站、抖音、快手、微视、微言教育、Facebook、Twitter等多家媒体及平台同步直播，收看人数超过1000万人次。

（新闻中心）

疫情常态化防控下的北大迎来 2020 级本科新生

2020 年 9 月 1 日，安静许久的燕园，再度洋溢起青春与欢笑。在疫情常态化防控背景下，北京大学迎来 2020 级本科新同学。"未名湖是片海，你在我的波心"——校园内的路边、广场，随处高挂的欢迎横幅，衬托出热烈浓郁的氛围。

来自全国各地的 4326 名本科新生，以及来自多个国家和地区的 464 名留学生新生走进燕园，即将开始他们的大学生活。

校领导送上问候，新生备受鼓舞

清晨的邱德拔体育馆内，师生代表和志愿者们早早地等候着新生的到来。各院系、职能部门分别设立了迎新接待站，为新生办理报到手续、发放报到材料、开展迎新活动。上午，校党委书记邱水平，校长郝平，党委副书记安钰峰，常务副校长龚旗煌，党委副书记、副校长陈宝剑等校领导来到邱德拔体育馆，与新生亲切交流，向他们表示热烈欢迎，并慰问了现场的工作人员与志愿者。

邱水平体验了入口处的人脸识别系统，察看了人数监控系统与新生报到进展情况统计系统。他肯定了此次迎新的各项信息化举措，希望相关部门继续为师生开发更多的信息化工具，为全校师生提供更优质、便捷的信息化服务。在化学与分子工程学院、物理学院、信息科学技术学院等报到点，邱水平向院系负责老师询问了 2020 年的招生工作以及录取学生情况，并勉励正在办理注册的同学们"认真学好专业，将来成为国家最需要的科学家。"在医学部预防医学专业报到点，邱水平对新生说，疫情的发生让我们看到预防医学对人才的迫切需求，同学们要努力学习，未来用扎实的专业技能更好地服务国家和人民。看到以优异成绩一同考上北大的黑龙江双胞胎姐妹张姝雯、张姝雅也在现场，邱水平祝贺她们，并鼓励她们好好学习，保持积极心态，继续取得优异成绩。

"欢迎你来到北大！"在院系迎新点，郝平向正在办理手续的几位新同学致以问候，并详细询问同学们来自哪里、乘坐什么交通工具。他嘱咐同学们，这几天要好好休息，认真、积极参加学校及院系开展的新生教育，上好新生第一课，把饱满的精神状态带到新学期，尽快融入北大大家庭。郝平了解了部分院系在防疫方面的举措，叮嘱同学们做好健康防护，配合学校做好常态化疫情防控各项措施。郝平向志愿者和辅导员有条不紊为新生提供服务表示感谢，并与接待台前的师生、志愿者一同合影。在新生"绿色通道"，郝平一行了解了各项资助政策、家庭经济困难学生的报到情况。迎新现场气氛热烈，处处洋溢着青春与活力——阿卡贝拉清唱社和学生合唱团的同学正在为新生带来精彩演唱，郝平来到师生当中，与大家一起合唱一曲《燕园情》。

花样百出亮点多，特色活动引新生驻足

迎新现场，不同职能部门和院系创新手段和方式，使得迎新现场颇具亮点。

就业中心服务台前摆放着一个职业兴趣罗盘，新生可以测试职业兴趣，娱乐的同时，增加了新生对职业方向的初步了解。心理中心把"时光慢递"邮箱搬到了现场，同学们可以给未来的自己写一封信投递出去。"火眼识骗"测一测是保卫部为新生准备的防骗测试题小程序，扫下二维码就可以进行测试，此外保卫部还给大家准备了安全教育、预防诈骗手册。

各院系更是为新生准备了接连不断的惊喜。无论是憨态可掬的吉祥物前，还是仿照手机朋友圈制作的"合影框"后，都不断引来新生驻足，争相合影留念。

外国语学院迎新接待站前摆放着一块展板，贴满便笺，上面写满新生对北大的初印象与对新生活的憧憬。社会学系为新同学准备了扉页写有导师寄语的《与社会学同游》一书，以及印有知名社会学家肖像的卡片，激励同学们努力学习。工学院接待台前，一个能做"一字马""俯卧撑"，甚至"倒立""翻筋斗"的小机器人正在"跃跃欲试"，让大家忍俊不禁。

毕业于人大附中的齐家平刚刚办理完入学手续。他即将就读的是中国语言文学系。从高中开始就坚定了报考北大中文系的他，用"激动与忐忑并存"表达他此刻的心情。"圆了自己一直以来的梦想，同时也面临着新的挑战。希望所有同学都能做成自己想做的事情，成为想要成为的人。"

来自天津的双胞胎兄弟耿浩然、耿逸然同时报考了信息科学技术学院。高中就在一个班学习的他俩，高考成绩仅相差 2 分。"从小就喜欢北大，就把北大作为梦想，所以毫不犹豫都选择了北大。专业兴趣也差不多，就坚定地选择来信科。""希望在北大遇到更多大神、更多大佬，多向他们学习，使自己变得更强。"

来自浙江省柯桥中学的徐畅在高考和强基计划校测中表现突出。即将在物理学院开启全新学习生活的他说："我高中三年一直对物理充满了浓厚的兴趣，一直渴望能够圆梦北大物院，投身物理基础学科研究。进入燕园，兴奋之余，我也深切感受到了我国对基础研究的重视。在北大，我必将再接再厉，不负青春韶华，不负师长们的殷殷厚望！"

常态化防控不松懈，为新生健康保驾护航

在疫情常态化防控背景下，学校推出一系列举措，以保证新生身体健康。进入校园，学生进行身份核验、测温后便可进入邱德拔体育馆。为了确保馆内人员数量不过于集中，计算中心在体育馆入口处设置屏幕，显示场馆当前出入人员数量，人员过多便采取限流措施。体育馆入口处大厅内设有等候区，整整齐齐地摆放着间隔一米的座椅，供新生等待时休息。很多院系在给新生准备的礼包中，除了新生手册等物品外，都配有口罩、消毒液等防疫用品。

各个食堂在入口处也设置了体温检测屏幕，高峰时期采取限流措施。为避免人群聚集，新生还可以在手机上查询就餐指数，了解各食堂就餐人员数量等情况。

学生宿舍楼提前进行了全面消杀。新生需刷卡进入宿舍大门，在大厅通过体温检测屏测温后，方可进入楼内。大厅上方的屏幕播放着防疫知识与安全教育的宣传片。窗台随处可见速干洗手液。为使新生更充分了解防疫知识及学校疫情防控政策，新生报到后，楼长以及驻楼辅导员将为学生开展包括防疫知识、安全教育在内的一系列新生培训，并为学生提供心理咨询服务。

关怀一路随行，用"心"陪伴新生

凌晨5点多，校园服务中心的工作人员和青年志愿者协会、学生服务总队的志愿者就忙碌起来了，他们全力做好接待设施布置、车辆接站、托运行李存取、行李运送、美化校园环境等工作，为新生提供了贴心周到的服务。

2020年学校依旧开放"绿色通道"，对申请资助的困难学生进行一站式服务。由于以往需要现场办理的贷款手续已经在线上完成，新生在现场很快就能完成手续办理。学校给大家准备了丰富的大礼包。"包括洗发露、笔记本电脑、游泳卡、防疫物品等30多种生活与学习用品，考虑到新生即将军训，还准备了防晒用品。"工作人员介绍道。

学校在 34 楼停车场开设了大卖场，各类床垫、被子、床罩等床上用品，水盆、毛巾、水杯等洗漱用品，台灯、插线板、衣架等生活用品琳琅满目。现场还有移动、联通、电信三家运营商，提供办理北京本地电话卡服务。

一大早，140 名北大"小燕子"们身着鲜艳的志愿者服装守候在校门口、报到处、宿舍区、食堂旁。3 个班次、15 个分组、累计 476 个志愿小时，志愿者们承担着校内引导、行李搬运、消毒洁净、物资补给等服务。即将毕业的志愿者、前沿交叉学科研究院 2016 级博士郑宇轩同学说："短短一天时间里我们迎接了几千名新同学的到来，在燕园的最后一年里能够服务北大的新生力量是一件幸福的事情。"

"我们来自江南塞北，情系着城镇乡野；我们走向海角天涯，指点着三山五岳。"如校歌所唱，新燕已至，他们将在燕园的土地上茁壮成长，未来走上建设祖国、书写未来的征途。欢迎你们，2020 级新同学！

（新闻中心）

积极开展疫苗接种，筑牢疫情防线

　　我国的新冠肺炎疫情防控取得重大战略成果，但"外防输入、内防反弹"的压力仍然很大，师生员工接种疫苗是校园免疫屏障的重要一环。学校党政高度重视疫苗接种工作，根据北京市疫苗接种安排，在 2021 年寒假期间迅速作出部署，确保全校师生生命安全和身体健康。人事部成立工作专班，制定方案，在计算中心的大力支持下，在校内门户紧急搭建完成"教职工疫苗接种填报统计"系统，精准摸排、建立台账，号召师生员工深刻认识疫苗接种对校园疫情防控工作的重要意义，按照"应接尽接、应快尽快"原则，积极报名参与。

　　学校统一安排在邱德拔体育馆北侧大厅进行了多场次的接种，场地严格按照卫健委要求划分为等待区、健康问询区、接种区、留观区、应急处置区、冷链区、医疗垃圾暂存区等七个区域。为避免人员集中，疫苗接种根据教职工所在单位分时段、分批次进行，并为 60 岁以上教职工设置专用通道，以尽量缩短高龄教职工等待时间。应急处置区也安放相关医疗仪器设备及急救药物，以应对紧急情况。现场秩序维护工作由保卫部承担，动力中心、计算中心、校园服务中心、体育教研部等部门提供相应物资和技术支持，为疫苗接种顺利进行提供全面、充分保障。每隔两个小时，邱德拔体育馆工作人员对接种场地以及留观区进行消杀，严格落实常态化疫情防控各项要求。现场接种秩序得当，流程顺畅。在学校组织的多场师生疫苗接种过程中，1200 余名北大志愿者"小燕子"奉献爱心，助力疫苗接种。

作为发现感染者的前哨部门、人员聚集的公共场所，医疗机构在疫情防控中发挥着不可替代的作用。北大各附属医院不断加强医疗机构新冠肺炎防控能力，多措并举，积极落实国家及北京市疫情防控要求，织密织牢疫情防控网，做细做实院感防控，切实加强三级流行病学预检分诊，筑牢门诊、急诊、发热门诊"前哨关卡"；全面推行多渠道预约诊疗服务，疏导患者安全就医；严格落实入院患者筛查流程，强化实施病房全封闭管理；全院全员排查、培训、严格管理；针对不同等级风险区域，严格消杀不留死角。

提高医务人员自身的免疫力也是医院疫情防控的重要举措。各医院开展了每日健康监测、中高风险地区人员管控、全员核酸检测、新冠疫苗"应接尽接"等内控工作，针对重点科室、重点岗位人员每 2 周检测 1 次，坚决做到"应检尽检"，力求深入细致的排查疫情防控风险。

此外，各医院还积极投入国家、北京市疫情防控各项工作中，积极开展新冠肺炎病毒疫苗接种、核酸检测等。

第六医院在 2020 年底，紧急抽调 30 名医护人员组成应急医疗队，支援顺义区核酸采样工作；人民医院提前应对，有序部署，遴选 200 名医护人员组建应急支援梯队待命出征，并提前做好防控物资储备等各项工作，对全体队员就新型冠状病毒疫苗接种、信息管理、冷链管理、AEFI 监测方案等相关内容进行了多次培训，顺利完成了对顺义区开展九类重点人群紧急接种新型冠状病毒疫苗的任务。作为北京市首批新型冠状病毒核酸检测实验室，人民医院从 2020 年 1 月开始承担全北京市新冠肺炎病毒检测工作，肝病研究所与检验科联手，医院单日核酸检测能力达到万份以上；肿瘤医院组织新冠疫苗接种队赴石景山区为全市公交系统人员进行疫苗接种，赴海淀区青龙桥街道、实验第四小学、定慧里小学进行疫苗接种；2021 年春节前，第三医院组建了一支新冠疫苗上门接种队，春节还没有结束，接种队接到第一次任务，赴清河奥北科技园区进行疫苗接种。此后接种队马不停蹄地转战到海淀区不同的科技园、校园、街道和农村，工作的足迹遍及奥北和东升科技园、上地、西北旺、马连洼、百度科技园、上庄等海淀广大的城乡地区。上门疫苗接种大多为临时接种点，有的场地环境比较简陋，甚至不能保障就餐条件，队员们有时只能站着吃饭，但大家没有丝毫怨言，始终保持饱满的工作热情，认真对待每一位前来接种的人员。队员们专业的知识、高效的工作方式和敬业的奉献精神得到了市民的赞誉。

面对新冠肺炎疫情防控形势的复杂性，北大制定了严谨、科学、精准、有效的防控措施，继续做好疫苗宣传动员和接种组织工作，进一步为学校实现高质量发展、落实立德树人根本任务保驾护航。医护人员以无私奉献精神奋战在防疫前线，为疫情防控构筑免疫长城提供了有力保障。

（融媒体中心）

云端课堂 教学不辍

根据新型冠状病毒肺炎疫情的防控要求，按照教育部和北京市的统一部署，北京大学于 1 月 26 日发布关于推迟 2020 年春季学期开学时间的通知。

虽然开学延期了，但 2 月 17 日星期一，北京大学 2020 年春季学期如期线上开课。2613 门本科生课程和 1824 门研究生课程，采用直播、录播、慕课、视频会议、专属定制（SPOC）等多种网络教学模式如期开展。北大充分利用线上教学优势，以信息技术与教育教学深度融合的教与学改革创新，推进学习方式变革，实现了"延期不返校、延期不停教、延期不停学、延期不停研"。教与学，史无前例地依靠虚拟空间连接，课堂开在了云端上。

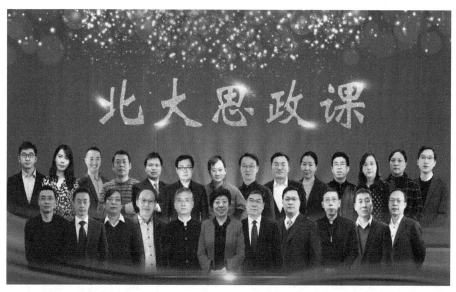

北大思政课慕课教学团队

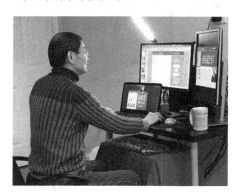

阎步克教授在进行上课前的准备

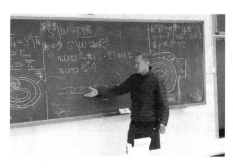

王诗宬院士在教室录制网课

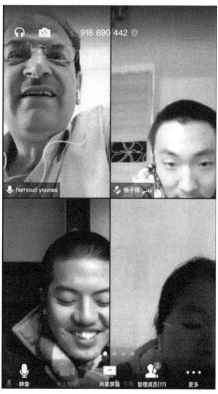

哈穆德教授（左上）线上授课

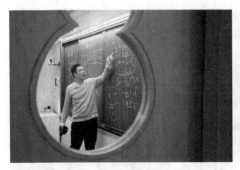

唐少强教授正在直播教室生动讲授"数学分析"

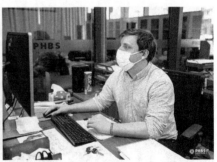

外籍老师与学生线上沟通

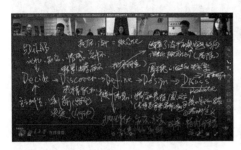

李迪华副教授的在线课堂

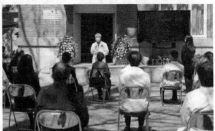

张卫光教授在医学部解剖楼纪念馆前讲授
解剖课

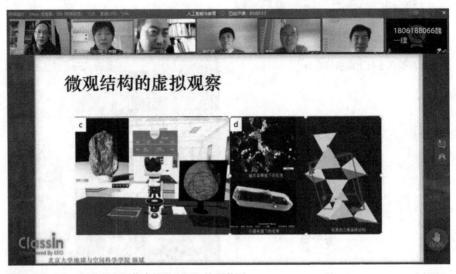

陈斌教授"人工智能与虚拟仿真教学应用"培训截图

北大线上教学"十八招"

2月17日开始，北京大学2020年春季学期如期线上开课，直播、录播、慕课、视频会议、专属定制等多种网络教学模式，让身处五湖四海的北大学子相聚"云课堂"。开学第一周，学校就开设了本科课程1846门、研究生课程1345门，任课教师根据课程内容与要求设计出最恰当的授课方式，打造起"云端"的三尺讲台。

远在海外怎么线上学？ "世界云课堂"让教学零距离

燕京学堂的同学遍布于世界各地近40个国家和地区。推迟返校期间，他们大部分都留在自己的国家或地区。2月17日开始，他们足不出户，在家中开始了云端的上课，在"云课堂"接受知识与思想。

北京时间2月18日下午3点，"当代中国公共政策与改革"（Contemporary Chinese Public Policy）课程如期开始在线教学。远在阿根廷布宜诺斯艾利斯的2018级学生费德里科·维利（Federico Verly）已经提前在电脑前做好准备。作为这门课的助教，费德里科提前15分钟打开笔记本电脑，登录Zoom视频会议平台，在Canvas平台里上传好课堂资料，同时开始在线上跟参加课程的同学们打招呼。由于处在不同的国家和地区，一些身在国外上课的同学开始了与时差的"斗争"。回到美国宾夕法尼亚州家中的2019级学生萨凡纳·比尔曼（Savannah Billman）就有这样的感受："现在因为时差的关系，我的大部分课程都在晚上进行，其中有一门课更是凌晨1点才开始。"萨凡纳在想办法调整作息时间，让自己在晚上也能保持专注，积极参与课堂讨论。

针对时差的问题，授课老师们根据选课同学的实际情况，有些课程也采取了同步录制课堂视频的方式，供同学们参与。费德里科的课程就是这样，他很感谢老师们录制课程视频，让他可以提前作准备、组织线上讨论，也方便那些有困难的同学在其他时间参与课程。

北大阿语系聘请的4名外教得知要进行在线教学的时候，也同所有的中国高校教师一样，二话不说，立即开始学习在线教学的工具和技能，并且克服时差的困扰，在人最困乏的下半夜守候在电脑前，为北大学生授课。

德雅尔（Dyar）教授是来自伊拉克库尔德地区的外聘专家，2020年春季学期负责讲授"公共库尔德语"和"阿拉伯语口语（四）"两门课程。德雅尔身在伊拉克，面对距离、网络条件与时差等诸多问题带来的挑战，他需要在当地时间凌晨3:00—5:00进行教学。在当地电力使用遭受限制时，他还曾尝试在凌晨点蜡烛为同学们授课。

2020年春季学期赛米拉·萨拉玛（Samira Salami）教授主要负责阿拉伯语专业低年级的"阿拉伯语写作（一）""阿拉伯语口语（二）"，研究生的"阿拉伯女性文学"等课程，此外还有"公共阿拉伯语"。她尝试了手机、台式电脑、平板电脑等不同的授课工具，目前主要使用"腾讯会议"平台授课。萨拉玛表示："我们的课堂因为疫情原因，从线下转到线上进行，虽然见不到大家，但是好在我们还能以这种线上学习的方式，继续学习知识，我相信，我们一定会很快战胜疫情，回到课堂上。"

哈穆德（Hamoud Younus）教授是来自叙利亚大马士革大学的外聘专家，在春季学期主要负责"阿拉伯语阅读（三）""悬诗赏析"两门本科生课程，以及一门研究生课程——"阿拉伯诗歌史"的授课任务。由于疫情的影响，4门课程均采取网上直播授课的方式。

2020年春季学期的"土耳其语（二）"课程由土耳其专家泰帆·凯

尔康（Tayfun Kalkan）在 Zoom 平台做实时主讲。泰帆注重学生的口头表达能力，十分耐心地与每一位学生用最地道的土耳其语进行交流、训练，让每个学生都有机会开口讲土耳其语。

汇丰商学院目前有 30% 的外籍教授和来自世界 42 个国家和地区的 100 多名留学生。"云端"授课涉及欧洲、北美洲、亚洲、非洲的很多国家和地区，面临时区差异、网络接入不稳定等问题。学院相关工作人员协助老师们采取直播、录播相结合等形式，灵活协调教师辅导与学生讨论时间，并建立各种社交网络群组，保证师生交流顺畅和高效。一堂完美的"云"课堂是齐心协力的结果。线上课程开放在燕园云端，成为北大最美的"春天"。

B 站打开新方式：听北大教授讲商法

线上教学的平台多种多样，当同学们用于休闲娱乐的 B 站（bilibili）平台也成为线上教学阵地，授课老师成为新晋"UP 主"。"商法总论"与"破产法"是北京大学法学院春季学期的课程，由法学院教授许德峰老师讲授。两门课程的直播使用"腾讯会议"平台，并以学校 ClassIn 平台做备份，录课则选择了 B 站（bilibili）平台。

"录播内容更细致周到，能更好地组织语言和文字，便于同学们课后反复研读思考，但缺乏现场感和互动性；直播更具现场感，但形式比较随意且容易受网络环境的制约，"许德峰表示，"将二者结合则能最大限度发挥网络教学的优势。"

在每周正式上课前，许德峰会在 B 站上传 3—4 段视频，总时长 1 小时左右，将课程核心内容录成视频，每周上传 4 段视频（每段 15—20 分钟）。无法通过录播讲授的内容将在直播中为同学们讲解，老师也会在直播中以提问的方式检查作业完成情况和答疑。该课程也吸引了其他学校同学在 B 站旁听。截至 2020 年 2 月末，"商法总论"第一次课程共播放 14,000 次，收到弹幕 135 条，评论 105 条，粉丝超过 1600 个，获赞 920 次。

"超级大课堂"人多网卡？录播授课 + 线上讨论的新尝试

全校通选课"太空探索"的选课人数每年至少有 200 名。地球与空间科学学院谢伦老师和另外两位联合讲授的教师考虑到上课人数较多，在线直播的课程效果可能受网络条件制约较大，因而选择了录播课的方式。

学生们在上课之前需要提前去教学网观看录播课进行自主学习，同时，老师在上课前也会在课程微信群提出要讨论和思考的问题，进行线上互动。在线上互动环节中，同学们脑洞大开，在微信群里热烈发言，每每有同学提出问题，立刻就有很多同学进行回答，并互相开展及时的讨论。选修这门课的同学来自北大的各个学院和学科，知识面宽广，视角独特，提出的问题都非常精彩。

"上周的课程顺利地结束了，从学生们的反映来看，效果很好，超出了我们的预期。线上互动这种形式的讨论在之前的课上是没有的。"谢伦说道："通过自主学习 + 线上活动的方式进行学习是非常有效的，同时大大增加了同学之间、同学和老师之间的互动。希望在未来重聚课堂时，我们依旧能保留这些好的教学经验。"

"大家都是拳友！"和家人一道"云"上体育课

居家防疫期间，最让人好奇的莫过于在户外或者特定场地进行教学的体育课，要怎样开展呢？春季学期，北大本科体育教育共有 35 个项目、258 个必修课班。当"依赖"线下集体参与或特定训练场地的体育教学，换到"线上"进行，录制各项目居家锻炼的小视频成了新方式。

北大体育教研部与北大电视台合作直播了"太极拳第一课"（根据快手统计数据显示，共有 43.9 万人观看了此课程）。线上乒乓球教学也颇受欢迎。部分学生家长也向老师表示，希望能和自己的孩子一起学习，改善体质，增强免疫力，调节心理状态。

与此同时，北大体教部张锐老师针对同学们居家期间如何提高心肺功能、增强免疫力，设计了一套零噪声、简单易学的居家防疫动作，已推出心肺篇、腰腹篇、臀腿篇和篮球篇，并拍摄小视频及动作分解动图制作成"主动防疫微课堂"微信推送，供同学们学习、锻炼。

"黑板控"的选择：一个人的教室，但不是"独角戏"

在线教学不受时间、空间的限制，老师们在家里也可以录制教学视频。但对于日常习惯在黑板上书写的老师来说，在智慧教室里进行直播教学是个不错的选择。位于老地学楼的智慧教室里，数学科学学院的赵玉凤老师正在讲授课程。这是"高等代数"的教学现场。和以往课堂不同的是，这间教室里没有一位学生，这是授课老师"一个人的课堂"。老师在智慧教室上课，以网上直播的方式播出，学生在视频直播平台同步学习。

对于"高等代数"这门专业基础课而言，用到的数学公式比较多，而且强调数学逻辑推导，"使用 PPT 课件及其他平台，如腾讯会议、Zoom 网络会议等，效果都不太好，"赵玉凤说道，"学校计算中心研发的智慧教室直播，让我们这些'黑板控'在这个特殊时期也可以和平时一样上课。"与此同时，赵玉凤每节课都会把重要的定理拍照发到微信群里，让学生课后复习有资料可查。

除了在智慧教室进行直播外，为了增强课程的互动性，新闻与传播学院彭波老师在给本科生讲授"新媒体导论"课程时，还利用线上授课系统腾讯课堂同步直播、ClassIn 与学生们展开讨论，并以公众号的形式把学生的练习和作业推送出来，取得了良好的教学效果。

慕课视频教学，云端的思想碰撞

利用慕课平台进行视频教学，已成为线上教学的流行方式。全校本科生公共基础课程的 4 门思想政治理论课——"马克思主义基本原理概论""毛泽东思想和中国特色社会主义理论体系概论""中国近现代史纲要"和"思想道德修养与法律基础"，依托"中国大学慕课平台＋北大教学网"作为教学平台，马克思主义学院确定了"观看慕课视频＋自主学习资料＋教师在线答疑＋师生论坛讨论"的教学模式。

从 2020 年 2 月 17 日开始，4 门课程于每周一上午 8 点在"慕课"平台发布本周课程视频，同学们可在该周任一时间自主进行在线观看和学习。同时，各课程教学团队定期在北大教学网发布课程通知，上传课程学习的相关电子资料。同学们如有疑问或想法，可以到北大教学网该课程的讨论区参与讨论，或通过邮件、微信联系本班助教。

哲学系陈波教授也选择了慕课教学方式，他在 2020 年春季学期共开设两门课程：核心通识课"逻辑导论"和本研选修课"逻辑哲学（反事实条件句与因果推理）"，并采取"学生看慕课视频＋学生自学教材＋教师在微信群辅导答问＋学生在微信群相互讨论"的具体模式。利用慕课教学的同时，陈波与助教每天会在微信群中及时回答学生的问题。

春季学期有意愿选修"逻辑导论"的学生有 460 多人。由于学校选课人数的限制，很多同学选不到课程，希望旁听。而慕课具有开放性的特点，正好方便更多的同学学习。

微信群＋电子邮件组，一种"保守"但可靠的在线教学法

老师们在选择线上教学方式的同时，也在考虑不同课程和教学风格与教学形式之间的匹配度。有的在线教学方式看起来似乎没那么"时髦"，但对课程效果而言，恰恰是最合适的。"确定要进行在线教学的时候，我首先考虑的是利用慕课资源。但我发现，没有什么慕课适合这门课，因此就打算采用一种比较'保守'但可靠的方式来开展教学。"信息科学技术学院李晓明老师在 2020 年春季学期开设了一门公共选修课"社会与市场中的计算问题选讲"，在他看来，"这门课并不需要特别的平台，所用的不过是微信群、电子邮件组。"

在这门课程中，李晓明与学生的交流互动，是通过安排固定时间，在微信、电子邮件上来实现的。通过在微信群里发放问卷，构建"班级社会网络图"，还能形成一种讨论氛围，同学们发表的独特见解都在 200 字以上。而通过邮件组，每位同学都能看到老师发送的课程思考题以及和其他同学的讨论。

"这样的方式能让教师把主要精力集中在教学而非技术上，"李晓明说道，"看起来虽然有点'土'，但很实用。"

为每门课程分配专任助教，在不同在线教学模式间灵活切换

在教学的过程中，院系也和老师们一道，及时调整着教学方案，探索更加适合课程性质的教学方式。

开学第一周，社会学系共为 40 门本科生课程和 31 门研究生课程进行了各种形式的线上教学。通过北大教学网为主的 ClassIn 是线上教学老师们选择最多的方式。腾讯会议、Zoom 直播等在线上教学过程中也发挥了重要的作用。

面对特殊时期线上教学的挑战，社会学系改变往年的助教分配办法，为每一门课都配备一名专任助教，超过 100 人的课配备两名专任助教。老师们在上课过程中，发现课程不适合原本既定的教学形式，灵活切换和调整教学方式成了当务之急。由微信群沟通改变为腾讯会议；由智慧教室直播切换为在 ClassIn 上课……教学方式转换之间，老师们也在不断探索和积累线上教学经验。

从"云上学习"到"云上研讨"，与全球知名学者相遇云端

2020 年 2 月 26 日，光华管理学院的一场线上学术研讨会（Seminar），让来自美国普林斯顿大学、加拿大多伦多大学等全球近 60 名学者通过网络"相聚"。讲座采用线上研讨形式，与会者通过网络系统点击进入，聆听讲座并参与讨论，还原了线下讲座的场景，不时还有与会者"举手"提问、交流。

光华管理学院金融学系主任刘晓蕾教授表示，学术讲座与授课有

所不同，需要参与者与主讲嘉宾能够充分交流。在线讲座打破了时间和空间的限制，可以解决海外嘉宾因繁忙而无法出差到北京的问题，另外还可以同时邀请全球同一领域的其他专家学者参与交流，这是传统线下学术讲座无法达到的效果。

上好"云"课堂的绝招：互动互动互动！"在线教学的核心不是录制音/视频课件，这些'资源'都可以用优质图书、纪录片等替代。"北京大学教育学院郭文革老师的专业研究方向是在线教学，她从很早的时候就开始在日常教学中融入在线教学模块："一门在线课程最核心的任务是设计高质量的交互教学活动。"

譬如郭文革之前持续开展的"共读一本书"线上教学活动，利用北大教学网的"讨论区"，组织同学们开展关于一本书的集体对话。北大教学网"讨论区"的"共读一本书"教学活动，是8组学生分别阅读8本书后讨论，通过阅读每个组的讨论和后面将要提交的作业——8个组的报告，最后在网站上公布出来，供其他同学浏览，让每个人都能吸收8本书中的知识。

此外，郭文革采取了"微信群+B站+MOOC视频+ClassIn直播教学+北大教学网"的混合式教学。郭文革2020年春季学期的课程有48名学生选课，分成了10个小组。每个小组都要做分享，保证每个学生至少有一次发言机会；此外，她还安排了随机讨论。这些做法都加强了同学们的"课堂"参与感。

突如其来的疫情让线上教学成为同学们春季学期难忘的体验。授课方式变了，授课地点变了，但不变的是课程质量。有时候看似"简单"的录播，需要花费的精力是日常上课的数倍。北大的每一堂课，不论是线上还是线下，都精雕细刻。纵使彼此相隔数里，但对知识的热情会消融一切距离。

（新闻中心）

"四位一体"线上教学模式

——思政课疫情期间这样开

　　面对新型冠状病毒肺炎疫情影响，北京大学结合学校实际情况制定了《北京大学 2020 年春季学期疫情防控期间教学实施方案》，要求各院系充分利用线上教学优势，以信息技术与教育教学深度融合的教与学改革创新，推进学习方式变革，实现"延期不返校，延期不停教，延期不停学，延期不停研"。教师利用"直播授课、录播授课、慕课授课、研讨授课、教师授课"等多种教学方式，开展线上教学，导师开展远程指导，学生灵活自主学习，做到"标准不降低、学习不停顿、研究不中断"。

　　作为全校本科生公共基础课程的开课单位，马克思主义学院根据学校方案的要求，结合学院的现有资源，依托"中国大学慕课平台＋北大教学网"，组织"马克思主义基本原理概论""毛泽东思想和中国特色社会主义理论体系概论""中国近现代史纲要"和"思想道德修养与法律基础"4 门思想政治理论课教学，充分贯彻线上"大班上课、小班讨论"的精神，确定了"观看慕课视频＋自主学习资料＋教师在线答疑＋师生论坛讨论"的"四位一体"的线上教学模式。

　　北大思政慕课坚持"理论为本、内容为王、问题导向、形式创新"的教学理念，由北京大学马克思主义学院 25 名中青年教师集体倾情打造，是北京大学办好高校学生网络思政课的有益探索。从 2018 年秋季学期开始，已经在中国大学 MOOC 平台开设 3 期，学习者高度认可，取得良好效果，积累了丰富经验。2020 年春季学期为第 4 期。学期伊始，马克思主义学院在官方公众号提前发布四门思政课教学内容、慕课课表、主讲教师等教学安排，做好有效开展疫情期间线上教学工作的准备。各院系同学按学校规定正常在选课系统进行选课。共有 46 个教学班的 8000 多名学生在中国大学 MOOC 注册学习。

自 2020 年 2 月 17 日起，4 门课程的教学工作正式启动，每门课程于每周一上午 8 点在平台发布本周课程视频，学生可在该周任一时间自主进行在线观看和学习。同时，各课程教学团队定期在北大教学网发布课程通知，上传课程学习的相关电子资料。学习本周课程后，学生如有疑问或想法，可以到北大教学网该课程的讨论区参与讨论，或通过邮件、微信联系本班助教。本班主管教师、主讲教师根据慕课课程进度，及时查看并回应北大教学网上同学们的留言和讨论。待正常开学后，各班接续慕课课程推送进度，正常组织线下课堂教学，统计学生慕课学习记录，将其纳入正常考勤、考评。

截至 2020 年 3 月 2 日，北大本科生两个周的线上课程学习已顺利完成。开课方式受到同学广泛好评，普遍反映这种教学方式除无法面对面交流、互动性不足等问题外，有独特优势，比如学习时间可以灵活安排，可根据自己的情况自主选择；老师会在录播时提取每节课的精华，讲授简练，知识点比较硬核、简明清晰；可根据情况调整播放速度，适度回放老师讲课重点，而且有字幕，可以非常详尽地听清、记录老师的讲授内容；可以课后看 PPT，看材料学习，本班设置测试题，在讨论版讨论问题，参与其中收获颇多等。

另外，北大思政慕课课程还吸引了众多的校外学习者。截至 2020 年 2 月 29 日，"马克思主义基本原理概论"选课总人数为 22,501 人，"毛泽东思想和中国特色社会主义理论体系概论"选课总人数为 62,707 人，"中国近现代史纲要"选课总人数为 30,996 人，"思想道德修养与法律基础"选课总人数为 10,812 人，给社会提供了优质的教学服务。

为更好服务北大同学和校外学习者的学习，马克思主义学院还从3月1日起在华文慕课网推出慕课"思政热点面对面——习近平新时代中国特色社会主义思想关键词解读"，共18期，每一期均围绕习近平新时代中国特色社会主义思想中的一个关键词，如全面依法治国、全面深化改革、以人民为中心、人类命运共同体、中国梦、新发展理念、美丽中国、全面从严治党等展开。课程采取对话讨论方式，由8位中青年学者担纲，来自全校20多个院系的50多位本科生、硕士和博士生同学（包括港澳台学生）共同参与。每一课均有一位马克思主义学院老师与三位同学参与。课程坚持问题导向，不回避疑难问题。分为视频讲解、老师解读和解答同学疑问三部分，重点解答青年大学生在思政课学习中的疑难问题。课程坚持内容为王，注重内涵式发展，用深刻理论来回应热点难点问题，用生活的语言来表达厚重的思想，展现了思政课的魅力。

疫情，造就了一堂堂特殊的思政课。虽然教学方式有变，但思政课用理论和真理引导学生思想和信仰的作用不变。北大思政课注重形式创新，积极推动线上教学实践，在线上课堂中继续传递坚定信心、讲述中国故事、迸发理论力量。

（马克思主义学院）

北大化身"充电宝"，公开课课程资源大放送

疫情当前，同学们暂无法返校正常上课。虽然无法与老师同学面对面交流，但与此同时，我们也收获了许多此前未曾有过的体验。

线上教学的开展，为日常学习开辟了一片新天地，原本内部的课堂面向社会开放，优质的线上资源、开放的学习平台、共享的名师课堂……原来北大有这么多之前都不知道的公开课资源！

北京大学化身"充电宝"，公开课课程资源大放送。无论是在校学生、校友、中学生，还是对特定领域感兴趣的社会人士，赶快获取北大专属课程"充电宝"，和家人朋友一起，给大脑充充电吧！

"慕课充电宝"：稳定输出，超大容量

为了让公众有机会共享北大优质课程，网络授课当下，北大面向社会开设慕课同步课堂，分批将 2020 年春季学期直播课程的视频，在华文慕课平台上线，开启"追剧"般的学习体验。慕课相会，"宅家也能上北大"成为现实。

2020 年春季学期北大的慕课总数多达 133 门，在中国大学 MOOC 及华文慕课平台，免费面向社会公众开放，课程涵盖哲学、经济学、法学、文学、理学等众多领域。

这些课程的选课人数已经超过了 100 万人次。除了本校以外，还有来自全国各地的 456 所学校在疫情期间引用了北大慕课作为本校 SPOC，开课班次多达 1600 余次，选课人数逾 24 万人次。

"云开讲充电宝"：面向中学生的北大定制款

大学课堂是怎样的？将来要学什么专业呢？北大教授讲的知识我能听懂吗？这些问题就让北大教授亲自为你解答！

"北大老师给中学生云开讲"直播课通过直播互动的方式揭开学科奥秘，讲座内容涵盖数学、物理、化学、生物、中文、历史、哲学等各个领域。北大教授为广大中学生详细解释专业要点，囊括学科选择、学科方向、研究领域、未来发展等。

无论是怀揣好奇心的"小白"，还是颇有研究的"小学者"，都可以与北大资深教授隔空互动。截至 2020 年 4 月 9 日，直播课已进行了 7 场。

北京大学生命科学学院教授瞿礼嘉带来的"植物中那些卿卿我我的事儿"首场讲座，直播在线观看人数超过 60 万。

在高中化学竞赛生眼里，北京大学化学与分子工程学院教授裴坚是赫赫有名的"裴成环"。他在"与'裴 sir'一起认识化学"的直播讲座中，带领大家打开大学化学学习的大门。

在北大学习历史学是一种怎样的休会？历史学是一门怎样的学科？北京大学历史学系教授何晋以身边的北大校园为例，带领大家在探索这座园子的记忆与过去的同时，领略历史无处不在的魅力。

人工智能是近年来"大热"的话题，它和数学学科有何关联？北京国际数学研究中心副教授董彬带领对数学感兴趣的同学，一起探索人工智能与数学的奥秘。

如何借鉴发达国家的经济学理论？如何立足本土的发展经验？北京大学博雅讲席教授、国家发展研究院名誉院长、新结构经济学研究院院长、北大南南合作与发展学院院长林毅夫教授以"迎接世界级经济学大师在中国辈出时代的到来"为题，带你推开经济学的大门，直播在线观看总人数超过 130 万。

物理是什么？物理的方法和精神又是什么？实验中神奇的现象与物理学科有何关联？北京大学物理学院副教授穆良柱用简单的道具，带你打开物理世界的大门。

我们是谁？我们不会成为谁？什么样的人生是值得追求的？北京大学哲学系教授杨立华在这短暂的一堂课中，带你涉足永不停歇的时光长河，抓取最为闪耀的智慧一刻。

后续还有哪些精彩课程？课程预告请关注北京大学招生办公众号。相关视频将同步在北大官方抖音、快手、B站、央视频账号、腾讯微视播出。

错过了直播？没关系！已经直播过的讲座视频，将陆续在各大平台上线。

"学科基础充电宝"：北大法学"入门"必备

想要深度学习一门学科，一场入门讲座能提供必备的指导。疫情期间，原本封闭授课的课堂"摇身一变"，成为网络平台上的开放式讲座，面向全社会开放，共享优质教学资源。

从2018年秋季学期开始，北京大学法学院都会在每个学期的第一周推出"法学阶梯"入门讲座，各门基础课的授课教师开讲"法学第一课"，就如何进入法学之门及学习相关课程提供指引。

2020年春季学期，在法律出版社"有章"阅读平台上，"法学阶梯"入门讲座全部视频（共17部）免费公益开放，为尚未能返校的全国各大高校学子输送精神食粮。

讲座回顾可在"北京大学法学院招生教学信息平台"公众号查看。完整视频及其他讲座视频，可在"有章"阅读平台获取。

"思想充电宝"：经济、金融与管理领域人士的特别定制

突如其来的疫情，作为个体，如何避免陷入自我恫吓的循环？作

为员工，如何适应在线办公的新模式？作为企业家，如何临危不乱保持必胜的信念？作为政府，如何平衡疫情防控与经济运行？凡此种种，在"光华思想力"系列公开课中都能找到答案。

面向对经济与管理领域感兴趣的北大师生和社会大众，光华管理学院推出的"光华思想力"系列公开课与"光华在线"系列课程已经全部上线。

2020 年 2 月 5—17 日，7 位光华管理学院教授分别从宏观经济、消费者心理与行为、企业管理、企业社会责任实践等角度，结合当下疫情防控现状，为观众提供专业理性分析与务实有效建议，全网观看量已超 2100 万人次。

"光华在线"系列在线学习课程将专业系统的商学基础课程，根据互联网特性重新设计后在网上呈现，同时搭配前沿学科讲座。系统基础课第一期推出了"宏观经济学""微观经济学""会计学基础""行为经济学"，采取深入浅出的教学内容、理论与案例深度结合的授课方式，一经推出就深受欢迎。

3 月至 4 月中旬，北京大学以数字金融研究中心为主体，由国家发展研究院传播中心携同全校视频传播平台和第三方媒体直播平台，推出数字金融系列公开课，连续 8 讲全部向公众直播，从数字普惠金融革命、移动支付、网络借贷、智能财富管理、商业银行的数字化转型和央行数字货币等 8 个角度全面介绍中国数字金融的发展、特色、创新和挑战。

从移动支付到网络借贷、从开放银行到数字货币，中国的数字金融不断创新，而且已经走到全球数字普惠金融发展的前列。在新冠肺炎疫情期间，数字金融更是发挥了独特的助力实体经济的作用。

本次数字金融公开课得到北京大学在央视频、B 站、抖音、快手等平台官方账号的直播，百度财经、腾讯财经、新浪财经、凤凰财经、搜狐财经、新华网思客、快手研究院、头条财经、知室、知网、《中国经营报》《新京报》《深圳商报》等媒体平台也积极参与，向更多公众同步直播。据不完全统计，全网累计观看公开课直播人数约为 1677 万。其中，黄益平教授的第一讲"中国的数字金融革命"的录播视频在中共中央宣传部主管的"学习强国"平台上线；徐建国教授的最后一讲"解开央行数字货币的神秘面纱"被中央广播电视总台主办的央视频首页推荐。

"继续教育充电宝"：指导性强，适宜全家人共享

新冠肺炎疫情袭来，如何防控新冠病毒感染？如何调节重大疫情环境中的心态与思维？疫情冲击下的中国经济如何发展和应对？

在新冠肺炎疫情防控攻坚的关键期，在北京大学党委宣传部、继续教育部的指导下，北京大学继续教育学院面向公众，推出北京大学抗击新冠疫情继续教育公开在线课程。居家期间，这块防疫专属"充电宝"适宜全家人共享。

课程面向公众，涵盖健康和心理、政策和管理应对系列专题，包括疫情防控知识和要点、心理建设、防疫营养助力、经济发展影响和政策应对、防控中的法律常识、应急管理舆情应对、企事业单位战略管理和国际关系视角看疫情等 9 门课程，希望以此促进公众在疫情下理性思考，注重生命关怀，帮助公众以科学精神防控疫情，助力每一位公民不只等待风暴过去，而是学会在风雨中成长，同时间赛跑，与病魔较量，坚决打赢疫情阻击战。

1. 健康和心理调节专题

（1）新型冠状病毒感染及如何防控

（2）重大疫情环境中的心态和思维调节

（3）跳出家庭沟通"三雷区"

（4）防疫生活与营养助力

2. 政策和管理应对专题

（1）疫情冲击下的中国经济发展和政策应对

（2）新型冠状病毒防控中您该知道的法律知识

（3）大规模突发冲击与企事业单位战略管理

（4）从新冠肺炎疫情事件谈应急管理中的舆情应对

（5）从国际关系视角看新冠肺炎疫情的影响与全球合作前景

2个专题、9门课程，都与抗疫过程中大家的生活和工作息息相关。专家讲授深入浅出，对疫情下的生活和工作具有很强的指导性。

3月5—10日，课程面向社会公众播出，全网累计有170余万人次同步观看，平均每门课程观看人次达21万。人民网公开课专题推出后，也得到公众和高校师生的广泛关注，已有10万人次学习。

登录北大新闻网、人民网公开课、北大继续教育学院网站，以及北京大学官方抖音、快手、B站、央视频账号，即可回看课程。

"医学充电宝"：提升医药卫生类学生的职业能力

北大医学在线积极落实教育部《关于在疫情防控期间做好普通高等学校在线教学组织与管理工作的指导意见》的工作要求，实现"停课不停教、停课不停学"，为医学专业学生提供校外学习课程，力求贴近工作实战场景，提升同学们的职业能力。课程涵盖基础、临床、护理、医学人文、患者教育等方面内容，邀请国内相关领域的优秀师资参与制作，北京大学医学部培训机构和出版社提供课程素材。

北大医学在线自2020年春季学期开学起免费向公众开放，公众可以通过手机或微信注册登录，观看课程。平台（https://www.online.medtime.cn/）现有课程59门，后期将会持续增加课程。

科学防疫，学习不止，春天正是读书天。在这一段难忘的特殊时期里，手握"北大充电宝"，一起分享知识，收获成长！

（新闻中心）

线上体育课，疫情期间不忘健身

北京大学体育教育工作历史悠久。老校长蔡元培先生提出"完全人格，首在体育"，在民族危难时期把体育排在第一位。2019年，"健康校园，体育先行"成为新时期北大体育教学工作的总体指导思想。在北大，体育不仅是一项运动，更是教育的一部分；体育不仅要育体，还要育心。北大的体育课不仅是课程，更是通过体育教学让北大学子树立终身体育理念和习惯的平台。

在疫情到来时，北大体育教研部没有迟疑、没有观望，遵循学校的总体指导思想，快速落实居家战"疫"的体育教育内容，脚踏实地落实线上体育教学的各项准备工作，体现了北大体育人在疫情时期的一种责任和担当。

从2020年春节开始到2月下旬，北大体教部已推送了21篇关于居家战"疫"的公众号文章，并和北大电视台合作直播了"太极拳第一课"。快手数据统计显示，共有43.9万人观看了此课程。北大体育的战"疫"教育得到了极大的社会推广，获得了良好的社会评价。

线上体育教学有其特殊性。2020年春季学期北大本科体育教育共有35个项目、258个必修课班。其中，不少体育课程项目是非常依赖场地、器材的。体教部根据体育课程的特点，进一步明确线上体育教学的基本原则——"整体统一，兼容并包"。"整体统一"既代表北大体育教育在这一特殊时期为全国各地的北大师生运动战"疫"树立坚定的信念，又遵循战"疫"时期的体育教育规律，为依赖场地器材教学的课程提供统一的、可操作的教学内容；"兼容并包"是给个人能力突出的教师相对灵活的教学空间，更好地促进师生交流，保障教学质量。

为了保障线上体育教学的顺利进行，体教部从五个方面进行了充分的准备：一是制定疫情时期教学项目的教学进度和内容安排。35个项目的负责教师群策群力制订线上教学计划、内容，录制各项目居家锻炼的小视频。二是确定前四周统一的体育教学内容，体育与健康理论教学和太极拳八式，并重新编排北大的特色项目"一拳一操一游泳"的主要教学内容，录制健身操和体能训练教学视频作为统一网络教学的主要内容之一。三是加强对老师们线上教学的技术指导。在学校教师发展中心网络教学技术培训的基础上，成立了教学教研室网络教学技术支持小组，对教师开展更加适合体育教学的网络教学技术培训，随时回答老师们的各种技术问题。四是开课前，召开体教部全体教师视频会议，再次就网络教学统一思想，提醒老师们注意各种可能要发生的问题。五是在公众号连续推送《网络教学工作方案》及《网络教学工作 Q&A》，广泛宣传推广线上体育课程。同学们积极选课，2020 年春季学期体育课增开 10 个班，与往年基本持平。

开学第一周，体育教学有条不紊地进行。虽偶遇网络阻塞等特殊困难，老师们依照前期做好的预案，沉着应变，顺利完成了各项教学课程。老师们跟分散在全国各地的同学们在第一堂体育课上热烈交流，场面有趣、温馨、感人。相对于线下体育教学，同学们在线上教学课程中表现得更为活跃，愿意与老师有更多的互动。往常线下课堂的锻炼打卡时间很紧，老师们没有充足的时间纠正同学们的动作。现在由于线上课堂的延伸性，同学们可以把自己健身的动作视频发给指导教师，得到更充分的针对性辅导，提升了师生关系的融洽度。在疫情严重的情况下，同学们发自内心地想要强身健体，增强抵抗力。他们积极要求通过视频健身打卡制度督促自己锻炼身体。而且，部分学生家长也向老师表示希望能和自己的孩子一起学习，从而改善体质，增强免疫力，调节心理状态。在居家战"疫"时期，北大人的线上体育教学同时增强了家庭的凝聚力，带来了更多的正能量，更惠及了更多需要和热爱健身的民众。北大体教部59名教师用自己的行动，集体表达了北大体育人面对困难时团结一致的精神状态和强大战斗力，这也是体育教育工作者应有的素养和担当。

（体育教研部）

汇丰商学院师生在世界各地共启"云端"新学期

2020年2月17日，北京大学汇丰商学院在严格落实各项新冠肺炎疫情防控工作的同时，充分利用新一代信息技术，首次"云端"开学，实现了"延期不返校、延期不停教、延期不停学、延期不停研"。

2020年春季学期第一模块中，全日制硕博项目的50门和全日制MBA项目的1门课程已全面开始在线授课。课程包括"博弈论""传媒产业研究""金融经济学""战略管理"等，涉及经济、金融、管理以及财经传媒等领域。教师们通过线上教学，采取直播和录播相结合，群组讨论、语音答疑辅导等灵活多样的形式，与在家中的同学们远程互动，做到"标准不降低、学习不停顿、研究不中断"。对于线上教学产生的挑战，授课教师们还就教学经验、教学中的技术及课程管理问题进行了热烈的线上讨论，取长补短，提升线上教学的教学质量。在职学位项目也已做好逐步开展线上教学的各项准备工作。

"国际化"是北京大学汇丰商学院的一个鲜明特色，目前有30%的外籍教授和来自世界42个国家和地区的100多名留学生。2020年1月中旬寒假开始，国际老师和学生陆续回国度假。未料新冠肺炎疫情暴发，大多数学生被迫滞留海外，无法回校上课。同时，还有23名老师在国外，7名老师在中国香港和台湾地区，无法按时回校授课。

为保证全院师生能按时保质保量地通过网络开课，学院从2月初就开始积极准备。由于很多课程是由老师在境外授课，学生们在全球上课，对平台和网络的技术要求更高。信息化办公室工作人员认真选择平台，耐心处理各种技术问题。老师和学生们也积极熟悉网络授课新技术新环境。2月17日，身处世界各地的北大汇丰师生们再次相会在课堂上，与以往不同的是，这次的课堂在"云端"。其中，40余名国际学生和中国学生一起，开启了"云端"上的2020年春季学期。

新学期的"云端"授课涉及欧洲、北美洲、亚洲、非洲的很多国家和地区，面临时区差异、网络接入不稳定、校园资源访问受限等问题。学院相关工作人员帮助老师们采取直播、录播相结合等形式，灵活协调教师辅导与学生讨论时间，并建立各种社交网络群组，保证师生交流顺畅和高效。

来自印度的留学生克里希纳说："在当前情况下，我们仍能有条不紊地上课，并和老师、同学一起交流，这让我非常惊喜，我对学院感到非常骄傲。"他表示，学院在在线平台设置的录播课程回放功能非常有帮助。最后，他希望疫情能尽快好转，"因为我非常想念镜湖和学院的伙伴们"。

学院有12名学生（7名中国学生和5名留学生）留在学校，1名国际学生因访友滞留湖北隔离。面对这种情况，开学首日，汇丰商学院院长海闻带队走访学生宿舍，了解留校学生的学习生活情况。对于滞留湖北的学生，学工老师与其保持每日密切联系，为其解决实际困难。

疫情出现后，学院国际办公室第一时间与所有国际学生建立了"一对一"联系机制，并建立多种社交网络群组，及时回应咨询和求助，定时推送疫情新闻和学校通知，帮助他们及时了解相关资讯，妥善安排学习生活。国际学生纷纷表示，他们对早日战胜疫情抱有信心，并期待着早日回到深圳，重返校园。

（深圳研究生院）

文研院线上开展学术活动

　　庚子春节如期而至，人们却与迅速蔓延的新冠肺炎不期而遇。直面疫情，北大人文社会科学研究院以新栏目、新形式、新举措，迎接特殊时期的困难与挑战。

　　为积极响应北京大学疫情防控工作方案与 2020 年春季学期教学工作部署，文研院在第一时间成立疫情防控小组，结合实际情况作出工作部署。在北京大学党委书记邱水平、副校长王博来访调研时，文研院院长邓小南介绍了文研院防控工作情况和新学期工作安排。

　　非常时期，文研院调整既有的活动形式，积极利用微信公众号与中英文网站等线上平台，围绕"文明: 中华与世界"的主题，服务学术，服务学者。

　　2020 年 2 月 15 日，针对当下态势，文研院、北京大学科学技术与医学史系联合线上举办"科学·文明"系列讲座第六讲"新冠肺炎: 从哪里来，向何处去？"北京大学科学技术与医学史系客座教授、浙江大学教授王立铭围绕新冠肺炎的自然史、传播机制和治疗策略，复盘两个月里的得与失，举一反三地思考疫情折射出的公共卫生事件、科学传播和公众科学素养等相关问题。本次讲座是新学期首场学术活动，当日播放量逾 20 万次，引发热议。

　　疫情改变了授课方式，却丝毫未减师生探求知识的渴望。文研课程是文研院邀请海内外著名学者为北大本科生、研究生开设的专题课程。2020 年春季学期，适逢紫禁城建成 600 周年，文研院协同北大历史学系、艺术学院，与故宫研究院共同推出"中国古代书画鉴定与鉴藏""明清宫廷建筑与宫殿陈设"。在疫情的影响下，本次授课由线下转至线上。两位主讲人——王连起先生与张淑娴老师，受邀为课程录制音频。文研院工作人员对素材进行后期制作，形成视频后加以推送，供读者领略深厚的书画鉴定魅力与明清宫廷建筑内檐装修情况。据统计，近 200 名师生报名旁听本次课程。

为持续输出优质的学术内容，文研院微信公众号新增设"疫情下的省思""文研线上学堂""新书推介""学人往事"等专题栏目。

"疫情下的省思"以学者的笔谈、文章为承载，围绕与本次疫情以及历史上公共事件、公共危机相关的政治、经济、法律、文化的复杂成因及后果，进行分析和反思，也将尝试在古今中外相关的历史经验中，从人类曾经的各种灾难与危机中寻找镜鉴。截至 3 月 4 日，车浩、陈映芳、陈平原、梁其姿等来自文学、法学、社会学、历史学等相关领域的 6 位专家学者，以良心与担当，直抒关切。栏目文章总阅读量逾 10 万次。其中，北京大学历史学系教授邓小南所著《言路的通塞，对国家治理意味着什么》阅读量达 4.5 万，复旦大学文史研究院及历史系特聘教授葛兆光所著《到后台看历史卸妆》阅读量达 3.6 万次。

"文研线上学堂"栏目聚焦不同学术议题，将文研讲座、论坛等活动进行梳理与归并，未来也会邀请不同学科领域的学者在栏目中分享他们的研究成果，进行深度交流。同时，该栏目正在陆续推出由文研院与三联中读合作展开的"北大文研学堂"第一季内容。樊锦诗先生、李零教授、许宏教授等十余位学者围绕"文明的起源"专题，从各自的领域和视角出发，回溯早期中国的历史，探究西方文明的起源，寻找东西方文明之间交流互通的路径。

"新书推介"栏目则对和文研院有关学者的学术出版情况进行追踪和介绍，截至 3 月初，已有 3 位邀访学者在该版块下推送新书，分别是北京大学考古文博学院刘未副教授的《鸡冠壶》、中国社会科学院古代史研究所陈志远助理研究员的《六朝佛教史研究论集》、复旦大学出土文献与古文字研究中心郭永秉教授的《九个汉字里的中国》。

文研院依托多学科背景，新增"学人往事"等版块，或以学理性议题凝聚多方学术力量，或以学人往事钩沉学术史脉络，通过音频、视频、图文搭配的方式加以推送。同时，原定于 2020 年春季学期举办的文研展览，也通过线上展出的方式呈现部分展陈内容。其中，近期推出"袁复礼旧藏西北科考团摄影展·新疆"，分为漫漫征途、科学考察和西域风情 3 部分，追怀前辈学人的开拓精神，探索丝绸之路研究的今昔与未来。展览在筹备阶段得到了多方支持，并由文研院公众号陆续推出展陈内容。

此外，为减少聚集，文研院延缓第八期邀访项目的开始时间及秋季学期邀访项目申请的截止时间，以期为有意申请的学者预留充足的准备时间。

在这段注定不寻常的岁月里，文研院秉持"涵育学术，激活思想"的宗旨，切实凝聚，守正创新，以多种方式开展学术活动，拓宽线上学术交流平台，让更多关心和热爱学术的人听到学者们在文研院发出的声音。学人的睿智与哲思，学术的道义与担当，将赋予我们面对挑战的理性与勇气。

（周诗雨）

从北大医学"一线教师"到"网络主播"大变身

由于新冠肺炎疫情的暴发，北大医学部的教师们走上了"被迫在线营业"的道路，来一起窥探一下这些新晋主播们背后的秘密吧！

老师化身为最勤奋的学生

公共卫生学院毒理学系开设的本科生课程"毒理学基础"如期上线。课程利用学习通平台，采用录播教学与线下答疑相结合的教学方式，主要讲授了毒理学的基本原理与知识、研究方法与安全性评价以及学科发展等内容。

与传统的课堂授课不同，线上教学更加依赖网络教学平台，也向授课老师提出了全新的挑战——如何录制课程？如何通过网络教学平台管理教学？为确保线上教学顺利开展，此刻老师们变成最勤奋的学生，努力学习掌握课程录制技巧、熟悉平台操作、学习不同软件的使用，这期间遇到各种挫折，重录更是家常便饭。但是所有的老师都努力克服困难，按时完成每一章的课程录制。开课前组织课程试播，分段压缩上传长视频避免服务器过载，积极探索多样化的线上授课工具，同时采取"课前签到""后台听课""线下答疑""记录听课台账"等多种方式，弥补线上授课的不足，保证教学质量。

"医学微生物学"是一门介绍与传染病有关的微生物的生物学性状、致病性和免疫性以及诊断和防治等知识的医学基础课程。新冠病毒肺炎疫情的出现，更使得该课程备受学生关注。

为了保障线上教学的顺利进行，教学副主任彭宜红老师组织召开了两次任课老师备课会，开课前反复研讨、制定了详尽的线上教学方案，并做好充分准备；教学秘书何晓燕老师带领赖鑫源、张婧、顾志强、王林和曾婉嘉 5 位研究生助教，承担了大量的幕后工作，常常从早上 7 点多到晚上 10 点多，网上还能看到他们的"踪影"。杨恩策老师积极献计献策，帮助老师们解决课程资源上传的问题；后续上课的老师们，也一边听课观摩一边认真做着线上教学的准备工作。

学生，一个都不能少

药学院化学生物学系张志丽老师接到线上授课的通知时，迅速把现状在脑子里过了一遍。跟孙崎老师一起讲授"有机化学"的医学留学生班有 50 多人，大概分布在近 20 个国家，现在学生情况一片空白，他们有网络吗？手机有信号吗？知道怎么上课吗？

韩国学生和日本学生问题不大，网络好而且随时可以求助；10 多位来自东南亚的同学，如尼泊尔、阿富汗、柬埔寨、缅甸、泰国，大部分地区网络也还能满足。另外汉语基础和相近的文化习俗也使他们学习能力更强一些。

张志丽最担心的是来自非洲博茨瓦纳和赞比亚、南美洲委内瑞拉和圣卢西亚，以及大洋洲巴布亚新几内亚的十几位同学。从历年经验来看，这些同学大部分汉语困难很大，按照使用指南也一定有人找不到超星平台和班级公邮里的讲课视频资料；更何况有的家庭中没有网络，再加上大约 6 到 12 小时不等的时差……

指导留学生开课前获得讲课视频和教材资料就成为张志丽开展线上教学战"疫"的第一枪，就从巴布亚新几内亚的奥吉瑞同学说起，盯住他把学习资料下载保存就是一场硬仗。

奥吉瑞说他可以收电子邮件，但是反复尝试将近 20 分钟却总是收不到。于是张志丽让他从 163 公邮中下载——先把网址发给奥吉瑞，他打开后截屏发照片，然后张志丽在照片上画红箭头"点这里"再发回去，比如"密码登录在这里""免费邮""点此进行验证"等等。终于照片显示能打开发件箱，奥吉瑞也很高兴。

由于视频文件是压缩后发送的，奥吉瑞总是解压不成功。从语言上看奥吉瑞有些着急不想继续了，张志丽马上鼓励他再试试，别怕麻烦。张志丽突然想到，直接把录音的 PPT 文件发过去，这个文件小不用压缩。万幸奥吉瑞的 PPT 版本够高可以播放，等把所有的语音 PPT 放在发件箱，张志丽才松了一口气，等待着奥吉瑞胜利的好消息。然而过了很久张志丽才收到一个英文回复，大意说在奥吉瑞的国家网费太贵了，他要重新找地儿再登录。

张志丽顿时特别歉疚，以前以为学生语言不好可以帮他，网速不够也能慢慢下载，完全没有想过学生的费用问题，和显示条缓慢移动时学生的心理压力。最后确定奥吉瑞获得全部学习资料已经是在几个小时之后了。

张志丽说道："大家常说贫穷限制了我们的想象，看来富足也限制了我们的想象，我们觉得理所应该的日常，却不知他们已用尽全力。平时我们总是会关注能力强学习好的同学，却很难对暂时落后的孩子感同身受。两千多年前孔子提出的'有教无类'，也是把了解和感知不同的学生放在了首位，这次特殊时期的线上教学体验才使我深深领悟！"

为了帮助同学们顺利地上网课，北京大学已经为经济困难的学生补贴每人 300 元的网课流量费。

抓住机遇，完善已有在线课程

"流行病学"是公共卫生学院的骨干学科，也是预防医学专业本科阶段的必修课程。课程为国家精品课程，授课团队为流行病与卫生统计学系教师。新型冠状病毒肺炎疫情使得"流行病学"成为家喻户晓的学科，预防医学专业的学生也对课程充满了期待。

公共卫生学院流行病学系教学团队早在 2013 年就开始组织建设流行病学慕课课程"流行病学基础"，于 2014 年 9 月在中国大学慕课平台上线。该慕课共两个部分，均被评为国家精品在线课程，在线注册学生已超 7 万，授课团队包括李立明、胡永华、詹思延等资深教授和中青年教学骨干。经过系内讨论决定在特殊时期采用本系制作的慕课进行本科生教学，利用中国大学慕课平台的互动区域进行师生交流。

助教团队负责维护在线课程资源，为方便学生学习，在约定的固定时间为学院学生进行在线答疑。师生互动热烈，虽然隔着屏幕，但依然能感受到学生们热切的求知欲望。在讨论区中，不仅助教负责回复，在线学习的同学之间也会互帮互助，主动解答同伴们的问题。特殊时期使得电子化教学成为教师基本功之一，也为团队全方位提升教学能力、完善网络课程建设提供了机遇。

"护理研究"是本科生必修课，主要介绍护理研究的基本步骤与方法，使学生具备评判性阅读专业文献和在指导下初步进行护理研究的能力，为毕业论文打下基础。课程理论与实践相结合，需通过实例剖析和反复练习，才能把握要点。课程除案例讲解外，辅以小组案例学习、研究计划书撰写与互评、论文评阅等学习方式。线上教学期间，结合"护理研究方法"在线课程，补录 PPP 音频；针对各学习单元，布置讨论题目、论文实例、案例学习提示问题等，引导学生学以致用；各单元发布明确的学习任务，并通过瞩目会议实时讨论与答疑。

学生们反映"尽管遭遇教育双十一的网络拥堵，但开启了研究选题的灵感""课程讨论促使对之前研究的反思，发现了未曾发现的问题，实用性很强"；认识到"研究需要严谨的思维、踏实的工作，大胆假设，小心检验"。线上教学即使因网络拥堵问题不断，却第一次通过学习平台和视频会议，将师生距离拉得更近。在讨论区可以看到每名学生对内容的认真反思、对个人观点的充分表述，也真正使研究生助教由"学生"变身为"老师"。更为可喜的是，学生能抓住当前突发事件，针对疫情防控提出选题思路。特殊时期虽遭遇特殊问题，但敬业的教师、智慧的助教、包容的学生，无不用自己的实际行动展现着共克时艰的民族大义和北大医学人的责任与担当。

"内科护理学2"是护理学专业本科生最重要的必修课程之一，主要包括神经系统疾病病人的护理、传染病病人的护理、护理药理3部分内容。内科护理学教研组一直在探索PBL、情景模拟等多种教学手段，取得了很好的教学效果。为了适应互联网时代学生学习的需求，教学团队也在思考如何通过在线教学，使师生互动更充分、学习效率更高。2019年，"神经系统疾病病人的护理"获得了医学部教育处和护理学院的在线课程建设立项资助，邀请北京大学第三医院神经科张英爽主任团队、北京大学国际医院神经科刘献增主任团队、康复科徐峰副主任团队，共同完成了这门课程的建设工作，并于2019年12月12日在中国大学慕课成功上线。

内科护理学教研组通过多次集体备课，确定了当前可行的教学方法。以"神经系统疾病病人的护理"内容为例，以前期建设好的中国大学慕课课程为主要教学平台，配合使用超星学习通平台和微信群。中国大学慕课与本科生的教学进度完全一致，主要发布教学视频、课件、疾病指南及专家共识、重要参考文献、单元测验、单元作业及结课考试等内容。考虑到学生对平台使用的倾向性不同，以及网络速度差异大，教师将所有的课程相关资料，同步发布在学习通平台和学生微信群里，以保证每个同学都能按时获取到学习资源。疫情来得突然，很多同学寒假没有带教材回家，教师及时将北京大学医学出版社和人民卫生出版社的相关教材资源分享给学生。为了激发学生们对这门难度较大的课程的学习兴趣，还在课堂讨论区设置了不同主题，比如"对神经系统疾病的印象""新冠疫情期间脑血管病的救治""国际罕见病日——神经系统罕见病"等，同学们参与非常踊跃，有很多高质量的、能体现学生独立思考能力的发言内容。往年在课堂进行的 PBL 讨论，现在灵活采用了在线会议功能。学生们课前准备充分，课上秩序井然、讨论热烈，完全消除了教师在课前的担忧。

翻转课堂，激发学生积极性

"医学寄生虫学"以生物形态为基础，讲述不同寄生虫对人体的感染方式、致病机制、危害及如何进行诊断和防治。课程每部分内容均以"形态"开始，尤其在讲授某些机制、诊断及与大众生活密切相关的防控时，图片和动画比语言、文字更能给学生直观的感受。特别是一些视频资料，由于视频文件格式、大小、播放软件等方面的限制，在给同学的课件中这些资料大多不能播放。而线上教学则可以反复播放、重复观看，因此线上课程给学生提供了大量的图片和动画，突出课程特色，这对于提升线上教学效果发挥了重要的作用。

提出问题，并即时了解学生的学习问题，在线上实时进行答疑和互动，这是教学团队空中翻转课堂的模式。这种模式使教师在制作视频课件时提前考虑学生可能出现的问题，因此准备的内容往往会比课堂授课的内容更丰富和全面，同时教师还需要随时了解学生的学习状况、普遍存在的问题意见和建议，通过学习通和微信和学生交流，收集反馈信息、调整教学，促进了师生的交流和互动，使师生之间的联系比原来更加密切。

线上教学也改变了以往的教学组织模式，团队合作成为线上教学顺利实施的重要保障。前期已经完成制作视频课件的教师提供"技术支持"，与其他教师互动分享经验、教训，共同推进和保障线上教学顺利运行。

除利用视频课件讲授相关课程知识外，线上答疑这个环节必不可少，学生课前学习、课上答疑，开放答疑时间，学生可随时通过学习平台及微信群提问，教师解答，这也给教学增加了很多工作量。所以，要做好线上教学，每位授课教师除了"硬核"的设备、熟练的线上教学技术以外，还需要一个强大的"后援团"：暂时没课的教师、研究生助教都在共同维护课程的正常运行，一人线上答疑，全员助教成为线上教学特殊的一道风景。

医学人文学院医学语言文化系李俊老师主讲的"医学方向口译课"，教授全球健康、医学教育等主题讲话的交传和视译技能。在网课授课中，为了突破实践点评难、互动差及教与学负担重等难点，李俊设计了五步教学法。第一步，课前发放讲话文稿、视频等资料。学生朗读、视译文稿，做录像讲话的交传，并录音。第二步，授课时，用学习通"讨论"，辅以微信语音问答，教师示范借助电子资源结合上下文理解原文，重要讨论问题加精置顶。第三步，由各发起讨论者整理讨论结果，交助教汇总，教师审校后上传平台。第四步，学生互评作业，教师打分并随机精阅。其间，学生自查修改科大讯飞语音转写译文稿，存疑之处，教师回答。第五步，教师批阅学生自查稿后上传平台。

公布成绩权重设置及使用平台活跃度作平时成绩参考，鼓励学生参与学习。在讨论中，启发学生反复思考、对话；点评时，关注学生优点与进步。

在线授课小技巧

药学院药理学系卞希玲：

在上传至系统之前，我试听了一下，这一听不要紧，"啊，啊，啊"，5分钟的内容里，居然会有10个"啊"，果断重录。仔细分析出现"啊"的原因，每次一说英语就心虚，着急忙慌的时候，思维一停顿，就会出现"啊"这个口头禅。原来所有不自信和焦虑，都以某种形式出现在了声音里。仔细比对，自信的时候，与讲的内容共鸣的时候，心情好的时候，传递出来的声音就好听。我总结了如下小窍门：每张幻灯片，说话不要超过3句。需要用9句话讲清楚的时候，就把幻灯片复制3遍。讲稿要写，但不能念，一念容易快，与正常的思维速度不一样。

药学院药剂学系谢英：

速课、EV录课、PPT加旁白，几个尝试之后，发现PPT加旁白效果最好，操作也最简便。2019版PPT界面真的很友好，操作也更加流畅，关键是它还有实时的摄像头，可以把讲者的视频和课件合二为一，让听者不那么枯燥了。尝试了几张片子后，我发现自己的小动作还是有点多，不能让学生分心，我果断地切掉了视频。为了教学效果，现在我已经设备齐全，不只是一个笔记本孤军奋战了，还有手写板、麦克风，可谓专业水平啦。在录课和平台管理中我有了一些经验，经常还会在300多人的大群里"指点一下"迷津，让更多的老师少走弯路。

所谓"教无定法"。非常时期，采用"线上教学"的变通之法。回归正轨，将更能体悟"线下教学"的情境之妙。两相结合，博采众长，方显"教学有法"。刘勰说："操千曲而后晓声，观千剑而后识器"。首次尝试"线上教学"之后的反思，是为了今后无论是"线上"，还是"线下"的教学之路，都能够砥砺前行。因为，只有亲历"实战操作"的得与失，方能体会"纸上谈兵"的深与浅。

线上讲课一分钟，线下折腾一小时。其实，不论是"线上主播"还是"一线教师"，老师们的心愿都是一样的，希望同学们在特殊时期也能够保证学习进度和学习质量，不要"游艇"也不要"大火箭"，老师们只需要大家一心向学的"小心心"。

（素材由基础医学院、药学院、公共卫生学院、护理学院、医学人文学院提供，北大医学部宣传部韩娜整理）

66 岁北大教授跨越 13 小时时差、14,000 千米的硬核课堂

燕园有一名师，任教三十载不下讲台，在北大"流传"的各种版本的好课推荐名单中，总有几门历史课名列其中，这些课程的任课教师就是北大历史学系教授阎步克。2018 年，北大专门设立"教学成就奖"奖励为人才培养作出重要贡献、具有很高声誉和影响力的资深教师，阎步克是首位荣获该奖项的教师。

同学们不论什么专业背景都想走进他的课堂，听他讲解纷繁奇异的历史现象。他的课一向是"一座难求"。1988 年留校任教如今已 66 岁的阎步克每学期都坚持承担教学任务。然而，受新冠肺炎疫情影响，2020 年春季学期的教学工作变得有些特别。到北美探亲的阎步克，因双方航班停飞暂无法回国，于是他成了线上"主播"，坚守在一方"讲台"。

2020 年春季学期，阎步克一共参与讲授 4 门线上课程："中国古代的政治与文化""中国古代官阶制度""秦汉魏晋南北朝政治历程""中国传统文化专题研讨"。

开设的 4 门课中，旁听和选课的同学都有，400 余名学生和老师一起克服困难，共同学习历史知识。

北京时间晚 8:00，美东时间早 7:00

"在推迟开学期间，学校提供了若干'不停学'的方式，如直播、

录播、慕课、研讨等，供教师酌情选择。我决定先尝试'直播'方式。"
阎步克借助 ClassIn 平台为同学们直播授课，同时也在北大教学网上
尽可能提供更多的课程信息与学习资料。

北京时间与美国东部时间相差 13 个小时。因疫情影响暂无法回
国的阎步克为了不耽误同学们的课程进度，时差也要努力克服。

"'中国古代的政治与文化''秦汉魏晋南北朝政治历程'两门课，
我跟学生约定北京时间晚 8:00 上课，对我则是早 7:00 上课。这就要
在头一天的晚上做好准备，早上提前起床。"

"也许还要直播若干周，我将继续努力。"阎步克说道。

"对我这样奔 70 岁的老年教师，这是一次新尝试"

说到线上教学，阎步克称之为一场全新的体验。"对我这样奔 70
岁的老年教师，这是一次新尝试，需要学习摸索。"面对直播视频软
件的使用，阎步克做了很多功课，包括尝试一些直播平台。

"作为老年教师，接受新事物、掌握新技术不够敏捷，花了很多
时间下载、安装和摸索，以及跟助教反复演练，总算在正式直播之前，
初步掌握了操作方法。"

与面对面授课大不相同，线上平台没法直接感受课堂的气氛，并
获取全体同学的实时反应。直播时面对的是授课的影像和课件，和"台
上"的 6 位同学。

"若逢他们关闭了摄像头，我一时就有'面对旷野'上课的感受。"
阎步克表示，这样的上课形式，听不到同学们的笑声，也看不到他们
表示理解或者疑惑的表情，与多年的线下授课体验相比，多少还有点
不适应。不过阎步克探索了同学们轮换上台的方式，让大家都通过摄
像头互动，增强了双方的体验感。

"线上教学的 ClassIn 平台还提供了一些线下教学不具备的功
能。"阎步克很好地适应了崭新的教学方式，并且还发现了一些新的

亮点。比如同学们可以随时在聊天窗口中进行评论，实时表达疑问、联想、感受以及评价等，就类似"弹幕"的效果，增加师生之间的互动。

"总希望幻灯片更精美、更精当，更好地反映教学内容"

听过阎步克授课的人，总对他的 PPT 印象深刻。在阎步克的 PPT 里，各种史料、图片、表格、示意图等经过精心加工，抽象的内容一看便明白，不太容易听清的古文也一目了然。

在探索新鲜的线上授课平台的同时，对于授课内容的质量，阎步克也是绝不懈怠。每次备课都要有所改进，这是阎步克一直以来给自己的标准。

为了给同学们提供更好的上课体验，阎步克做了充足的准备。开课之前，他为"中国古代的政治与文化""中国古代官阶制度""秦汉魏晋南北朝政治历程"3 门课程提供了课程介绍、教学计划、教学大纲、课程表、PDF 课件、参考书目录以及参考书电子版等下载内容。

"中国古代官阶制度"的课件积累了很多轮，需要对教学内容进行修订，他重新制作五六百张幻灯片。"出于多年积习，总希望幻灯片更精美、更精当，更好地反映教学内容。"为了便于同学们预习和复习，阎步克将 2020 年春季学期这门课的内容都整合成 PDF 版课件，此外还有百余种多年来通过各种方式搜集的电子参考书。"在疫情期间，选课同学既不用出门借阅购买资料，也用不着上网搜索，在北大教学网上就可以直接下载阅读了。"

"一生中有若干年在大学度过，与五千年的历史与文明对话是值得珍视的机会。历史学系的四年时光，你不会毫无所得。"这是阎步克给所有历史学系学生们的寄语。待到繁花烂漫时，我们期待早日回归燕园，再一次走进阎步克的课堂，打开中国历史的深邃时空。

（新闻中心）

线上线下相结合，毕业答辩工作有条不紊

毕业论文，是学生时代最后一次作业。几年的心血凝聚在这一篇论文里，是给自己一个满意的结果，也给那些年的时光一个最好的交代。因为新冠肺炎疫情暴发，2020 年毕业生们的论文进度受到不同程度的影响，学位论文答辩工作也面临前所未有的困难。疫情时期的毕业答辩更显意义非凡。如何实现大规模线上答辩的可行性，做到线上线下效果相同？这些问题一直都是 2020 年春季学期以来，积压在老师和毕业生们心上的头等大事。让我们一起走进这个夏天的答辩工作，看看在幕后默默付出的老师们如何"过五关、斩六将"，为特殊的毕业季保驾护航。

历时三月，敲定方案

2020 年 2 月，冰封的未名湖水开始融化，毕业生们本应开启学生时代最后一个春夏，无论是忙碌地修改毕业论文，还是约上好友一同拍毕业照，都是往日的校园里最稀松平常又美好的事情。

然而，新冠肺炎疫情的暴发让开学遥遥无期，论文答辩、学位授予成为毕业生和老师的难题。为了降低疫情对学生深造和就业的影响，保障符合条件的研究生及时获得学位，2 月 20 日，北大研究生院根据当时的疫情形势，召开会议讨论学位工作，预设出线下和线上结合的论文答辩方式。此外，研究生院还调研了多种视频会议软件的功能，评估线上答辩的风险。

一周 7 天、一天 24 小时随时待命，相关部门根据同学与导师们的需求不断优化服务。

3月，经过在视频会议软件开发公司、北大学位会议系统开发公司、兄弟高校、北大计算中心、北大法律事务办公室、北大法学院教授和广大教务老师范围内的调研，并经研究生院院务会讨论，形成了《北京大学视频答辩方案》的预案。

学校的各部门之间积极沟通，反复修改具体方案和操作手册，提高了工作效率，也使视频答辩工作具有了仪式感。

5月，抗疫形势逐渐好转，学位论文答辩等各项工作安排也臻于成熟，研究生院发布《关于本学期研究生学位论文答辩工作的通知》，正式确定了论文答辩形式，答辩工作在学校几个月的探索下有条不紊地展开。

专家评阅怎么办？

在进行正式的答辩之前需要先请专家进行论文评阅，以往多是将学生提交的纸质版论文送交校内外专家评阅，但疫情期间，一方面学生无法返校交稿，另一方面传递纸质版论文也非常不便。

于是，研究生院联合计算中心，在一个月内紧急开发并上线了学生综合信息管理系统中的"线上评阅功能"，并且，研究生院和计算中心团队 24 小时在线回答、解决老师们在使用中遇到的问题。教育学院徐未欣老师表示："匿名评阅的线上系统，老师的界面、学生的界面、教务的界面都是好用的。"截至 6 月 26 日该系统累计使用次数已超过 1 万次。

"会议等候区"和"匿名投票"

线上答辩需要良好而稳定的软件系统支持。学校选择了北大桌面视频会议 WebEx 平台作为推荐使用的答辩平台，桌面会议平台已在校内使用十余年，具备答辩的基础功能，但答辩的"高阶"需求仍未满足。

第一个问题是如何解决短暂离开会议室的难题。答辩学生发言完毕后，答辩委员会委员对其答辩情况进行评议时，学生和旁听人员需暂时离开会议室。人员反复上线或下线，会给会议主持人带来很多操作困难，稍不注意就会导致答辩程序出现瑕疵，甚至会影响答辩结果的合法性。

为解决这一难题，计算中心联合平台技术人员开发了"会议等候区"功能。在答辩委员会委员评议和匿名投票前，答辩秘书可以将其他人员移入"等候区"，等待投票完毕后，再将其移回会议，由此保障答辩程序的合法性和答辩进程的顺畅。

此外，匿名投票也是线上答辩亟须解决的问题。答辩委员会委员需要对学生论文进行匿名投票，来评估学生是否达到授予学位的学术水平。

学校分析了多种投票方式的利弊，如电子邮件、微信投票、问卷星软件、教育网 Zoom 视频会议以及北大桌面视频会议平台等，有的软件无法实现匿名操作，有的软件可以匿名操作但导出投票结果仍是实名制。于是，计算中心又联合平台开发导出匿名投票结果的功能，以此保障线上答辩的公正性。

线上答辩什么样？

2020 年，大部分毕业生都选择申请视频答辩的新方式。

5 月 14 日上午，北京大学医学部首场博士学位论文视频答辩举行，作为首位顺利完成视频答辩的博士研究生，崔圣洁同学表示十分荣幸和惊喜："北京大学桌面视频会议系统给我们线上答辩提供了许多便利，功能十分全面，从屏幕共享到投票系统，整场答辩只需要在会议系统里就能完成答辩所需的所有环节！"

经过多次测评，线上答辩的技术支持可以保证视频答辩的学术水平和程序与现场答辩的一致，老师和学生在线上也能够就论文展开充分的交流，使答辩工作得以顺利进行，解决了毕业年级同学们最大的忧虑。

截至6月25日，校本部已有1365名博士生和5157名硕士生完成了论文评阅，1030名博士生和4936名硕士生顺利完成了线上论文答辩，涉及评阅专家16,000余人次、答辩委员会专家近19,000人次。

医学部已有550名博士生和478名硕士生完成了论文评阅，133名博士生和111名硕士生顺利完成了线上论文答辩，涉及评阅专家5118人次、线上答辩委员会专家946人次。

线下答辩如何安排？

除了全员在线的线上答辩，院系老师们普遍表示更希望采用"专家线下集中"的方式进行视频答辩。为了更好地满足老师和同学们的需求，研究生院与保卫部沟通，提高答辩高峰季院系校外人员开车入校车辆数限额至每天15辆，保证答辩高峰季校外专家能够顺利入校、答辩顺利进行。

同时，教学科研专班协调教师教育发展中心、教务部，根据视频答辩的设备要求对地学楼教室进行改造，于6月8日至21日开放地学楼供院系组织论文视频答辩。

一些院系在充分满足防控要求的前提下，也举办了少数的线下答辩。往年最为普通的线下答辩在疫情期间十分难得，一张线下的答辩合影留下学生时代的宝贵回忆，也留下疫情时期的"小确幸"。

特殊时期中的"有条不紊"

2020年的毕业季，新闻上每日变动的数字、校园里空荡荡的道路、学生和老师们难以预测的归期，让这个夏天尤为特殊。

学位授予工作是毕业季最重要的事项之一。但如此大批量的学位论文视频答辩此前从未有过，这是对论文答辩组织形式的一次全新探索，同时也是对老师和同学们的一次考验。

感谢 38 个院系的 105 位研究生教务老师、1615 位答辩秘书战斗在整个答辩季，他们付出艰辛的努力，守护着每位毕业生。感谢 1600 余位研究生导师站在毕业生身后，悉心指导、默默支持。

为使答辩工作顺利进行，学校多部门通力合作，研究生院、计算中心、教师教学发展中心、教务部、保卫部等部门克服各种困难，在各自工作范围内为毕业生提供了安全、稳定、公正的答辩环境，也为毕业生的最后一段校园生活画上圆满的句号。

（新闻中心）

聚焦"四个在线"探索研究生教育新模式

——研究生院防控疫情期间推进教学工作回顾

根据学校在因疫情推迟开学期间"延期不停教，延期不停学，延期不停研"的原则，研究生院聚焦在线教学、在线复试、在线答辩、在线服务，积极进行组织管理，不断探索研究生教育的新模式。

全力推动在线教学

"从各种资讯到实操的技术支持，从网络直播培训到微信群随时不厌其烦地答疑解惑，从教员、教务、助教，再到学生，每个环节都在努力。"在顺利进行第一次网课后，从没有网络教学经验的考古文博学院吴小红老师这样感慨道。

吴小红老师的描述，正是研究生院积极响应学校工作要求，全力推进在线教学，确保教学工作平稳有序开展的真实写照。

2020 年春季学期，校本部采用在线教学模式开设研究生课程2046 门次，占总体开课门次的 99% 以上，参与在线教学的教师1555 人，参与在线学习的研究生达到 9226 人（35,789 人次）。研究生教学具有选课人数相对较少、更加注重研讨、师生互动需求更大的特点，春季学期选课人数在 10 人及以下的课程约占整体的48.3%，约有 25% 的课程选择了两种以上线上教学方式的结合以达到更满意的教学效果。

为全面开展研究生在线教学，研究生院不断发掘授课教师在网络授课方面的经验体会，邀请多位老师分享网络授课的经验，形成"在线教学进行时"系列微信推送栏目。

同时，为更好了解研究生在线教学实际情况，研究生院及时开展了在线教学调查。根据来自 42 个院系的 3115 名研究生、677 名教师和 30 名院系主管副院长的调查结果，推出了《3115 名同学积极参与！研究生课程在线教学情况调查报告火热出炉》微信推送，并在北大官微推出英文版 *PKU Investigation: A Survey Involving 3115 Postgraduate Students*，扩大了北大相关工作的影响，突出了北大在线教学的特色。

周密组织在线复试

在确保研究生招生考试的安全性、公平性和科学性，研究生院在疫情期间主动作为，按照坚持标准、精准施策、严格管理的原则，组织各院系结合自身学科和专业的特点，采取在线复试形式顺利完成 2020 年研究生招生复试工作。

2 月底考研成绩发布，研究生院根据疫情发展情况，及时研判，并与上级主管部门密切联系，对研究生招生复试工作制定预案。同时，与学校计算中心合作开展在线复试准备工作，并和院系教务老师进行了大量培训和多轮研讨，在认真梳理和掌握复试考生情况的基础上，对在线复试办法、复试组织、复试管理、复试服务与保障等方面制定详细工作流程和规范。同时，组织编写了招生复试工作 Q&A，就考生们关心的是否扩招、复试比例、复试形式、加分政策和调剂申请等问题进行在线答疑，加强考生服务工作，在最大限度上缓解考生对于在线复试这一全新形式的焦虑和不安。

4 月 28 日上午，学校组织召开了 2020 年研究生招生复试与录取工作视频会议，就疫情防控下在线复试工作进行部署。5 月 6—30 日各院系校本部 35 个院系 1200 余名专家和老师组织了 350 余场在线复试，4500 余名考生参加；医学部组织了约 400 场在线复试，1700 余名考生参加，经过学校和各院系共同努力，在线复试整体平稳顺利完成。

积极开展在线答辩

为应对疫情对研究生毕业造成的不利影响，学校灵活调整了毕业时间安排，分两批次开展学位授予工作，学生可根据实际情况选择合适的批次申请论文答辩。

研究生院积极落实学校防控要求，及时下发通知，要求导师加强对研究生学位论文写作的指导，以在线形式开展研究生学位论文的评审与答辩工作，为 2020 年夏季毕业研究生保驾护航。

为了在线完成毕业工作，研究生院会同计算中心，仅用时 1 个月就完成开发在线评阅系统和完善北大桌面视频会议系统的工作，为在线评阅和在线答辩提供强有力的技术支持；同时，积极组织院系研究生教务、答辩秘书培训，顺利通过线上论文评阅系统送审论文，通过在线形式进行论文答辩和学位评议。

经过研究生院、院系和导师共同努力，疫情下，北大研究生学业完成率整体好于往年。2020 届博士生、硕士生的延期毕业率较去年同期分别下降 2.18% 和 2.22%。2020 年春季学期，共有 2100 余名博士生和 6400 余名硕士生顺利完成线上论文评阅和答辩，涉及评阅专家 17,000 余人次、答辩委员会专家近 23,000 人次。

创新在线综合服务

为了满足春季学期推迟开学、校园封闭管理期间在校生、毕业校友办理成绩单和其他证明材料需要，研究生院推出一系列在线综合服务，为在校生、毕业校友提供方便快捷服务。

2 月 14 日起，研究生院通过扫描制作成绩单和证明材料电子版、每周集中快递纸质版等方式为在校生和毕业校友提供服务。5月18日，研究生院上线试运行校本部在读研究生中英文电子成绩单业务，提供由学校认证的"可信电子成绩单"，在校生可通过校内门户系统自行申请办理。在此基础上，为方便2020年夏季毕业研究生快捷申请和办理电子成绩单，解决未返校的2020年夏季毕业研究生在收到毕业证、学位证之前因就业需要使用证书的问题，研究生院分别于7月2日、8月6日两次校学位评定委员会会议后的第二天即上线相应批次学位授予毕业研究生电子成绩单和毕业证、学位证扫描件，供毕业生随时下载使用。

一系列在线综合服务取得良好效果。以毕业证、学位证扫描件为例，下载系统上线24小时内，2000余人完成了近6000次下载，下载人数占同期未返校毕业生总数的一半以上。

在疫情防控常态化条件下，研究生院致力于推动自助服务，降低教务工作中师生面对面接触和学生聚集风险。在自助办理成绩单、学籍学历证明的基础上，2020年秋季新学期，北京大学学生自助服务终端再添新种类——学生自助注册机。自助注册平均用时仅15秒，共有2830名学生顺利完成自助注册。

下一步，自助注册机还将逐步开放新版学生证和研究生学生证自助加盖注册章、火车票学生优惠卡充磁等功能。今后，研究生院将持续推进自助服务工作，不断丰富自助服务终端类型和拓展现有自助服务终端功能，为广大研究生同学提供更多便利。

（研究生院）

党旗插在"云端"课程

——记"北京市抗击新冠肺炎疫情先进集体"教务部党支部

2020年春节来临之际，新冠疫情暴发，正值北大师生寒假期间。1月31日大年初七，北大教务部党支部号召全体党员要站得出、冲得上，守初心、担使命，在危难时刻挺身而出、英勇奋斗、扎实工作，为打赢疫情防控阻击战发挥应有作用。支部和教务部行政领导班子密切配合，各业务办公室立即行动起来，多管齐下，投入抗击疫情保障教学的战斗。自2月17日春季学期开学，北大3576名教师，平均每周开设6428门次在线课程，教学秩序良好，圆满完成了学期教学任务，为打赢疫情防控阻击战作出贡献。成绩的取得与教务部、研究生院、教师教学发展中心、计算中心等相关部门以及各院系领导、教务老师的奉献精神与专业水平是分不开的。在此过程中，教务部党支部更是发挥了战斗堡垒作用，支部党员起到了先锋模范作用。为此，教务部党支部于9月荣获北京市抗击新冠肺炎疫情先进集体。

5+N多平台，特色举措保教学

疫情蔓延，在党支部和行政班子的坚强领导下，教务部立即进行了学生不能返校情况下教学及其相关工作的研判与安排，与计算中心、教师教学发展中心及各院系紧密协调，积极筹备开展线上教学，迅速制定了《北京大学2020年春季学期疫情防控期间教学实施方案》，明确了充分利用线上教学优势，以信息技术与教育教学深度融合的教与学改革创新，推进学习方式变革，实现"延期不返校，延期不停教，延期不停学，延期不停研"。

"线上教学无论对老师还是同学们都是一次新的尝试和挑战。"教务部部长傅绥燕说。本着实事求是、效果为先的原则，教务部推出了一系列特色举措。

学校不同的老师和同学，一定会有不同的需求和条件，线上教学不同于线下，首先就要考虑老师对不同平台的熟悉（接受）程度、分散在全国和世界各地师生的上网条件，还有平时座无虚席的教室变成千人同时上线会带来骤增的网络压力。"这就是当时我们为什么提出了 5+N 种可供选择的教学方式，其中'5'包括直播授课、录播授课、慕课授课、研讨授课、教室授课，教师还可选择视频会议、电子邮件、微信群等多（N）种灵活的方式和学生完成线上交流。"

傅绥燕提到，开课第一周就遇到了网络拥挤和直播平台卡顿的情况。"我们力求在线教学顺利进行，不耽误同学们的课程，与学校多部门协同配合，提供硬件、网络、培训等方面的支持辅助，落实停课不停教不停学。"教务部推荐教师使用多种在线授课平台，准备备选方案，也为学生提供学习材料、学习建议和指导，开展各类教学互动，终于解决了单个平台压力过大对教学的影响。"通过 ClassIn 等平台进行直播的课程均会保留课程录像，供学生学习使用，效果还是不错的。"从整体运行数据和师生反馈来看，除第一周开课访问量大导致教学网访问延迟外，其他时间未出现太大波动，平台运行稳定，能够保证师生正常教学活动。

3 月 16 日，一篇"夸夸教务部"的帖子进入未名 BBS 十大话题。同学说："这次教务部做得真的很好啊，保证大家按时上课，也基本没出大问题，想想都觉得这其实是很大的工作量了。"

还有同学说，教务部、计算中心这些部门的老师们，冒着大年初二疫情暴发的风险回学校上班，把网上上课的条件、方案和通知都给搞出来了，很不容易。这位同学还讲到，国际关系学院的一位教务老师放假去了美国，别的老师回学校的时候她还来不及回国，于是每天抱着笔记本电脑倒着时差干活，几天后又回国继续干。"这样的老师真的很辛苦。"

云培训云监控，线上服务不间断

"由于此前接触线上教学的老师很少，这次突如其来的疫情迫使我们把课堂开在云端上，对教师和同学们来说无疑都是很大的挑战和变化。我们需要服务每一位老师，保证大家能够尽快适应和熟练掌握线上教学这一模式。"

时间紧、任务重，在党支部党员同志的带头引领下，教务部积极协调教师教学发展中心，抓紧制定了线上教学的培训计划，为全校师生提供初级基础、中级应用、高级创新共 3 个批次 14 天 30 讲的在线教学培训，参加在线直播 4000 多人次、教学网录播观看 6000 多人次、培训视频点播观看 3 万多人次，调查满意度达到 92% 以上。学校建立了 ClassIn 教师支持大群、在线教学培训教师群等多个支持微信群，全天候进行技术支持解答。傅绥燕回忆道："我印象特别深的是，仅培训支持群平均一天就有 500 多条消息，教学网的热线、邮箱等服务也炸开了锅，教务部每一位成员都在马不停蹄地为大家解决各种相关的问题。"

针对教师授课的不同需求，教务部制作了《带语音旁白的 PPT 课件和视频》等指导手册，发到各院系与老师们分享，同时积极协调学校计算中心建设直播教室，为来不及准备网课的教师和习惯于在教室利用黑板进行推导的数学科学学院老师提供直播教学。"开学前，我们及时召开全校教务工作视频大会，就春季学期的教学实施方案进行布置和说明，并对网上教学的组织实施及学生选课的具体工作细节进行讨论。"

1988 年留校任教如今已 66 岁的历史学系阎步克教授每学期都坚持承担教学任务。然而 2020 年春天，到北美探亲的阎步克，因双方航班停飞暂无法回国，于是他也"被迫"成了线上"主播"。他说："作为老年教师，接受新事物、掌握新技术不够敏捷，花了很多时间下载、安装和摸索，以及跟助教反复演练，总算在正式直播之前，初步掌握了操作方法。"

阎步克很好地适应了崭新的教学方式，并且还发现了一些新的亮点：线上教学的 ClassIn 平台还提供了一些线下教学不具备的功能，比如同学们可以随时在聊天窗口中进行评论，增加了师生之间的互动。"在疫情期间，选课同学既不用出门借阅购买资料，也用不着上网搜索，在北大教学网上就可以直接下载阅读了。"

2 月 6 日，教务部公众号发布了《延迟开学期间本科教学及相关工作安排问与答》，就学生关切的问题给予解答与说明，点击率剧增。同时，教务部在本科教学评估网站设立"2020 春季学期延期本科教学问题和意见反馈"信箱，征集师生意见并及时予以反馈。

"大数据监控真是帮了我们大忙！"教务部在此次线上教学中，注重大数据监控并及时调整在线教学工作，保持主要教学平台运行稳定，保障在线教学进展顺利。

傅绥燕说道："在线教学不同于传统教学方式，在线教学方式是否能够满足课程教学的需要？是否能够保障课程教学质量？在 2020 年春季学期教学的初期和末期，我们设计了包括调查、评价、数据监控、意见反馈等多个渠道了解在线教学开展情况及其质量。"

创新办事模式，践行初心使命

"在解决了线上教学问题之后，还有更多的问题一一浮现。"教务部"90 后"党员洪星星介绍了教务综合口的线上服务工作。因为疫情防控形势严峻，同学们不能如期返校，因此学籍异动、选课注册、交流交换等学生日常事务变得不确定起来。再加上学生不能到校、不能见面，学生也容易焦躁。"我们教务综合口的老师们24小时在线，全天候回答学生问题的同时，也紧急调整假期值班和办事方式。"

综合口对所有相关事项逐一梳理，就学生关切的问题，汇总编辑《新冠病毒疫情期间教学安排Q&A》，发布在教务部主页和公众号上，以减轻学生疑虑，使学生的各种事务和问题得到及时有效的解决，也方便值班人员和院系准确答复师生咨询。同时，教务办和网络室在相关部门的大力支持下，加速电子成绩单、毕业审查等系统研发的推进。

2月3日，在校生和2019届毕业生电子成绩单上线，当天就有70余人次申请；2月12日，本科学生在学证明、预毕业证明电子版上线；3月12日，毕业审查系统上线运行，学生可在线进行自查及辅修双学位的申请。中期退课也按期进行，教务部还对以往比较硬性的实验课体育课退课办法都作了相应调整。

洪星星曾在学习习近平总书记给北大援鄂医疗队全体"90后"党员的回信后表示："疫情当前，当以青年医务人员为榜样，团结一心，众志成城，发扬不畏艰险的精神，践行党员的初心使命。"教务部像洪星星这样的党员还有很多，他们面对疫情勇挑重担，牢记初心使命，为全校师生在线教学提供支持和服务，保障了春季学期教学工作的正常进行。

沟通协调，小机构发挥大作用

教务部党支部书记、教务长办公室主任王小玥讲道："大规模开展在线教学是一个系统工程，不可能单靠教务部完成，还需要学校、院系、教学主管部门、教学支持单位的协同联动。"教务长办公室作为学校综合协调机构，是学校教务教学工作组和附中附小幼儿园防控工作组两个专项工作组的联系单位，但办公室人员少，工作头绪多、任务重。

疫情期间，教务长办公室联系上下，沟通左右，根据上级要求和学校具体情况组织制定并跟进在线教学工作方案，协调学校相关部门，整合公共服务，保障在线教学。"值得开心的是，2月17日开学第一天，全校所有课程都按课表如期开课。"

据悉，王小玥的父亲去年底脑梗卧床生活不能自理，母亲春节前也已病重。王小玥本计划利用寒假假期去照顾老人，但自大年初二起就一直坚守在工作岗位上，直到4月8日母亲去世，也没能陪护在身边。"疫情就是命令，守土有责，守土担责，处在教学系统枢纽位置上，首要的任务就是想尽一切办法协调教学安排、保证教学秩序。"王小玥说道。

一个党员就是一面旗帜，一个支部就是一座堡垒。教务部党支部及时将《关于发挥全校党组织战斗堡垒作用和共产党员先锋模范作用，坚决打赢疫情防控阻击战的通知》传达到每一位党员，使党员认识到疫情是命令、防控是责任。大家通过微信群讨论交流学习收获、工作体会，互相激励。支部的离退休老党员们看到年轻同志积极向上的工作状态，纷纷点赞。

王小玥强调，应对突发状况全面开展在线教学，顺利圆满完成教学任务，是教务部、研究生院、教务长办公室、教师教学发展中心、计算中心、院系领导和教务人员以及学生工作部等学校各相关部门通力合作的结果，是全校广大教师积极配合、共同努力的结果。

开设云讲座，招生早安排

在这个特别的年份，高考延期，招生咨询没法面对面。"疫情遇上高考招生也是我们面临的一个新挑战，如何让考生和家长充分了解北大的学科建设和办学模式，更是需要我们开动脑筋开展创造性的工作。"招生办公室主任李喆介绍了北大2020年的招生工作情况。

2020年是教育部实施"强基计划"的第一年。疫情期间，北大招生办公室多次组织招生专家、学科专家研究"强基计划"选拔方案；多次与相关部门、兄弟院校研究探讨高水平艺术团、港澳台、留学生等招生项目的调整方案，形成相对成熟的预案。招生办同时加强宣传策划，除了常规的学生、家长经验系列推送外，通过招办公众号线上介绍北大学科，联合党委宣传部推出"北大教授给中学生云开讲"直播课，林毅夫、杨立华、裴坚等教授通过直播互动的方式为高中学生揭开学科奥秘，同览大学生活，得到大量好评；与北大出版社联合推出"博雅云讲坛"，作为学科介绍的补充，让同学们直击学科前沿、领略学科魅力，为今后的专业选择打下基础。

针对湖北地区疫情，招生办公室策划拍摄了给湖北学子的祝福视频，为他们加油打气，勉励他们静心备考。招办的姚畅老师针对疫情对招生宣传工作的影响，积极和同事们讨论研究，在线上开设系列学科讲座，她说："认真做好本职工作，就是每个普通人能为抗击疫情作出的贡献。"

在北大教务系统全体教职员工的共同努力下，2020 年春季学期学校进行在线教学的教师 3576 人（含外聘，其中学校专任教师 3358人），平均每周进行在线教学的教师 6857 人次，学期计划开课 3990 门，实际开出的在线教学课程 3733 门，平均每周开出的在线教学课程门次数为 6428，参加在线学习的学生 29,734 人，平均每周参加在线学习的学生 228,625 人次。

"虽然线上教学也面临一些问题，比如实践教学线上开展存在困难，部分国际学生由于时差等原因存在参与直播教学困难，部分欠发达地区网络限制在线教学的参与等，但是通过一学期线上教学实践，我们获得了很有价值的经验"，傅绥燕总结道："这些经验包括从教学理念到教学方式重新建构课程体系，教学技术需要和教学更加紧密地结合，探索了师生交流和互动如何通过在线教学方式加强，以及如何提升和引导学生自主学习，注重大数据监控并及时调整在线教学工作，官方教学平台和教师自主选择教学方式有效结合等。"

　　在抗击疫情保障教学的战斗中，教务部党支部充分发挥了战斗堡垒作用，与教务部行政班子配合，科学决策、精心组织，保障了春季学期全校在线教学的顺利开展。支部党员就像一面面党旗，插在云端的课堂上，随时为老师和同学提供支持和服务，让课堂在云上一样精彩。

（孙小婕　张　宁）

科学防控　智力支持

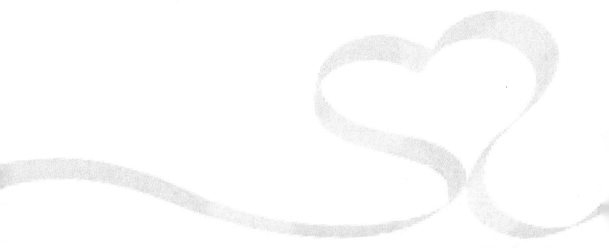

新冠肺炎疫情的发生和传播引发了广泛关注，全国人民通过捐款捐物、在家隔离、支援前线、志愿服务等各种方式为战"疫"作出贡献。北京大学的科研人员、专家学者也积极投入，发挥专业所长，助力科学抗疫。他们或者用最新技术努力寻找治疗手段、改进诊断方法；或者利用大数据优势开发软件、模型、平台等用于疫情科学防控；或者发挥智库作用，为国家疫情防控工作提供宝贵的智力支持；或者发挥语言学专长，推出抗疫文献资料、工具等；或者对疫情后社会经济发展、全球治理、野生动物保护、公共卫生等提出自己的思考和建议。

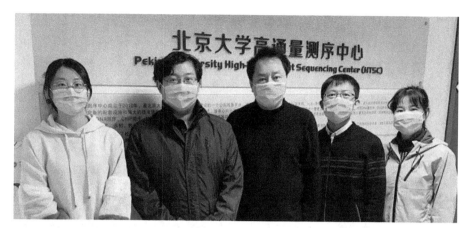

中和抗体特效药研究部分人员合影（左起依次为北大的耿晨阳、曹云龙、谢晓亮，佑安医院的粟斌、郭向华）

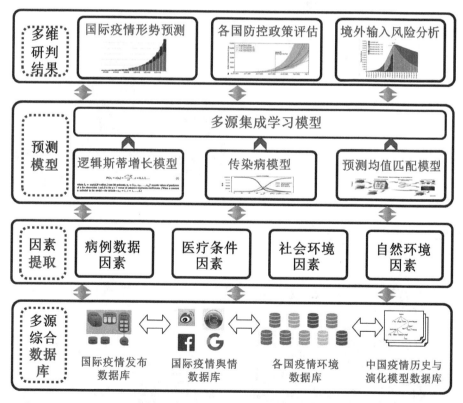

大数据实验室王腾蛟团队研发的多源大数据疫情防控研判系统架构图

307

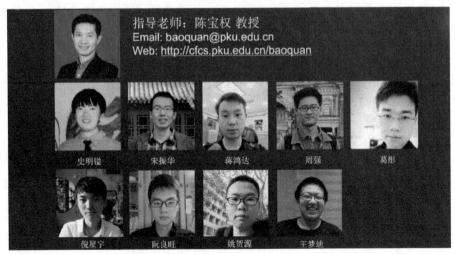

前沿计算研究中心执行主任陈宝权教授团队核心成员

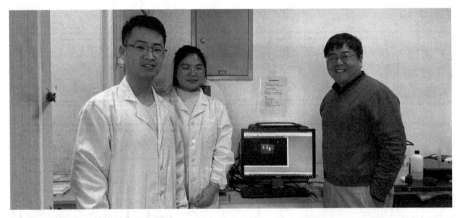

基础医学院鲁凤民教授（右一）团队

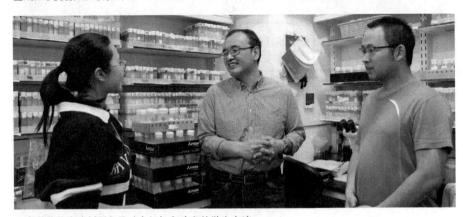

生命科学学院陆剑研究员（中）与实验室的学生交流

北大携手多家单位研制新冠肺炎强效药

2020 年 5 月 18 日，《细胞》（*Cell*）在线发表了北京大学北京未来基因诊断高精尖创新中心（ICG）谢晓亮课题组与合作团队的文章，公布了他们对新型冠状病毒感染肺炎强效药研究的最新重要进展。

谢晓亮团队领衔多家合作单位，利用高通量单细胞测序技术，从新冠肺炎康复期患者血浆中成功筛选出多个高活性中和抗体。近日完成的小鼠实验已证实了该中和抗体的治疗和预防功效，临床试验正在积极推进中。

中和抗体由人体免疫系统产生，可以有效阻止病毒感染细胞。目前，动物实验已证明该团队的中和抗体有望成为治疗新冠肺炎强效药，同时也可提供短期预防。这是科学抗疫的一个重要阶段性成果。

此前，4 月 28 日中午 12 时，中央电视台中文国际频道（CCTV4）《中国新闻》栏目对新冠肺炎疫苗及药物高校科研攻关的阶段性成果进行了报道。北京大学北京未来基因诊断高精尖创新中心主任谢晓亮教授接受采访，介绍了他带领的团队进行中和抗体药物研发的情况。

谢晓亮团队在 2020 年 1 月 27 日大年初三就投入抗体药物的研究中，他们的目标是从新冠肺炎康复期病人的血液中找到中和抗体。为此，团队在国际上率先将高通量单细胞测序运用到在新冠肺炎康复期病人血液中寻找中和抗体，将寻找时间从年缩短到月。谢晓亮介绍说，中和抗体除了有望成为治疗新型冠状病毒肺炎的特效药外，也可以提供短期预防，用来保护医护人员和病人亲属。该抗体有效期大概 3 周，通过抗体改造有可能延长至 3 个月。"我们已经从 60 个康复期病人的血浆里的 8400 个结合病毒的抗体序列中，筛出 400 个富集度最高的抗体序列来合成抗体蛋白，从中找到 14 个高活性的中和抗体。我们将从这 14 个候选抗体中找到最理想的特效抗体制成药物。我们正在开始动物实验，初步结果很好。"

北京大学谢晓亮团队与北京佑安医院、中国医学科学院医学实验动物研究所、军事医学研究院微生物流行病研究所、北京义翘神州科技股份有限公司、上海药明生物技术有限公司、北京丹序药业有限公司等单位联合攻关，其中，曹云龙、粟斌、郭向华、孙文洁、邓永强、鲍琳琳、朱秦毓为共同第一作者，秦川、秦成峰、金荣华、谢晓亮为共同通信作者。该工作受到北京市委市政府和教育部、科技部的大力支持。

治疗新冠肺炎亟需强效药物。但目前已被证实有效的两种治疗方法中，小分子药物只是旧药新用，针对性不足，疗效有限；血浆疗法虽成效显著，但由于血浆来源有限，不能广泛使用。

血浆疗法的有效成分是特异性强的中和抗体。抗体药物是一种大分子药物，已经成功应用于艾滋病、埃博拉、中东呼吸综合征等疾病，但以往开发耗时太长，需要几个月甚至几年；而利用高通量单细胞测序技术在康复期病人血液中寻找中和抗体，可以将寻找时间从年缩短到月，效率大幅提升。

免疫学家、清华大学医学院院长、清华大学免疫研究所所长、中国科学院院士董晨评论道："这项工作通过最前沿的高通量单细胞测序技术筛选出优质中和抗体，结合动物模型，证实其优异的抗病毒能力，能够替代康复血浆疗法和克服其缺陷，为新冠病人，尤其是重症病人的治疗提供利器，是人类抗击新冠的一大进展，有非常重要的科学和实用价值。"

生物化学家和免疫学家、北京生命科学研究所副所长、中国科学院院士邵峰表示："祝贺谢晓亮教授和他的合作者，利用最先进的单细胞测序技术，用短短的、不到 3 个月的时间，从康复期病人的血液中成功筛选到了针对新冠肺炎病毒的中和抗体，并开展了临床前的动物实验。结果显示，该抗体分子能够非常有效地抑制和短期预防新冠病毒的感染。在新冠病毒肆虐全球，严重危害人类生命健康和社会正常运行的危急时刻，谢晓亮和合作团队卓有成效的杰出工作，让我们看到了开发出首个新冠肺炎强效药物的希望，也为人类最终战胜新冠病毒带来了曙光。"

（新闻中心）

北大发起全球学术资源共享平台 CARSI

由北京大学发起、中国教育和科研计算机网 CERNET 网络中心组织管理、北京大学计算中心研发并提供技术支持的全球学术资源共享平台 CARSI，正在支持全国逾 490 所高校师生抗击疫情期间的科研攻关，日访问量超过 25 万人次，为我国针对新型冠状病毒疫苗、特效药研制和国际合作提供了有效助力。

这也是北京大学积极响应习近平总书记科技战"疫"号召的一大举措，引发了主流媒体的广泛关注。

CARSI 是 CERNET 联邦认证和资源共享基础设施（CERNET Authentication and Resource Sharing Infrastructure）的简称。作为国家下一代互联网示范工程的一部分，CARSI 为已经建立统一身份认证的高校和科研单位，提供联邦认证和全球学术信息资源共享的服务。CARSI 的联邦认证服务，搭建了一个安全可信的身份认证服务平台，彻底改变了传统高校和科研单位人员过去只能通过所在单位 IP 地址访问全球学术信息资源的局限，极大减轻了抗疫期间高校和科研单位 VPN 对教学和科研工作的掣肘。

CARSI 于 2007 年由北京大学发起，并完成内部试验，于 2008 年获得国家发改委下一代互联网示范项目 CNGI 支持。多年来，CARSI 系统经过了多次修改和完善，于 2019 年 5 月成为 eduGAIN 全资格成员，与 60 多个国家实现联邦认证，其中包括 3500 多个国外高校与科研单位，2700 多个学术信息资源提供商，为已实现统一认证的高校及科研单位与学术信息资源提供商之间搭建了一个全球相互信任的大平台。

战胜疫情，科技为先。为进一步支持全国高校科研工作的有序进行，满足抗疫期间高校师生便捷访问全球学术资源的需求，在CERNET的组织部署下，北京大学计算中心等相关承担单位进一步加大了CARSI的推广力度，在加快CARSI资源覆盖工作的同时，也积极向高校拓展服务。

据统计，CARSI接入高校和研究单位的IdP数量已达490余个，截至2020年3月22日，正式上线322个，其中湖北疫区已经有包括武汉大学、华中科技大学、中南民族大学、武汉纺织大学等30余所高校服务正式上线运行。

在国外学术资源基础上，CARSI已签约专项服务中国的29家学术资源服务商，其中包括科睿唯安、爱思唯尔等16家境外著名数据库厂商，知网、万方、维普等13家国内主要中文学术资源库，优课在线等国内在线学习资源服务商，以及并行计算等国内高性能计算资源服务商，涵盖15万种中外期刊、超万种实验和教学视频、50万种电子图书。

据悉，自新型冠状病毒肺炎疫情暴发以来，全国通过CARSI访问学术资源的人数从疫情初期的1万余人次/日，快速增长至25万人次/日，信息资源提供商也从疫情初期的7家，快速增长至29家。

针对疫情防控科研攻关的需求，CARSI帮助生物、化学和医学等领域专家，通过使用资源目录中的学术资源、高性能计算资源等多方线上协作，为我国针对新型冠状病毒疫苗、特效药研制和国际合作提供了有效助力。

CARSI的推出，是北京大学积极响应习近平总书记打赢疫情防控攻坚战号召、深入贯彻落实党中央国务院指示精神、支撑疫情科研攻关、优化我国高校与世界各教育科研网应用资源共享的重要举措，是为促进北京大学和全国广大高校的信息化发展，加速世界一流大学建设作出的实质性贡献。

包括新华社、《光明日报》《中国青年报》《中国教育报》《科技日报》《人民日报》客户端、人民网、光明网、中国网等10余家主流媒体，也都在第一时间对CARSI全力支持高校师生科研攻关抗疫情的消息给予了积极报道，教育部"微言教育"、中国教育在线、《中国教育报》《中国教育网络》杂志以及各高校等教育领域媒体、微博、微信公众号也均有报道。据悉，截至2020年3月18日，百度搜索记录57,000条，舆情跟踪可检索到各类媒体报道总数346个，其中《人民日报》客户端访问量76,066次。

（计算中心）

大数据分析助力科学抗疫

2020年，一场突如其来的新冠肺炎疫情席卷全球，北京大学大数据分析与应用技术国家工程实验室各团队、中心积极响应习近平总书记关于打赢抗击新冠疫情的人民战争、总体战、阻击战的号召，及时完成了系列研究成果，以实际行动助力科学抗疫。疫情期间，数据流通的顺畅、数据来源与去向的可信变得至关重要。北京大学信息科学技术学院黄罡教授领导的系统软件团队研制的"数据智能可信软件系统——数瑞"，实现了全网数据资源可信调度与存证。

王腾蛟团队研发多源大数据疫情防控研判系统

2020年1月底，实验室数据管理及分析中心王腾蛟教授团队接到学校一项紧急任务安排：发挥团队在大数据分析技术方面的优势，立即投入大数据疫情防控研判系统的研发，为疫情研判服务。从那时开始，王腾蛟团队的老师和同学们闻令即动，争分夺秒，立即进入了全力以赴的科研攻关状态。

由于疫情的突发性和高传染性，原有数据统计和分析方式存在来源单一、覆盖面小、缺少综合研判机制等问题。为了与疫情发展拼速度，及时掌握真实全面的疫情数据并对这类数据进行高效的分析和准确的趋势预测，王腾蛟团队集中攻关，连续奋战，迅速研制开发出多源大数据疫情防控研判系统（Pneumonia Epidemic Situation Analyst, PESA）。系统采集多种来源的数据，包括全球疫情每日发布信息、疫情相关网络舆情信息、各国疫情环境数据等，通过疫情分析因素提取方法，从采集的多源数据中提取出用于疫情发展研判的因素数据。各个来源的数据和预测模型相互独立又互相补充，最终通过多个预测模型的集成学习，生成对疫情发展的多维度研判结果，为我国疫情防控指挥和部署提供科学有效的决策支持。

3月以来，在国内疫情防控形势积极向好的同时，疫情在全球快速蔓延。积极稳妥地做好应对海外输入风险工作，坚决维护好前一阶段来之不易的疫情防控成果，成为我国当前最重要的任务。王腾蛟团队及时追踪疫情形势发展，开发了基于多源大数据集成学习的国际疫情发展研判系统（PESA-Global），并依据该系统对国际疫情发展态势作出预测和研判，每天上报一次《疫情预测日报》，每周上报一次《疫情防控政策研判报告》。

国际疫情发展研判科研团队核心成员包括：王腾蛟、陈薇，博士后常一鸣、高翔、王鹤媛，硕士生王朝和韩愉等。

周晓华团队展开科研攻关迎战新冠肺炎疫情

如何科学、高效地控制住疫情发展是亟待解决的现实问题。实验室数据处理及统计分析中心主任、北京大学公共卫生学院生物统计系主任、北京国际数学研究中心生物统计及生物信息实验室主任、统计科学研究中心副主任周晓华教授团队针对这一重大现实需求，全力开展新冠肺炎疫情科研攻关，并取得一定进展，已撰写多篇简报或论文，部分成果已公开发表。

周晓华团队综合利用流行病学数据、病毒基因数据和交通流量数据等各种信息，从数学模型和统计模型相结合的角度对本次新型冠状病毒肺炎疫情的发生和发展过程进行深入研究，力图阐明新型冠状病毒肺炎的疾病流行特点和规律，为防控新型冠状病毒肺炎疫情提供以数据为基础的定量化决策建议。

团队于 1 月 23 日完成了武汉市在封城前新型冠状病毒潜在感染人数的估计（*An Estimation of the Total Number of Cases of NCIP (2019-nCoV)*），这项成果于 1 月 29 日被中国疾病预防控制中心官方杂志《中国疾病预防控制中心周报（英文版）》（*China CDC Weekly*）接受发表。文章作者是尤翀、林秋实，通信作者是周晓华。

团队提出新冠病毒潜伏期新估计方法及传染病动力学模型。新的传染病动力学模型对主要地区的疫情状况进行综合分析，模型估计出的确诊人数与报道人数具有高度一致性，同时对无症状病毒携带者的比例进行了估计。由张云俊、张原、尤翀和周晓华共同撰写的《基于数学和统计模型的新型冠状病毒（SARS-CoV-2）传染规律分析和决策》已被《中华医学科研管理杂志》在线发表。

周晓华团队率先采用更新过程（renewal process）理论对潜伏期的分布进行估计。这一方法通过可观察的离开武汉时间到发病时间，即可以得到不可观测的潜伏期的分布。

在"浙江大学新型冠状病毒肺炎（COVID-19）应急科研专项"资金资助下，周晓华团队联合灵迅医药科技搭建了新型冠状病毒肺炎疫情分析监测平台，并可在线展示。目前，他们已经收集湖北省外上万名确诊患者信息及部分国外病例信息，主要包括基本人口学特征、临床诊疗经过和流行病学接触史等三方面共计 25 项信息。团队正在推进系统平台与分析算法融合，下一步将融合课题组及全球预测模型，对世界范围疫情关注点进行分类、分区域预测。

团队撰写的相关论文均可在网络上检索预印本进行查看。

邹磊团队建立知识图谱系统助力科学抗疫

在全民抗疫的关键时刻，OpenKG 推出了新冠肺炎疫情专题知识图谱数据集，实验室知识集成和智能决策中心主任邹磊教授团队在此基础上将数据转化成 RDF 格式，并基于 gStore 建立了知识图谱系统，为广大科研工作者提供知识服务。本次发布的疫情知识图谱访问平台由大数据分析与应用技术国家工程实验室知识集成和智能决策中心发布。

团队在本次OpenKG发布的新冠肺炎疫情知识图谱数据基础上，将其转化为RDF三元组数据格式，并导入gStore图数据库，提供基于云端的端点（Endpoint）接口服务。用户可通过SPARQL查询语言进行访问，同时他们正在开发基于关键词等智能化访问接口，供大家学习和研究使用。OpenKG开放的新冠肺炎疫情知识图谱数据包括八大类共17个知识图谱，分别为新冠肺炎疫情科研图谱、新冠肺炎疫情百科图谱、新冠肺炎疫情健康图谱、新冠肺炎疫情临床图谱、新冠肺炎疫情英雄图谱、新冠肺炎疫情热点事件图谱、新冠肺炎疫情流行病学图谱和新冠肺炎疫情物资图谱，均提供访问接口和详细的使用手册。

本次疫情知识图谱访问平台由大数据分析与应用技术国家工程实验室知识集成和智能决策中心发布，发布后得到了大量科研工作者的广泛关注，截至3月31日，数据访问24,336人次，且仍然在高速增长中。

实验室联合发布城市交通活力恢复指数排行榜

3月4日，实验室联合常务理事单位滴滴出行及中国电子信息产业发展研究院（赛迪研究院），共同发布城市交通活力恢复指数排行榜。此次发布的城市交通活力恢复指数，是结合城市交通轨迹、道路拥堵数据及滴滴平台通勤数据综合分析得出。指数越高，说明城市交通活动量越积极。数据显示，自2月10日起，全国交通出行活力稳步提升。

正常状况下，2019年年底城市交通活力接近于1，随着城市生产生活逐步恢复，城市交通活力也将逐渐恢复至正常水平。考虑到湖北多地依旧实施机动车限行，因此并未将湖北省内城市纳入统计。

在实验室主任张平文院士看来，各地生产生活正在有序恢复，大数据如何更好地助力国民经济恢复是当下社会关注的重点。北京大学大数据分析与应用技术国家工程实验室积极响应国家号召，联合滴滴出行和赛迪研究院共同发布"城市交通活力恢复指数"，通过数字可视化系统及分析报告，帮助社会及主管部门宏观了解疫情防控及经济生活恢复现状。未来，国家工程实验室将联合更多的企业和研究机构，协同合作，进一步开展各行各业大数据的研究和应用，为全社会提供服务。

滴滴出行高级副总裁、云平台事业群负责人、大数据分析与应用技术国家工程实验室理事会常务理事章文嵩表示，此次发布"城市交通活力恢复指数"，希望基于滴滴的技术和数据分析能力，让大家直观看到每个城市交通的恢复情况，为有序推进生产生活恢复提供更多信息参考，这也得到了大数据分析与应用技术国家工程实验室和赛迪研究院的大力支持。此前滴滴已免费向国内科研机构、医疗及救助平台等开放用于抗击疫情相关工作的 GPU 云计算资源和技术支持，向企业和个人开发者免费开放口罩佩戴识别技术，滴滴将继续强化疫情防控举措，做好运输服务保障，并在保障数据安全的情况下，和更多合作伙伴共享算法算力，齐心协力抗击疫情，助力生产。

赛迪研究院副总工程师安晖指出，交通出行情况是反映城市运转、生产生活是否健康有序的关键指征，其中路况和出行数据能较好地反映城市生产与消费活动的恢复情况。滴滴作为交通出行领域的排头兵，其出行平台大数据具有覆盖面广、时效性强等特点，是反映交通出行情况的重要依据。基于滴滴平台的城市交通轨迹、道路拥堵数据和通勤订单数据所计算的城市交通活力恢复指数可对相关政策研判及研究提供支撑。

张平文团队与中国移动合作完成基于轨迹大数据的疫情风险评估和疑似病例检测

新型冠状病毒肺炎疫情已迅速形成全球大流行，导致数十万人感染和全球经济动荡。世界卫生组织宣布，采取更精确的措施追踪、发现和隔离感染者是迅速遏制疫情的最有效手段之一。特别是当前国际各界关注的"无症状感染者"，其可能带来的疫情传播失控亟需解决方案。随着我国复工复产带来人员流动的不断增强，对疫情风险的精细化评估和监测是抗疫工作面临的难题之一。

张平文院士团队与中国移动通信集团有限公司信息技术中心团队联合攻关，按照《中华人民共和国网络安全法》《中华人民共和国突发事件应对法》《中华人民共和国传染病防治法》《中央网络安全和信息化委员会办公室关于做好个人信息保护利用大数据支撑联防联控工作的通知》等相关规定，根据国务院联防联控机制的要求，依法依规，严格落实数据安全和个人信息保护的相关措施，基于实验室的算法模型能力与中国移动的大数据能力，开展了精细化疫情风险评估和疑似病例预测研究。已取得的研究成果包括基于轨迹大数据与物理平均场理论的 HiRES 风险地图时空模型、HiRES-p 个人流行病感染风险客观评分模型，以及基于该模型的疑似病例预测算法。

基于我国新冠肺炎疫情早期暴发阶段（2020 年 1 月）数据集的数值实验表明，HiRES 风险地图对全域和局部等不同尺度的风险都具有高精度的模拟量化能力，区域尺度的风险值与该地区确诊病例总数相关性达 95% 以上；HiRES-p 评分经验证是衡量个人流行病感染风险的有效方法，只要人群感染率低于 20%，对疑似病例基于正确分类的预测准确率可达 90% 以上。

这项研究提出的流行病高精度风险评估与疑似病例预测的思路和方法在我国复工复产、国际抗疫合作和流行病风险长期监测中具有广泛应用前景。研究结果可用于监测国家、省区市、县和社区等不同层级以及医院、车站等典型场景的疫情风险，并指导抗疫物资和人员的有效调度，同时可以推广和应用到境外以及未来其他流行性传染病疫情风险的精细化管理工作中。特别是对于无症状感染者、境外输入疑似风险者，应用该模型无须开展流行病调查，基于电信运营商等第三方提供的客观轨迹数据即可实现及时识别，对当前疫情防控实践具有重要意义。如果能够基于我国内地（大陆）用户和港澳台漫游用户及国际漫游来访用户的全量轨迹数据，使用该模型可统一实现精细化到社区的小时级疫情风险管理，可为基层防疫减负，提升防疫工作信息化和智能化水平，还可以大大减少抗疫期间以"抗疫"的名目对个人数据的大量非法采集和使用的情况。

中国移动在工信部指导下，在落实疫情防控大数据支撑工作中，试点应用 HiRES 模型和方法，有效提升了信令数据的算法准确度和计算效率，在 2 月应用测试过程中，对疑似病例预测准确率达 90%，能够有效实现社区疫情风险及个人密接风险的动态评估，可提升疾控调查和风险处置效率。

双方将基于前期成果继续推进模型与算法合作，进一步研究完善在商场、园区和食堂等短时人员聚集场所提供密集人流管理能力，提升管理人员现场核查信息化能力和公共场所安全保障智能化水平，并为基层防疫减负，助力企业逐步复工复产、居民公共场所有序活动以及学生安全返校。

联合攻关项目组主要成员包括：北京大学副校长张平文，中国移动通信集团有限公司 IT 管委会办公室主任、中移动信息技术有限公司董事长、总经理徐海勇，中移动信息技术有限公司董事、副总经理陶涛等。

北大数瑞——数据智能可信软件系统助力疫情防控

在此次抗击新冠肺炎疫情的战役中，数据流通的顺畅、数据来源与去向的可信变得至关重要。北京大学信息科学技术学院黄罡教授领导的系统软件团队研制的"数据智能可信软件系统——数瑞",实现了全网数据资源可信调度与存证,有效支持了福建疫情可管可控及浙江经济重建评估,为医疗抗灾和经济抗灾贡献了技术力量。

在疫情报送中,福建三明的"入明流动人员信息登记系统"通过数瑞技术,将湖北籍入闽人员从各主要交通渠道进入三明的信息由多个系统进行分类汇聚,并通过"可信数字对象体系"和"可信合约引擎",将个人信息以"数字对象标识"的形式与政府掌握的外来人员信息进行比对,确保在保护隐私的基础上,无漏报、低错报,最后将数据提供给国家卫健委防疫检查所用,上述信息都通过"可信图式账本"进行全程留痕和可信存证,保证可检查可追溯。

除了直接防疫,经济抗灾也是主战场。浙江非常注重疫情过后的经济重建,为此,数瑞技术已经在衢州加紧部署应用,打造衢州数字营商平台,通过其"经济恢复评估"模块,打通各系统、汇聚并存证各类经济社会发展数据,建立数据可信处理机制、建立综合评估研判算法模型,精准帮扶企业,并对帮扶过程、结果进行评估,为经济稳定增长提供关键决策依据,将惠及衢州 42,893 家本地小微企业。

（数学科学学院　科学研究部）

陆林、乔杰、姜保国团队分别在《柳叶刀》发布有关新冠肺炎的文章

自新冠肺炎疫情发生以来，疫情防控和对社会的影响引发了国内外广泛关注。北大教师在各自的学科领域潜心科研，认真攻关，以科学的态度面对疫情带来的各种问题，比较迅速地在《柳叶刀》发表了多篇文章。

2020 年 2 月 7 日，北京大学第六医院院长陆林院士团队在国际顶级医学期刊《柳叶刀》在线发表题为《精神心理健康助力社会抗击新冠肺炎疫情》的通信文章。文章分析了新冠肺炎疫情的国内外发展态势，以及在严峻的疫情形势下公众及医务工作者面临的精神心理压力，并着重介绍了我国政府为有效应对疫情所采取的公共卫生应急干预及为保障公众精神心理健康采取的积极措施。

2020 年 2 月 12 日，武汉大学张元珍、侯炜及北京大学杨慧霞作为共同通信作者在国际顶级医学期刊《柳叶刀》在线发表题为《妊娠期新型冠状病毒感染的临床特点及垂直传播潜力：一项 9 例孕产妇临床病例的回顾性分析》的研究论文。该研究提示，目前尚无证据表明新型冠状病毒感染可导致严重不良新生儿结局，也无证据表明新型冠状病毒可导致母婴垂直传播。

北京大学第三医院院长乔杰院士在《柳叶刀》在线发表题为《新型冠状病毒感染孕产妇的风险是什么？》的评论文章，表示这项研究为了解妊娠期新型冠状病毒感染的临床特征、妊娠结局以及垂直传播

的可能性提供了重要线索，在如此严峻的形势下，该研究对指导新型冠状病毒感染的预防和临床实践具有重要价值。另外，通过对最新基因序列遗传学分析和临床观察性研究等科学证据进行综合的比较分析，她认为截至目前尚缺乏能够有效支持新型冠状病毒存在母婴垂直传播的可靠证据。

2020年3月9日，北京大学人民医院姜保国团队在《柳叶刀》在线发表题为《新冠肺炎（COVID-19）诊治中并发症和多器官损伤》的通信文章。文章首次提出将COVID-19患者进行分类治疗，在治疗COVID-19时，应注意基础疾病的治疗和器官、系统的保护。

（新闻中心）

鲁凤民教授团队探索新冠病毒感染肝细胞
可能机制纪实

2020 年 2 月 24 日，北京大学基础医学院病原生物学系、人民医院肝病研究所鲁凤民教授团队在《中华肝脏病杂志》发表论文《新型冠状病毒感染肺炎患者肝酶异常的机制探究》，尝试对新型冠状病毒感染造成肝组织损伤的可能机制进行探讨，为减少肝损伤、降低新冠病毒感染重症患者的病死率提供科研支撑。"在抗击疫情的大环境下，作为北大医学人，我们都非常想为战'疫'出一份力。"

"新冠肺炎疫情牵动全国人民的心，我们团队师生因为抗疫需要不能返校，即使宅在家里，作为北大医学人也要为抗击新冠肺炎疫情作贡献！"鲁凤民教授团队决定结合自身与病毒和肝脏相关的专业特点，从临床研究的报道中发现一些临床现象及问题，对新型冠状病毒感染肝细胞的可能机制进行研究探索。"我们团队是做病毒性肝炎相关研究的，我们注意到新冠病毒感染者中的一部分患者会出现肝酶异常，并且异常的程度会随着疾病的严重程度升高，如急危重病例肝酶异常的比例高达 39%。肝酶异常往往提示肝脏受损。我们知道新型冠状病毒感染部位是肺底部表达病毒受体血管紧张素转换酶 2（ACE2）的肺泡上皮细胞，那么，新冠病毒感染是如何影响到肝脏，带来肝损伤呢？"

带着这个问题，从正月十五那天开始，鲁凤民教授和陈香梅副教授指导文夏杰、高林同学阅读文献，综合分析已报道的新型冠状病毒肺炎患者的肝酶变化情况。由王建文同学对既往构建的半肝切除小鼠模型及其转录组测序分析数据进行再挖掘；关贵文、彭思雯、毛天皓同学通过 NCBI GEO 数据库、The Human Protein Atlas 数据库等公共数据库分析，首先明确了正常肝组织的确有部分胆管上皮细胞表达新型冠状病毒（SARS-CoV-2）的受体——血管紧张素转换酶 2。然而，在研究过程中，细心的张婷老师却发现，胆管上皮细胞仅在面向富含胆汁的"腔缘"侧有血管紧张素转换酶 2 的表达。"冠状病毒是带有包膜的，镶嵌在包膜上的刺突蛋白对病毒的感染能力至关重要。胆汁成分具有很强的破坏病毒包膜的能力，这就基本排除了新型冠状病毒从腔缘侧感染胆管上皮细胞的可能性。"此时，王建文同学把实验室既往做的小鼠半肝切除模型的 RNA 测序结果做了再分析，发现在损伤修复时期肝组织血管紧张素转换酶 2 表达增加。由于炎症所致肝损伤会启动肝再生，而这一过程往往会有胆管上皮细胞的参与，研究团队推测，新冠病毒感染肺炎患者因全身炎症反应带来的继发的肝损伤和再生使新生肝细胞因血管紧张素转换酶 2 的表达而对新冠病毒易感。

研究团队经过不断地讨论、学习和总结，于 2 月 16 日投稿并经过多轮校对后，2 月 24 日在《中华肝脏病杂志》发表《新型冠状病毒感染肺炎患者肝酶异常的机制探究》一文。

"我们这次研究提出的主要观点是新型冠状病毒感染能引起患者肝脏损伤，且引起损伤的机制比较复杂。原因一是新冠肺炎患者过度激活的炎症反应可以导致肝损伤，这算是机体抗病毒过程中对肝脏的误伤；原因二是肝损伤一定会伴随着肝脏修复，肝脏修复过程中，肝脏胆管上皮细胞会转变为肝细胞。由于胆管上皮细胞可有新型冠状病毒的受体，而肝细胞没有。当肝脏胆管上皮细胞增殖转化为肝细胞时，可能使部分新生肝细胞带有了新型冠状病毒的受体。这些胆管上皮细胞变成的肝细胞就好像被做了标记一样，成了新型冠状病毒感染的目标。"鲁凤民教授团队总结道。

"整个的研究过程就是一个不断地发现问题、提出假设、收集证据并证明猜想是否合理的过程。"团队成员、北大基础医学院2019级博士生高林在回望这个过程时说："我们每天都讨论彼此的进度和发现，老师们也每天和我们一起讨论学习，大家的积极性都很高！我们虽然宅在家里，也都不忘一名'北大医学人'的初心，时刻关注疫情最新报道和相关研究进展，坚持每天交流学习！"

"目前我们团队通过对已经发表的有关新型冠状病毒感染肺炎患者临床研究数据进行整理，同时结合实验室前期研究结果，提出了一些有关新冠肺炎感染肝细胞机制的科学假设。我们认为在全身炎症反应及缺血缺氧再灌注所致肝损伤中，表达新冠病毒受体蛋白血管紧张素转换酶2的胆管上皮细胞去分化增殖为肝细胞，使得表达血管紧张素转换酶2的肝细胞数量增加，导致新型冠状病毒直接感染肝细胞，从而进一步加剧肝脏的损伤程度。围绕着这个科学假设，我们已经对进一步的实验方案进行了设计，旨在明确新型冠状病毒感染肝细胞的机制以及肝损伤时血管紧张素转换酶2表达上调的分子机制，进一步阐明新型冠状病毒感染肺炎患者发生肝损伤的可能机制。"鲁凤民介绍，"目前我们实验室及校内共享仪器平台的实验技术及体系已经成熟，在疫情得到控制、同学们返校正常工作学习开始之后将会迅速推进这项研究。"

"我们希望通过明确新冠病毒造成肝损伤的机制，减少新冠病毒肺炎患者肝损伤，进而为减少危重患者病死率提供潜在的药物靶点及可能的预防控制措施。"鲁凤民说。

（陈振云）

陆剑课题组开展新冠病毒演化动态研究纪实

2020 年 3 月 3 日，由中国科学院主办的英文综合性期刊《国家科学评论》（*National Science Review*）发表了由北京大学生命科学学院蛋白质与植物基因研究国家重点实验室陆剑课题组和中国科学院上海巴斯德研究所崔杰课题组合作撰写的论文《SARS-CoV-2 的起源与持续进化》（*On the origin and continuing evolution of SARS-CoV-2*），对新冠病毒（SARS-CoV-2）基因组的演化动态进行深入研究和解读。该研究最早提出了新冠病毒存在两个不同的主要谱系，从基因组水平上加深了我们对这种新型病毒的认识，对新冠肺炎疫情的临床诊断具有重要参考价值。

论文发表后迅速引起了国内外学界和媒体的热切关注，引发了多个学术论坛针对相关机制展开的深入探讨，《科学》（*Science*, 2020 年 3 月 9 日）等学术期刊和国内外多家新闻媒体纷纷予以报道。据《国家科学评论》官方网站数据显示，论文发表至今阅读量已经排在了该杂志所有文章阅读量的榜首，被下载 8.8 万多次。"我的邮箱里已经收到来自世界各地的很多邮件，有来自学界的科学讨论，也有来自公众的热切问询。大家对我们研究工作的高度关注，反映了希望从科学研究的角度了解和认识这种新型冠状病毒的迫切愿望。这种愿望对于我们科研工作者来说，既是鼓励，也是动力，更是鞭策。"陆剑说道。

为增进对新冠病毒的认识贡献力量
陆剑及其课题组在基因组和分子演化领域经验丰富，并有一系列重要研究成果，尤为擅长从 RNA 水平上研究基因表达调控的机制和进化规律。"我是从 1 月下旬开始通过新闻关注到了这次疫情的发展。"随着疫情日益严重，陆剑深感应当运用实验室的特长，利用进化生物学的方法来对病毒的基因组序列进行分析和解读，开展病毒基因组的演化研究，为抗疫作出贡献。"只有了解病毒，才能更好地找到快速诊断、严密防御和有效治疗病毒感染的措施。"陆剑说，"开展这项研究也是在抗疫期间我尝试的教学改革，以培养学生分子进化和基因组学方面的分析能力。"

陆剑课题组与崔杰课题组合作，通过对新冠病毒和近缘病毒进行系统发生分析，发现新冠病毒虽然与蝙蝠冠状病毒 RaTG13 的基因组总体差异较小（约 4%），但其基因组内中性进化位点的差异高达 17%，表明新冠病毒在进化过程中经历了非常强的自然选择。通过对新冠病毒和来自马来穿山甲的冠状病毒的核苷酸比较，推测新冠病毒与其分歧事件并非近期发生，也说明新冠病毒的起源可能更为复杂。

陆剑课题组与崔杰课题组通过对当时公共数据库中仅有的 103 个新冠病毒基因组全序列进行分子演化系统分析，首次发现依据两个高度连锁的突变位点（分别位于参考基因组的第 8782 和 28,144 位），可以把新冠病毒主要分为"L"和"S"两个谱系，因基因组 28,144 位突变对应的氨基酸分别是亮氨酸（L）和丝氨酸（S）而得名。在 103 个新冠病毒样品中，72(约 70%) 个为"L"谱系，29(28%) 个为"S"谱系；在另外 2 个样品中，1 例可能是"L"和"S"谱系的混合体，而另 1 例由于发生了突变而不属于这两个谱系。虽然"L"谱系比"S"谱系更为普遍，但是进一步分析表明，"S"谱系更接近在蝙蝠和穿山甲体内发现的病毒，提示"S"更为古老。他们的数据分析还表明，新冠病毒的"L"和"S"两个谱系不是新近由于碱基发生变化而产生的，而是在疫情暴发的早期可能就已经存在了。陆剑介绍道："我们的研究从分子演化的角度加深了对新冠病毒的认识。"

陆剑课题组与崔杰课题组关于病毒分型的结果后续也被国内外其他独立研究印证，包括 4 月 7 日英国剑桥大学及德国学者发表在《美国国家科学院院刊》（*PNAS*）题为《SARS-CoV-2 基因组的系统发育网络分析》（*Phylogenetic network analysis of SARS-CoV-2 genomes*）的文章。在这篇文章中，作者对 160 个新冠病毒基因组序列进行分析，以来自蝙蝠的病毒序列 RaTG13 作为外群，把病毒毒株划分为 A、B、C 三种类型，"A 型"较为原始，"B 型"由"A 型"演化出来后，"C 型"进一步由"B 型"演化出来。"其实这两篇文章的分型结果高度一致，*PNAS* 文章的'A 型'就是我们划分的 S 谱系，'B 型'和'C 型'则构成了 L 谱系，而且 *PNAS* 作者在划分 A、B、C 三型的时候，主要依据也是我们划分 L 和 S 谱系所用到的 8782 和 28,144 这两个高度连锁的突变位点。目前公共数据库中已经有超过 15,000 条新冠病毒基因组序列，我们的分型结果还在进一步细化。"陆剑解释道。值得关注的是，陆剑及合作者的研究结果比 *PNAS* 文章的结果早一个月发表。

科研合作非常重要

在科研攻关过程中，陆剑课题组同国内相关领域的专家开展了科研合作。"中科院上海巴斯德研究所崔杰课题组长期从事病毒的演化工作，中国医学科学院病原生物学研究所钱朝晖研究员尤为擅长冠状病毒的功能和机制研究，是我们的'活字典'；我们大家各展所长，通过微信等平台交流沟通，一起研究。"

《SARS-CoV-2 的起源与持续进化》发表后，陆剑同合作者特别强调，文章中分析的病毒基因组数据量较少，后续工作需要扩大样本数量来进一步验证结论和推测。

国内一些科学家意识到开展广泛深入的科研合作对最终战胜疫情的重要性。2 月中上旬，台湾"中研院"院士、中科院基因所原所长、中山大学生命科学学院吴仲义教授和中国科学院院士、中科院脑科学与智能技术卓越创新中心（神经科学研究所）学术主任蒲慕明研究员在《国家科学评论》上两次撰文呼吁科研工作者即时公布和共享新型冠状病毒测序数据。

"我们当时进行这项研究的时候，公共数据库中只有103个新冠病毒基因组序列，而经过我国及其他国家科学家和医务工作者一致努力，到3月底基因组序列增加到2225个，截至5月2日基因组序列已经超过15,000条。"陆剑课题组基于这15,000多条基因组序列进行了进一步分析发现："我们当时根据103个基因组序列把新冠病毒分为'L'和'S'两个谱系，现在基因组数据增大一百多倍后，'L'和'S'谱系的划分仍然非常明确，而且在世界不同国家和地区的分布也呈现不同，我们正在继续进行研究。"

伴随着疫情的发展，公共数据库中病毒基因组序列快速增加，病毒基因组数据的扩充为研究提供了非常宝贵的数据资料。"我们的基因组分析工作是建立在我国和世界各地奋斗在一线的医务工作者和科研工作者们共同努力的结果之上的，我们对此深表感谢。"陆剑对"人类命运共同体"理念感触尤深："在疫情面前，我们深感加强科研攻关国际合作的重要性。我们希望和各国科学家和医务人员开展通力合作，为疫情的防治贡献智慧和力量。"

下一步结合临床数据开展深入研究

"关山初度路犹长"，陆剑课题组探寻新冠病毒"生物密码"的脚步仍在持续向前。"我们之前的研究是根据当时103个新冠病毒基因组全序列进行分子演化系统分析，得出了初步的阶段性结果；下一步我们还要连点成线，并结合临床数据和流行病学结果开展深入研究。"陆剑课题组正在深入研究新冠病毒序列在世界范围内的变化趋势，并与广州医科大学、武汉大学相关团队展开合作，将进化分析与临床数据相结合，做进一步的研究。

"我们希望和病毒学家、临床大夫等更多领域的科研工作者进一步合作，结合更多的基因组数据、临床信息及实验数据来更好地了解病毒，在充分认识病毒的基础上寻求最佳的治疗方法，服务于科学抗疫政策的制定，最终战胜疫情。"陆剑很有信心地说道。

（陈振云）

面向新冠疫情的数据可视化分析与模拟预测
——陈宝权教授团队疫情分析研究纪实

2020 年 1 月以来，新冠肺炎疫情的传播引发了广泛关注，全国人民通过捐献物资、在家隔离、支援前线等各种方式为战"疫"工作作出贡献。北京大学信息科学技术学院陈宝权教授团队通过可视化技术分析现有的疫情发展，并通过改进经典的传染病模型 SEIR 用于分析新冠疫情时存在的缺陷，提出 C-SEIR 模型，对疫情的发展趋势进行了预测，并对封城等控疫措施的有效性进行了分析。相关工作 2 月 10 日在公众号上推送，马上被众多平台转载，短短几天时间就收获了 10 万＋的阅读量，产生了广泛的影响。随着近期新冠肺炎在世界范围内产生影响，该文章也受到了国际上的关注，被刊登在知名国际科学期刊《科学前沿》（*Frontiers of Science*）和《国际卓越教育杂志》（*International Journal of Educational Excellence*）上。

距离《面向新冠疫情的数据可视化分析与模拟预测》推送发出时间已有 2 个月，从最开始以为疫情防控贡献一份力量为出发点，到现在研究成果得到广泛关注与认可。陈宝权深有感慨："我很高兴我们的努力对疫情防控产生了那么一点影响，但还有更多问题有待解决。科研工作者应当为更好的社会服务不懈努力。"

发挥优势，大胆创新

新冠疫情的发展变化牵动着全国人民的心，尽管通过封城、隔离等措施，疫情已得到初步控制，但依然有许多问题萦绕在大家心里：病毒到底是如何传播发展的？不同省市疫情的发展有怎样的差别？拐点何时才能出现？陈宝权团队在可视化方面有多年的研究经验和技术积累，为发挥优势，以人口流动与疫情发展关系的可视化研究为切入点，团队很快进入了科研状态。

基于可靠性原则，团队选取了可信度较高的国家卫健委发布的疫情感染人数和百度人口迁徙统计数据，在时间维度和空间维度对二者进行了全面的相关性分析。为了得到直观准确的可视化，团队经过多次尝试和讨论，对比了各种可视化方法与模型参数，从多个角度分析疫情的传播趋势与规律，并提出了二级传播模型。在此基础上，为了建立更加严谨的疫情模型，团队参考并分析了国内外科学家发表的多篇分析新冠疫情在中国传播发展模型的文章，并针对其中存在的缺陷进行改进。

经过反复讨论，陈宝权团队在经典的传染病模型 SEIR 基础上，结合实际情况，提出 C-SEIR 模型，将原有的人群四分类拓展到六分类，将本次疫情提到的疑似病人进行单独分类。该模型对各省份疫情人数发展趋势都能实现更好的拟合效果，并说明了封城与隔离措施对疫情防控的重要意义，也验证了在可视化阶段发现的二级传播模型。

细化分工，同心协作

疫情使得团队中的同学们只能在家办公，如何实现高效的沟通和合作？团队采取了金字塔管理模式，陈宝权负责总指挥和方向把握，团队成员分成两个小组，每个小组组长负责分配任务、成果汇总与进展汇报；利用网络平台的优势，协同完成代码与撰写报告；将任务细化，收集数据、建立模型、实现模拟，每项任务责任落实到人……由于疫情发展迅速，为了加快推进研究，团队每天都要召开会议，及时同步进展，更新数据并制订下一步研究方向。

通过合理的规划，远程协作依然取得了很高的科研效率。在疫情形势的督促下，团队成员仅仅花了一周的时间就实现了从零到推出科研成果的过程。很多团队成员为了及时完成任务加班加点，"疫情不等人，成果早一些出来，可能就有更大的作用。"

推广工作，助力抗疫

为了对抗击疫情作出贡献，让更多人了解疫情传播的规律，陈宝权团队选择了首先通过微信平台的方式传播，短短几天时间就收获了上万的阅读量，被众多平台转载。之后，该成果被撰写成规范论文并上传到论文预印本网站上，其成果对国际上关于新冠肺炎的研究也产生了影响，被翻译成西班牙语刊登在知名国际期刊上。

回望这段时间对新冠疫情传播研究的科研攻关过程，陈宝权及团队成员深感大数据对于社会重大事件的分析与指导的重要性。在本次疫情发展过程中，各地感染人数的实时情况对于把控疫情的发展趋势，建立有效模型是至关重要的。政府正确的决策部署也为控制疫情蔓延起到了重要作用。在疫情之后，如何复工复产，在有效控疫与社会发展之间寻找一个平衡点，将是一个更大的课题。

团队核心成员包括：陈宝权教授，博士生葛彤、蒋鸿达，硕士生史明镒、周强，本科生倪星宇、阮良旺、宋振华、王梦迪、姚贺源等。

（信息科学技术学院）

北大智库为新冠肺炎疫情防控建言献策

新型冠状病毒肺炎疫情防控工作进入关键时期，党中央、国务院高度重视疫情防控工作，北大人始终在这场关乎全国人民生命安全的无形战场上冲在前面。与澎湃的热血同在，北大智库也正在为国家疫情防控工作提供宝贵的智力支持。

疫情来袭，北大第一时间响应国家号召，发挥北大在人文社会科学和理工医学的智库平台优势，组织具有深厚专业背景和深入防疫一线的专家学者，就疫情防控、经济贸易和涉外形势分析、舆情应对等方面内容建言献策，整理《北京大学智库要报·抗击新冠肺炎特刊》（以下简称《特刊》）并上报，供中央及各级部门决策参考。

截至2020年2月10日，《特刊》已组织上报18期，每期约5000字，收录了来自北大公共卫生学院、政府管理学院、国家发展研究院、国际关系学院、光华管理学院、新闻与传播学院、首都发展研究院等11个院系和相关智库机构，以及北京大学第一医院、人民医院、第三医院、肿瘤医院等附属医院，共计36位专家学者的近60篇稿件。林毅夫、贾庆国、彭波、王浦劬、龚六堂、黄益平、孙东东、燕继荣、屠鹏飞、吴明、向勇等经济、国关、新闻传播、管理、法学、药学、公共卫生、文化产业领域的著名专家牵头，组织撰写了一批重量级政策建言稿件。这些稿件既有各领域应急预案性质的"支招"，也有面向疫情长远影响和国家治理体系的深度思考，为中央、北京市和相关部门决策提供了重要参考。

医学类智库

北京大学医学部是建设首都卫生与健康发展高端智库的依托单位，具备雄厚的临床及公共卫生研究实力。北大医学人充分发挥学科交叉优势，赴湖北一线的临床医生、在京各附属医院的医生与校内开展卫生政策、流行病研究的专家携手为抗击疫情贡献力量，将研究切实写在祖国的大地上。在派出400余名医护人员支援湖北的同时，医学部各学院、附属医院结合自身工作经验，深入剖析全国及北京市的疫情防控形势，从医院管理、防控盲点、病毒传播途径、远程诊断、仪器购置、试剂研发等专业角度向有关部门提供富有建设性的防控建议，为阻断疫情蔓延贡献具有科学价值的"一手经验"。截至2020年2月10日，共提交建议稿件近80份。

经济管理类智库

光华管理学院动员学者发挥经管学科优势，科学理性地应对疫情，分析相关的影响并提出相应政策建议。截至2020年2月10日，颜色、唐遥和王汉生等学者向上级部门上报内参文章4篇，主题分别为疫情对经济的影响、对中国股市运行的建议和利用脱敏数据识别新型冠状病毒传染高风险人群的探索性研究。学院以疫情对经济等领域的影响和建议的相关报告为主题，制作《光华思想力研究简报》两期，向相关部委和地方政府、国企领导等发出逾600人次。刘俏、颜色、彭泗清、张影等专家学者接受《财经》《中国新闻周刊》《证券时报》《新京报》及腾讯财经、新浪财经、网易财经等媒体的采访或撰文，通过多种渠道为疫情防控下的经济社会发展提供北大光华人的智慧参考。

经济学院学者结合自身理论优势，详细分析了疫情将对中国的经济发展带来的影响，曹和平、吕随启、王跃生等专家学者分析了新冠肺炎疫情对中国经济发展的影响，将现阶段抗击疫情的情况与2003

年抗击"非典"时的国家经济实力作了对比分析，初步判断了今后一段时间抗击疫情的国家经济情况。张辉、秦雪征、苏剑、周建波、袁诚、韩晗等专家学者撰文阐述了危机背后中国经济孕育的经济增长点，也为疫情过后促进国民经济发展提出了切实可行的意见建议。

国家发展研究院成立专题研究课题组，并积极组织和动员相关专家发挥学术专业优势，积极建言献策和引导舆论，履行国家高端智库的核心职责，通过北京大学上报了林毅夫的《应对疫情的积极财政政策建议》、黄益平的《评估新冠肺炎的经济影响》、李玲的《应对疫情下一步工作建议》和《给武汉市委市政府的七点具体建议》等政策建议类文章，向国家高端智库办、中央财经委、统战部、央行等机构报送针对性的相关研究报告，提出影响评估意见和应对建议、下一步的工作重点等。除内参报告外，国发院还组织黄益平、陈春花、郑世林、徐高、刘国恩等专家学者在媒体上发表专题文章，分析疫情对经济的影响，提出对企业特别是中小企业应对疫情"次生灾害"的对策建议，积极引导社会舆论，树立正确舆论导向。

法学及行政管理类智库

法学院专家学者积极建言献策、发挥科研智库功能。卫生法学专家孙东东教授应邀担任国家和北京市防控新冠肺炎疫情专家组成员，充分发挥专业优势，参与制定防控预案，并向中国农工党北京市委、全国政协提交两份建议报告。刑事诉讼法专家陈永生教授围绕"涉疫刑事犯罪问题"接受央视专访。葛云松、金锦萍、王锡锌、沈岿、车浩、薛军等民商法、慈善法、行政法、刑法、电子商务法等方面的专家学者也从各自专业背景出发，针对慈善募捐、"谣言"的责任认定、疫情隔离处置方式、电商在疫情防控中所起的关键作用等备受关注的问题提出专业的法律解释和政策建议。截至 2020 年 2 月 10 日，法学院专家提交或发布的决策报告超过 15 篇。

政府管理学院立足学科特点和优势，组织专家学者向有关部门积极建言献策。政治学学者王浦劬、燕继荣从国家治理角度，上报《关于妥善应对进京人流挑战的建议》《关于返城人员分类管理的建议》《关于设立防疫过渡区的建议》《关于切断病毒传播渠道的建议》《关于形成分区分类分层管理格局的建议》《关于调整疫情管控思路的建议》等建言报告；公共管理学者杨立华、萧鸣政就建立全民疫情防控体系，提高社会化、法治化、智能化、专业化水平，以及节后开工复产等问题提出建议。截至2月10日，政府管理学院教研人员已完成各类报告10余篇。

首都发展研究院作为北京大学首都高端智库支撑单位，自抗击新冠肺炎疫情以来，积极组织院内外研究力量，针对首都疫情防控、社会治理、疫情对经济发展的影响以及疫情之后提振首都经济等方面积极开展研究工作，已经形成并向北京市和相关部门提交了《关于抗击新型冠状病毒肺炎疫情的几点建议》《新型冠状病毒疫情对北京经济发展影响分析——基于SD模型的模拟仿真研究》等报告，得到了相关决策部门领导的充分肯定和认可。首都发展研究院还向学校提交了《借鉴国内外重大疫情应对做法，多策并举减轻新型冠状病毒疫情对经济系统的影响》《充分利用现有"互联网＋"技术，鼓励大家尽量"宅家"工作》等研究报告。在下一步工作中，首都发展研究院还将继续依托北京大学多学科优势，发挥好首都高端智库的作用，在北京市和全国抗击疫情的决策咨询中贡献力量。

人口研究所发挥北京大学老年学研究所专业平台优势，积极回应媒体和民众的关切需要，撰写全球化与公共卫生合作方面的稿件，为当前的抗疫提供正向积极有利的科学理性参考。人口所与中国残联共建的北京大学中国残疾人事业发展研究中心主动联系中国残联康复部及相关部门，就共同抗疫形势下高度重视残疾人及其家庭的生命安全和身体健康，推进残疾预防和公共卫生基本服务，全面加强机构和社区残疾人服务工作，落实2020年中央一号文件脱贫攻坚和补短板提供参考建议。

国际关系及文化产业类智库

国际关系学院积极组织动员教研人员发挥国际关系学科专业优势，为尽快打赢新冠肺炎疫情阻击战向有关部门提供政策咨询。迄今为止，贾庆国、王栋、刘海方、汪卫华等专家学者为《特刊》提供了8篇咨询报告，内容涉及抗击疫情国际合作、中美关系、在华留学生工作、涉外形势分析等。

文化产业研究院组织研究力量，依托国家社科基金重大攻关项目前期开展研究所积累的数据资料和研究成果，积极参与文化和旅游部密切关注的新冠肺炎疫情对我国文化产业和对外文化贸易的影响研究，通过资料收集、网络问卷调查、电话采访和视频会议等研究手段，形成了有关《世界卫生组织新冠肺炎疫情 PHEIC 认定对我国对外文化贸易的影响》《新冠肺炎疫情对我国文化产业的影响及政策建议》等成果要报，提出推动文化产业走出困境、纾解文化企业发展难题的多项措施手段和政策建议。目前，研究院正在围绕"海外媒体对中国新冠肺炎疫情危机报道中的国家形象和文化影响"的主题，展开基于文本内容编码分析的实证研究。

北京大学始终高度重视智库建设。2020 年 1 月 10 日，北大召开智库工作座谈会，校党委书记邱水平、校长郝平参加座谈并对智库建设工作作出重要部署。加快推进新型智库建设是服务国家"四个全面"和"五位一体"的必然要求，也是北大"双一流"建设的重要抓手。疫情当前，北大智库将责无旁贷地承担起思想库、智囊团咨政启民的重要作用，秉承求真务实的专业精神，为疫情防控工作展开一系列应急专项研究和"后疫情时代"的前瞻预判研究，及时为国家和地方政府的决策提供政策建议。

（韩　芳）

现代农学院专家团队为农村疫情防控建言献策

"疫情就是命令，防控就是责任"，新型冠状病毒肺炎疫情来势汹汹。面对这场时间紧、任务重、难度大的没有硝烟的战争，北京大学现代农学院中国农业政策研究中心的全体专家团队选择了发挥自己的特色与专长来积极参与战斗，努力为打赢疫情阻击战贡献力量。自2020年2月4日以来，中心主任黄季焜带领中心全体老师、助理和研究生加班加点、投身战"疫"和协同合作，前后组织了两次大规模针对村领导、农户和村医的电话调研。研究团队从问卷设计、电话访谈、数据分析到报告撰写都争分夺秒，竭力通过通信调研了解当前农村防疫和生产生活现状，为疫情防控期间保障民生提出高效、切实可行的政策建议与防控措施。

2月5日，黄季焜和中心教授易红梅等组织了对湖北、浙江、广东等8省的138个行政村展开的电话调研，争分夺秒，用一天半时间完成《农村防控新冠肺炎现状、问题和建议》，报告基于调研反映出的农村基层新冠肺炎疫情防控工作的问题给出了对应的政策建议。2月7日，黄季焜联合江西农业大学对江农"百村千户"展开电话调研，调研共覆盖12个县的106个行政村，并依据调研结果，对江西农村基层新冠肺炎疫情防控工作需要引起关注的七大问题，提出需要高度重视的防疫各项工作的六条政策建议。2月10—12日，关于江西农业大学研究团队对新冠肺炎疫情对江西家禽产业的影响分析和政策建议，黄季焜给予指导。2月12日，黄季焜、博士生导师王晓兵与沈阳农业大学联合对辽宁固定观察点涉及的 102 个行政村展开电话调研，并就调研所反映出的疫情防控期间的农村防控及民生问题提出急需改进的建议措施。

2 月 11 日，面对日益严重的疫情，肩负着为我国农业农村发展建言献策的重大使命，黄季焜团队丝毫不敢懈怠，连夜又设计问卷并动员了来自北大中国农业政策研究中心和全国 30 个高校的 200 多位调研员，于 2 月 12—15 日对湖北、四川、江西、陕西、河北、浙江、辽宁和广东 8 省"农业与农村发展追踪调查点"进行了更为全面的调查，涉及 48 县 233 个行政村的 1700 余户农户和许多中小企业。基于这次调研，团队系统地开展了农村疫情防控进展与对策、新冠肺炎疫情对种植业/养殖业的影响与对策、新冠肺炎疫情对农村劳动力非农就业和企业及自营工商业的影响与对策、新冠肺炎疫情对农村中小学基础教育影响与对策、新冠肺炎疫情对实现全面脱贫的影响与对策等研究。

围绕农村劳动力务工和各行业复工复产等问题，基于以上调查和该中心多年多轮调研数据，团队分析了当前农民工外出打工和企业复工复产面临的问题，基于调研数据的分析结果，于 2 月 18 日向有关部门提交了由黄季焜、盛誉和侯玲玲等拟写的《从农村劳动力务工角度看新冠肺炎对各行业的影响与对策》报告，报告对当前如何切实做好农民工返工和中小企业开工提出了具体的政策建议。

大家围绕农村疫情防控进展和疫情对"三农"问题及区域经济影响，分别于 2 月 5 日、12—15 日和 22—23 日开展三轮涉及 8 省 48 县 233 个行政村的 1700 多农户和 300 余家中小微企业的电话问卷和追踪调查，基于调研数据和分析结果，及时形成了 20 份政策建议报告，其中 9 份上报中央有关部门、11 份报送江西和辽宁等省政府，部分报告在中央和地方政府的决策中已产生了积极影响。

（现代农学院）

钱乘旦：居危思危，做好应对后疫情时代的充分准备

新冠肺炎疫情全球暴发，既是"黑天鹅"，也是"灰犀牛"。说它是"黑天鹅"，因为它把世界各国都打得措手不及，防不胜防；说它是"灰犀牛"，因为它所显现的变化趋势由来已久，疫情只是把变化的速度突然提高几十倍，原本五年或十年之后才能看到的情况，瞬间就展示在人们面前。疫情过后世界会怎样？无论人们做何种推测，有一点是肯定的：不会再回到疫情之前的状态。

问题出在反全球化。虽然人们说：全球化过程从大航海时代就开始了，但真正的全球化要等两件大事发生后才会出现，一是西方殖民体系崩溃，殖民帝国纷纷瓦解；二是苏联解体，两极世界不复存在。这两件事都意味着，由殖民帝国或两大阵营长期分割的世界真的连在一起了，各国清除了彼此的藩篱。在这种情况下，全球化才真正起步。但这是由美国主导的全球化，当时美国有两大优势，第一，它作为"新殖民主义"的典型国家，本来就不受老牌帝国的疆界限制，能把手伸向世界很多地方；第二，它在两个阵营的对抗中胜出，成为唯一的超级大国，拥有软、硬两方面实力。挟其种种优势，美国把"全球化"变成了"美国化"，从中攫取各种好处。打一个比方：全球化如同切蛋糕，美国切下 70%，其他发达国家切下 20%，剩下的残羹剩饭，分给其余的一两百个国家。经过这一波全球化，穷国与富国之间的差距变得更大了。

然而所料不及的是，有一些穷国凭借其丰富的人力资源、强大的

组织力量、勤奋的劳动和难得的机遇也在这个过程中发展起来，形成了所谓的"新兴经济体"。中国是其中之一，也是发展最快的一个。这使发达国家感到错愕，尤其是美国，它开始认为自己吃了亏，于是就想扭转由它一手建立的全球化世界秩序；如有必要，甚至摧毁它。

这个趋势在一二十年以前就开始了，"反全球化"悄然出现。如果说早期反全球化是由贫富不均引起的，是穷人穷国反对富人富国的全球化；那么现在的"反全球化"却是由美国发动的，是富国对穷国的反全球化，反对穷国的发展努力。世界格局由此而变得动荡不安，就仿佛一个平静的水池突然被一艘巨无霸舰船全力搅动，要把其他的小船掀翻——富人的"反全球化"和穷人的"反全球化"全然不同，它对世界的破坏力极大。这个过程在疫情之前就开始了，但疫情暴发以数十倍的力量加快了其速度，而民粹主义、种族主义、仇恨情绪的蔓延再加上无良政客的煽动就更助长了国际社会的撕裂，全球化显然岌岌可危。

那么，疫情之后会怎样，全球化是否能恢复？最好的结果是人们从疫情中看明白"一荣俱荣、一损俱损"的道理，从而恢复全球化势头，使其向造福全人类的方向发展。但在目前的局面下，这种前景不容乐观。人们于是求其次，想象若美国加快"退群"步伐，出现一个没有美国的全球化。我认为这种可能性微乎其微：首先，没有美国的全球化是不现实的，美国也没有去实行孤立主义的愿望；其次，即便美国真的退出"全球化"，那么剩下的全球化由哪一个或哪几个国家来主导？在目前的情况下，没有哪个国家具备条件——再过五年或十年也许可以，但疫情改变了历史的进度，未来的世界风险重重。还有一种设想：世界再次一分为二，两个阵营互相对峙，"全球"变成了两个"半球"，形成了"半球化"。但"半球"以什么为标准呢？东方与西方？南方与北方？发达与不发达？穷国与富国？似乎都不像。当今的世界不是一分两半，而是多极并存，群雄并起。美国建立单边霸权的努力已遭受重大挫折，发展中国家正在争相发展。我认为，疫情之后这个趋势会加强，形成一种新的世界格局，我称之为"区块化"。

"区块"组合在过去几十年中已非罕见（比如在欧洲、南美、东南亚等），而"区块化"则可能是今后一段时间世界的变化趋势。当美国致力于摧毁由它一手主导的全球化，而突发疫情又强化了反全球化的冲力；但同时全球关联已不可分割、共存共荣是既成事实时，两股力量对冲，便可冲出以区域为载体的若干"区块"。区块内部有较强的联系（包括政治、经济、文化等多方面的联系），区块之间则形成互动；以区块互动为依托，形成新的全球关系。美国在这个过程中将缓慢失去其独霸地位，成为与其他"区块"对等的一个区块。新一波"全球化"会在区块之间的互动中形成，它与过去由美国主导的"全球化"最大的不同，是平等协商、互利共赢。各区块分头化解其内部矛盾，区块间则寻找共同利益的最大化。我们希望看到这种局面，然而在旧体系退出、新体系形成的时刻却充满了危险，任何不测事件都可能发生。中国恰恰处在各种危险的风暴眼上，我们一定要"居危思危"，做好应对准备，有备无患才能行稳致远，未雨绸缪才能胸有成竹。

（作者钱乘旦为北大区域与国别研究院院长、历史学系教授）

潘维：中国"新青年"与"全球治理"的方向

两个新认识

这次会议讨论"全球治理"（global governance）。在英文里，"全球"不同于"世界"。"世界"由国家组成，而"全球"有"后现代"色彩，指不分国家的人民，处理不分国家的事情。

人类早在"史前"就脱离了人与动物的生存竞争。"有史以来"，人类的"生存竞争"主要发生在群体与群体间，发生在由各群体治理机构分别领导的人类群体之间。

近代以来，人类群体主要由"国家"，即"nation"，划分界限。"nation"的领导机构是"state"。但在中文里，"nation"和"state"不分，都是"国家"。在中国人眼里，两者浑然一体，没有"nation"就没有"state"，没有"state"也没有"nation"。

霍布斯在1651年出版的《利维坦》里说：为避免"所有人对所有人的战争"，人们通过"契约"向巨灵"利维坦"，即政府，"让渡"了一些上帝赋予人的权利。于是，政府起源于官民间的"契约"。这个叙事超越了传统欧洲的"君权神授"，却没超出摩西在西奈山上与上帝立"十诫"之约的《圣经》故事。

对世俗的中国人而言，政权来源的道理极浅显。两千三百年前，中国思想家荀子在论述"王制"时就讲"人能群，彼不能群"的道理。人类身不如食肉猛兽强壮，腿不如四腿动物敏捷，从动物界脱颖而出是因为群体，因为出色的群体生活——领袖、领导机构和生活规范。

从这次全球疫情中我获得了两个新认识。

第一个认识是：人类群体间的生存竞争并非取决于群体与群体间的关系，而取决于每个群体应对大自然的能力。换句话说，一个国家应对大自然能力的强弱，塑造该国与其他国家生存竞争的胜负结果，塑造国与国之间的关系。这应是个新认识。

与这新认识相关的第二个认识是：一个国家中青年的状态塑造这个国家应对大自然挑战的前途，也因而塑造此国与他国关系的方向与前途。今天是我国的青年节，节日起源于我们北大青年发起的五四爱国运动。此时此地，讨论我国青年应对生物危机时的状态，大有助于理解"全球治理"的前景。

我首先定义"第二代新青年"，其次评论这代青年在应对自然灾害中的表现，最后讨论这代青年如何影响"全球治理"的方向。

"第二代新青年"

依中国传统，30 年是"一代人"。因为"新中国"，五星红旗下出生的青年称为"新青年"。"第一代新青年"指的是"50 后""60 后"和"70 后"；"第二代新青年"指的是"80 后""90 后"和"00 后"。

新中国的"第一代新青年"与更早的中国革命那代青年一样勇敢和勤奋，是创造中国奇迹的脊梁。然而，由于时代发展过快，"第一代新青年"对于各种现象的认知不尽相同。

"第二代新青年"基本没有贫困记忆，在接连不断的中国经济奇迹中长大，形成相似的"三观"。他们一如既往的勇敢和勤奋，但关注的问题与第一代已有天壤之别。他们对社会主义阵营与资本主义阵营的"冷战"越来越陌生；对冷战对抗的"两分"话语

（dichotomies）——民主与专制两分、法治与人治两分、市场与政府干预两分——越来越冷淡。他们既没有对西方的轻蔑或恐惧，也没有对西方的仇恨或崇拜。他们平视中国以外的世界，不再俯视或仰视，不会因为与以美国为首的西方大国关系改善而欢呼，也不会因关系恶化而惊恐。他们对党和政府，对新时代中国特色社会主义充满信心。

"第二代新青年"在意生态环境、性别平等、讲话礼貌。他们有能力理解外国语言，努力理解中外历史和文化的差别。他们消息灵通，熟练使用先进技术，搜索和判断信息的能力超强。他们对技术信息特别敏感，热衷创造性地运用全人类智慧解决具体问题。他们对自己的世界竞争力很有信心，对国家前途也很有信心。他们属于中国，也属于世界，将是对"人类命运共同体"作出卓越贡献的一代中国人。

疫情中的新青年

我国在 2020 年年初经历了一场以武汉为中心的、惊心动魄的抗疫战。一度，疫情肆虐，经济和社会生活陷入停顿，人民生命安全受到严重威胁，然而在党和政府的坚强有力领导下，疫情蔓延势头很快得到遏制。在这场抗击新冠肺炎疫情的战斗中，如同以往所有人类灾难的抗击战，我国抗疫战的主力军是青年，是我国的新青年。

"第二代新青年"大多是独生子女，曾有人把他们视为"小太阳、娇宠的一代、垮掉的一代"。但在此次战"疫"中，他们挺身而出，继承"老吾老、幼吾幼"的中国社会传统，扶老携幼、奋勇接力向前。他们用行动宣布，他们已经是新时代中国的主人翁。青年出色，我国的前途就充满希望。

"第二代新青年"充满青春活力却带头禁足，帮助老人戴上口罩。他们热情洋溢地向全民普及先进科学知识，拒止谣言传播。他们积极寻求和运用解决具体难题的先进技术方案。他们是志愿者的主力，在全国每个禁足社区值守和运送生活物资。年轻的医护人员更从全国各地冒险逆行，赶往武汉和湖北其他地区，阻击病毒传播，拼全力救助他乡患者。难忘那位大连的公司白领"小强"，去长沙出差却被阴差阳错地"留"在武汉。他没抱怨，跑去一家医院当起了清运医疗垃圾的志愿者，"一个月里做完了二十年的家务"。难忘那位湖北公安县的女青年甘如意。探家期间武汉封城，她骑了四天三夜的自行车回到汉口，履行医院检验技师职责。青年们听到少数人借机对政府进行"冷战"式批判，但他们服从指挥，相信我们党一心为民，坚信全民同心，我国能够战胜瘟疫。后来，其他国家应对疫情的方式和结果证明，我国新青年的立场和判断是正确的。

"第二代新青年"对了解外部世界的热情和能力也令人惊叹。仅在英国，居然有二三十万我国年轻人在读书访学，大多是自己钻研信息自己跑去的。为将来找到高薪工作，不少人年纪很小就出去"洋插队"，独立打理生活，我国缺啥他们学啥。他们在大街上戴口罩，应对疫情。大灾来临，他们亲眼见证了美欧治理体系的无能。当疫情越来越严重，他们要么在国外坚守——"不给祖国添麻烦"；要么千辛万苦辗转世界各地，买高价机票回家，自己掏钱隔离。他们不傲娇、不抱怨，镇定和平静得让我这老留学生汗颜。他们信任自己的祖国，由共产党领导的、安全和坚强的祖国。

全球治理体系的走向

何为"中国"？"大一统"就是中国。何来大一统？"一统"来自我国政治上统一的执政集体；"大"来自"有容"，有容乃大，于是有了人口世界第一，从海岸到世界屋脊，从苦寒地到极热地的大中国。而今的政治领导集体既患寡又患不均，全心全意为人民服务，把14亿人团结起来应对自然灾害，展示了大中国的"团结就是力量"。

无论疫后的世界各国实行自我封闭还是继续互通有无，团结的、拥有全产业链和世界最大市场的中国显然占据有利地位。这让流行的"自由民主制"和"人均 GDP"标准相形失色。

据此，我对中国与世界的关系做如下三条观察。

第一，中国应对大自然挑战的强大能力，代表更强大的应对国与国关系挑战的能力。由于蔑视中国应对疫情的方式，西方各国已经付出了沉重代价。疫后傲慢地挑衅中国将付更高代价，搬起石头会砸到自己的脚。对华外交政策无力左右中国的未来。

第二，"第二代新青年"成功通过了这次大灾的考验，我国也就有了应对未来更大灾难的信心。眼下困扰中国的中美关系也就这样了——无论美国怎么变，我们在科技创新上穷追不舍，内外市场渗透遍地开花。虽说疫后会被美国领衔封堵围攻，可天塌不下来。中华不自乱，无人能乱华。

第三，中国"第二代新青年"的兴趣在学习各种知识，特别是能解决具体问题的科学技术知识。于是，他们冷淡了"冷战"阵营催生的"两分"话语体系，没兴趣听传教，更没传教的兴趣。他们热情拥抱世界，也耐心等待世界拥抱中国，并愿花极大代价为世界拥抱中国创造条件。他们知道地球很小，他们也知道克服全球灾难和维护全人类福祉需要各国协作和各民族互通有无。他们是相信"人类命运共同体"的一代人。

有强大繁荣的中国，有中国这样的"第二代新青年"，"全球治理"的方向和前途是确定无疑的。

此时，我记起 20 世纪 50 年代的美国国务卿杜勒斯。作为反共专家，他曾经做过一个很著名的预言：中国的青年一代会因为向往"自由世界"而否定老一代的革命，推翻共产党政权。新中国的红色政权已历两代青年了，却变得更强大。

只要我国一代代新青年自信、不信邪，继续勇敢勤奋、艰苦奋斗，胜利之光会一直照耀我国奔向星辰大海的征程。

（作者潘维为中国与世界研究中心主任、国际关系学院教授）

刘俏：疫后中国经济政策的思考与建议

2019 年年底开始肆虐至今的新冠肺炎疫情让中国经济在"风暴中体验风暴"。在经历了疫情暴发早期的进退失据之后，一个过去曾多次经历各类危机的国家展现出强大的组织动员能力，湖北人民的巨大牺牲和全国人民的高度配合和服从，使得我们逐渐增强了战胜疫情的信心，有效防止了疫情继续肆虐。

疫情在我国基本控制住的同时，在全球范围内却迅速扩散，已经严重冲击全球实体经济和金融市场，全球经济陷入大衰退的风险大大增加。2020 年，各国多个救市政策出台，其中，美联储宣布新措施支持经济，德国政府批准规模 7500 亿欧元的刺激政策。这些变化表明新冠肺炎疫情已经超出一般意义上的"公共卫生事件"，对全球经济的影响、带来的冲击可能超过 2008 年的全球金融危机。

新冠肺炎疫情在国际间迅速扩散与过往危机最大的不同，在于它直接影响实体经济。全球性的蔓延不仅严重影响外需，而且带来全球供应链中断的风险。全球经济在 2020 年第二季度大部分时间面临"暂停"状态，将给我国经济疫后复苏带来极大的不确定性。因此，我们需要重新思考我国对冲疫情影响的宏观政策范式，进一步明确宏观政策的定位和实施的重点领域，以更大的力度出台正确的政策，应对疫情带来的全球经济衰退对中国经济的影响。

现在有两个维度的中国经济：一个是反映为 GDP 规模和增速的中国经济，目前正经历着增长速度、动能及模式的巨大变迁；另一个是反映在经济社会结构层面上的中国经济——以全要素生产率增速、产业和就业结构的变迁、微观经济单元的活力、收入分配结构、全球价值链的参与度和定位、研发强度和创新能力、投资资本收益率（ROIC）等呈现。在中国经济的核心逻辑已经发生变化的大背景下，反映在经济社会结构层面上的经济指标的表现更真实地反映中国的经济社会发展。因此，这一轮经济政策的逻辑应该与过往不同——其侧重应该放在对冲疫情对中国经济的结构性影响方面。我认为，我国目前合适的政策出发点是大幅下调经济增长目标，甚至，不再确定目标。在摆脱原本是刚性的增长目标的约束后，政策意图会更加清晰，政策手段更为合理——以更彻底的改革开放迎接挑战！

政策建议

我们对疫后中国经济突围的经济政策建议围绕下面几个维度展开：

1. 基建与新型基建

2019 年中国 GDP 增速为 6.1%，然而基建投资的增速只有 3.8%。疫后经济突围，大规模增加基建投资是很自然的政策选择。

围绕"再工业化"（产业互联网）的"新型基建"，涉及跟产业变革以及跟产业互联网相配套的基础设施建设，如 5G 基站、数据中心等。中国经济目前面临的最大挑战是保持全要素生产率的增速。"再工业化"以及围绕再工业化而进行的"新型基建"有助于提升 TFP 增速。5G、大数据、AI、物联网等会给大量行业带来数字化转型的契机。从 5G 的建设需求来看，5G 将会采取"宏站 + 小站"组网覆盖的模式，2017 年我国 4G 广覆盖阶段基本结束，4G 基站达到 328 万个，而 5G 基站总数量将是 4G 基站的 1.1—1.5 倍。假设将来建设宏站 475 万个，小站 950 万个，则预计到 2026 年我国 5G 基础建设投资规模将达到 1.15 万亿元，其中 2020 年需新增的投资额约为

2300 亿元。5G 的发展除直接带来电信运营业、设备制造业和信息服务业的快速增长，还将通过产业间的关联效应和波及效应，间接带动国民经济各行业。经测算，到 2030 年，预计 5G 将带动直接产出 3.4 万亿元，间接产出 6.2 万亿元。按照 2017 年投入产出表中各行业的增加值率转换为增加值口径计算后，2030 年 5G 将直接拉动 GDP 1.3 万亿元，间接拉动 2.1 万亿元，总和 3.4 万亿元。

出于应对中国经济核心逻辑变化的需要，"新型基建"必须涉及跟民生相关的基础设施投资，如旧城改造、租赁住房、城市公共设施的投资等等。城市改造等基础设施建设规模庞大，可带动较为可观的投资。同样，"新型基建"也涉及中心城市和都市圈的基础建设及公共服务设施建设。通过推进基础设施一体化和基础服务均等化，增大城市集聚效应和城市所能容纳的最优人口规模，促进统一大市场的形成，将更多的人纳入"市场"，通过集聚实现人均收入增长，通过集聚实现中心城市与周边城镇的差异互补发展，最终缩小发展差距。

2. 持续为企业减税

中国经济核心逻辑最大的变化之一在于增强企业尤其是民营企业的活力变为重中之重。新冠肺炎疫情给企业特别是中小微企业带来了较大的冲击，税收政策的调整也是帮助企业渡过难关的重要手段。近年来已多次下调企业增值税，可考虑下降企业所得税进一步为企业减负。2020 年针对新冠肺炎疫情，中央进一步将 3—5 月份小规模纳税人增值税税率由 3% 降为 1%，湖北省免征 3 个月，可有效帮助个体工商户和小微企业纾困。

企业所得税的分档税率显示分档税率并不是简单基于纳税金额分档，也不是像企业增值税那样基于行业分档，而是一般企业（25%）、小型微利企业（20%）、高新技术产业和重点行业扶持企业（15%，部分软件企业和集成电路设计企业 10%）、非居民企业（10%）来分档。建议对所有档的税率同时下调。

3. 补贴低收入群体，激发消费潜力

考虑到消费已经成为中国经济增长重要动能，疫后政策应该特别着力对冲疫情对居民消费能力和消费信心带来的冲击。连月的疫情防控工作大幅抑制了居民正常的消费需求。虽然居民消费具有较强弹性，但鉴于此次疫情影响地域范围较大、延缓复工时间较长，居民可支配收入或有大幅减少可能，预计疫情过后消费反弹力度或不及预期。居民消费能力和消费信心的恢复既关乎 2020 年决胜全面小康目标的实现，又能够有效促进中长期高质量发展战略的推进。最直接的激发消费潜力的办法就是通过减税和补贴的方式对低收入群体进行补助。

第一，可考虑提高个人所得税起征点、降低税率等途径刺激居民消费。在实现全面建成小康社会的关键一年，财政可通过加大减税力度，进一步降低个人所得税刺激消费，以减少疫情对经济增长的影响。2019 年个税改革通过上调起征点、拓宽低税率税档、增加专项附加扣除，大大优化了税率结构，1—10 月人均减税幅度达 1786 元，全年同比下降 25.1%，直接增加了居民收入，高效提升消费能力。据全国政协常委、瑞华会计师事务所管理合伙人张连起测算，2019 年个税起征点调整之前纳税人数为 1.87 亿人，调整后纳税人数在 6375 万人左右，个税起征点提高和六项专项附加扣除使得 1.23 亿人免缴个人所得税。

针对降低个人所得税，应加大对中等、高收入群体的减税力度，提高起征点，降低税率水平。在保持个税税率级距不变的情况下，将税收起征点由 5000 元/月调高至 6000 元/月，降低 36,000 元/年至 144,000 元/年各税档预扣率 1%，144,000 元/年至 660,000 元/年各税档预扣率降低 3%，超过 660,000 元/年部分降低 5%。

第二，可考虑采用消费券政策，补贴低收入就业人群，促进内需回补。建议对受疫情影响较重的低收入就业人群发放消费券补贴，并向对疫情严重地区湖北省倾斜，湖北省就业人群全员发放消费券。

消费券政策可以向民众传达抗击疫情的信心，号召共度时艰。面向受疫情影响较大的低收入群体发放消费券，通过提供补贴，弥补因疫情影响导致的收入下滑，保障基本生活。其次以补贴直接刺激消费，形成消费回补，在总量上能够实现消费回升。

财政政策更加积极有为的资金保障

疫情冲击下各类减税补贴等政策给财政带来增支减收压力，稳定经济发力基建也需要资金支持。为了给更加积极有为的财政政策提供资金保障，建议可以积极探索多样融资渠道，降低地方政府债务压力和金融系统风险，避免增大基建投资力度，加剧结构性问题。

加大专项债发行力度。专项债可以成为财政发力的主要来源。建议：第一，2020 年扩大专项债发行至 3.5 万亿元。2019 年新增专项债 21,297 亿元，为了应对疫情，稳定经济增长，建议可将专项债发行额度扩大至 3.5 万亿元，较去年增加约 1.4 万亿元左右，以实现积极财政更加积极有为。第二，提高专项债投向基建比例。过去土地储备和棚户区改造是专项债的主要投向，投向基建的部分仅为 26%。可对专项债结构进行调整，增大投向基建领域的占比，以支持政策发力基建。专项债规模的 20% 可作为重大项目资本金，起到撬动资金的杠杆作用。若基建投资占比能达到 40%，并且其中 30% 左右可以满足重大项目要求，项目资本金比例为 20%，则 1 单位专项债可以撬动 0.88 单位的基建投资（$0.4×0.3×5+0.4×0.7=0.88$），一单位投向基建的专项债可撬动 2.2 单位的基建投资（$0.3×5+0.7=2.2$）。若 2020 年专项债发行额度扩大至 3.5 万亿元，则投向基建的资金规模可达到 1.4 万亿元，较去年增加 8000 亿元左右的基建规模，撬动 3.08 万亿元的基建投资。

可充分发挥住房公积金在基础设施建设中的作用。2018 年底，住房公积金缴存余额扣除个人住房贷款余额等仍有 8000 亿元左右结余，可以尽快制定公积金制度改革方案，引导公积金参与供给端建设。2018 年末，住房公积金已向 373 个保障性住房建设试点项目发放 872.14 亿元贷款。2020 年可以适当盘活部分公积金闲置资金，利用 2000 亿元左右的结余基金发放试点项目贷款，支持老旧小区改造、住房租赁、保障性住房及城市基础建设。

可考虑大力推进基础设施 REITs 融资。中国基础设施投资资金来源以财政支出和银行债务为主，证券化率很低。从美国的实践经验来看，REITs 不仅适用于房地产，也适用于基础设施资产。使用 REITs 可以盘活中国巨大的基础设施存量资产，收回前期投资，降低企业与地方政府杠杆率，让更多社会资本参与进来。截至 2017 年，我国基础设施累计投资额为 113.68 万亿元，若能在中国鼓励和推广基础设施 REITs，百分之一的证券化率即可以达到万亿级市场规模。目前 REITs 可以优先支持铁路、收费公路、干线机场、水电气热等市政工程、污染治理、仓储物流等基础设施补短板行业、信息网络等新型基础设施以及高科技产业园区和特色产业园区等。其中收费公路现金流稳定，是较为合适的 REITs 基础资产，累计建设投资额已达 8.23 万亿元。若 2020 年可重点推动基础设施 REITs 的建设，收费公路领域达到 1% 的证券化率，即可盘活 800 亿元左右的资金。基础设施 REITs 可以聚集重点地域、重点行业和具有较高收益率的优质资产。我们提出以下建议：第一，加快推动公募基础建设 REITs 的试点。从海外经验来看，基础资产较严格的准入条件是市场发展成功的重要环节，应选择现金流增长稳定的优质存量基础设施。第二，税收优惠。建议监管部门根据基础设施 REITs "公众拥有、公众使用、公众收益"的特性，在企业所得税、增值税、印花税等方面给予配套支持。

可考虑适当划转上市国有企业股权。目前 A 股上市公司 3799 家，其中，中央与地方国有企业共 1104 家，总市值为 27.5 万亿元，占 A

股总市值的 40.6%，年度累计分红总额占总市值的 2.2%。2019 年国务院已作出全面推开划转部分国有资本充实社保基金的工作，划转比例统一为企业国有股权的 10%，在执行过程中积累了划转经验并取得了成效。建议可考虑适当划账上市国有企业股权，获取股权分红以补充财政缺口，缓解压力。若统一划转国有企业股权 10% 左右，则可划转市值 2.75 万亿元，每年可获得分红收益 600 亿元。

必要时可考虑发行特别国债。历史上我国曾两次发行特别国债：1998 年发行 2700 亿元特别国债用于补充四大行资本金，以应对1997 年亚洲金融危机；2007 年发行 1.55 万亿元特别国债用于成立中投公司。在当前疫情冲击下，经济增长存在较大不确定性。若经济受损严重，则需要加大逆周期调节力度稳定经济。为了应对政府收入下降、支出大幅上升的财政缺口，特别国债其低成本、长周期的特点是为财政收支缺口融资的较为理想的方式。由于受多年来经济快速发展、需求升高与通货膨胀的影响，必要情况下可考虑发行 2 万亿元左右特别国债。

中国经济核心逻辑的变化提示我们，在当前考虑制定疫后经济复苏政策时，不应该因为疫情造成的短期冲击而进退失据、从而再走回放水漫灌的老路；而应该充分吸取这次疫情冲击的教训、反思我国经济体系的核心短板，聚焦我国经济发展的核心逻辑，制定一整套符合经济学激励相容原则的政策组合，既能有助于实现短期决胜小康的政策目标，也能够为长期可持续发展、实现 2035 年和 2049 年的伟大战略目标奠定坚实基础。

面对疫情冲击，我们需要加强逆周期政策对冲力度稳定经济，但也不应再走大水漫灌老路，而需要根据国内外疫情影响对增长目标作出适当调整。短期内，我们需要增强逆周期调节，加大减税补贴力度，财政政策更加积极有为，货币政策更加灵活适度。在中国核心增长逻辑变化的情况下，面对危机时更应该坚持关注结构性问题。央行不应进行大水漫灌，应以精准施策的方法支持实体经济，满足真实的信贷需求，让超过3000万中小微企业和9000万个体工商户活下去，有更好的环境去发展，唯有此，才能稳住就业，也才能使得中国经济高质量的微观基础得以重塑。

（作者刘俏为光华管理学院院长、金融学教授）

"疫情重袭下的全球化新挑战和新机遇"

——北京论坛（2020）在北大开幕

2020年12月5日，北京论坛（2020）在英杰交流中心阳光厅开幕。论坛以"文明的和谐与共同繁荣——疫情重袭下的全球化新挑战和新机遇"为主题，邀请全球知名人士和学者聚焦后疫情时代的全球发展，通过线上线下结合的方式举行，并在人民日报、中国网、北京日报、澎湃新闻等多平台全网直播，为观众呈现了一场思想碰撞和智慧交融的云端会议。

本届论坛下设八个分论坛，从全球健康、生态文明、数字人文、技术变革等方面聚焦后疫情时代的全球发展，着力探讨如何在应对大变局带来的严峻挑战的同时，探索人类发展的光明之路。第十二届全国政协副主席、中国科学技术协会名誉主席韩启德，全国政协常委、港澳台侨委员会副主任裘援平，北京市委副秘书长郑登文，北京大学党委书记、校务委员会主任邱水平，北京大学校长郝平，北京大学党委副书记、副校长陈宝剑等出席开幕式。开幕式由邱水平主持。

邱水平指出，北京论坛17年间汇集全球智慧的顶尖学识，通过思想的碰撞、学术的交流，不断推动不同文明间的互学互鉴。本届论坛聚焦疫情重袭下的全球化新挑战与新机遇，探讨并寻求如何应对世界急剧变化带来的不确定性风险，以期为各国的改革发展、社会的和谐进步、人类的共同繁荣贡献智慧和力量。

韩启德指出，本届论坛以"疫情重袭下的全球化新挑战和新机遇"

为主题，契合当前世界发展形势，紧扣各国普遍关切的议题，具有重要的现实意义。他表示，构建人类命运共同体、各国携手破解全球治理难题、促进世界和平与发展是全人类共同的时代课题，我们要以心相交、以诚相待，筑牢国际交往的紧密纽带；要教育引领、深化交往，发挥高等院校的使命担当；要面向未来、打牢根基，培养青年一代的深厚情谊。他希望北京论坛（2020）能聚焦全球发展，从多角度、多领域寻找各国间的合作共赢、文明互鉴之道，为建设一个更加繁荣美好的世界不断创造新的智慧之光。

联合国秘书长安东尼奥·古特雷斯在视频致辞中表示，正在全球蔓延的新冠疫情为不断加剧的不平等与分歧等顽疾敲响了警钟，联合国迫切呼吁全球合作，使国际社会重新回到实现可持续发展目标的轨道上。

郝平指出，新冠肺炎疫情对人类历史发展和国际政治局势产生了重大影响，给全球各行各业都造成了深刻影响，也引发了教育模式、创新范式和教育方式的变革。面对疫情带来的新变化，大学要高扬人文精神，履行育人使命；要坚持创新引领，发挥科技力量；要更加开放包容，深化国际合作；要面向未来发展，改革教育模式。

郑登文表示，本届论坛通过在线交流的方式研讨全球化的未来发展，对于构建人类命运共同体、促进文明的和谐与共同繁荣具有重要意义。经过十余年的发展，北京论坛已成为北京市的一张闪亮学术名片，为北京的城市文化建设、高等教育发展以及国际交流合作事业作出了积极贡献。

韩国 SK 集团全球董事长崔泰源在视频中说，为解决人类面临的最大挑战之一——环境问题，我们必须团结起来，进行全球性响应。巴基斯坦前总理肖卡特·阿齐兹在视频中指出，新冠疫情在全球化的影响下蔓延至世界的每一个角落，任何一个国家都无法独立应对，自我封闭也无法带来繁荣，只有拥抱全球化的机遇，才能最终实现共同繁荣。世界经济论坛创始人克劳斯·施瓦布在视频中分享了关于全球化的新挑战与新机遇的思考。日本前首相、博鳌亚洲论坛咨委会主席福田康夫在视频中以日本为例，阐述了经济全球化在促进世界经济发展的同时也伴随着"阵痛"，但不能因此而否定经济全球化的作用。联合国教科文组织前总干事伊琳娜·博科娃在视频中指出，新冠疫情给世界带来了空前的政治、经济、社会和人道主义影响，她提出要发挥以联合国为核心的多边主义国际体系的作用。世界贸易组织前总干事、巴黎和平论坛主席帕斯卡尔·拉米认为，以中国为首的部分国家迅速从疫情中恢复，对国际社会而言是一个积极的信号，因为中国有可能带动全球经济复苏。

裘援平作了题为"全球化的时代逻辑与中国"的特邀报告。她分析了全球化时代的阶段性特征和演进方向，指出中国始终坚持顺应世界和平与发展潮流，坚持改革开放，积极参与经济全球化和区域合作，走和平发展和合作共赢道路。

美国哥伦比亚大学教授、2001 年诺贝尔经济学奖获得者约瑟夫·斯蒂格利茨，剑桥大学校长杜思齐，中国疾病预防控制中心流行病学首席专家吴尊友，国际疫苗研究所总干事杰罗姆·金，中国科学院院士、发展中国家科学院院士、北京大学副校长黄如先后以视频形式作主旨报告。约瑟夫·斯蒂格利茨就"疫情与多边合作"发表了自己的看法。杜思齐强调了大学参与社会讨论的重要意义和全球意识的必要性。吴尊友针对新冠疫情形势与防控分享了中国经验。杰罗姆·金探讨了全球化在新冠疫情问题中的得与失。黄如指出，应对技术发展的新问题，规避科技发展的负面影响，需要国家与组织间的跨领域多层次合作，来构建大科技生态系统。

（融媒体中心）

同一世界　大爱无疆

人类只有一个地球，我们同处一个世界。

在新冠肺炎疫情之下，各国人民同呼吸、共命运。北京大学携手各国校友，在人类共同面对的挑战中，发挥了智慧、科技与人文关怀的力量。分散在全球各地的北京大学留学生与校友积极参与本地抗疫行动，用专业技能和温暖爱心与同胞一道助力抗疫。大爱无疆界，语言、时差、距离不是合作的障碍；大爱有力量，现代科技将经线纬线串联成一张消灭病毒的天网。将一箱箱抗疫物资送到不同肤色人的手中，将中国抗疫经验分享给全世界，北大人用不同语言写就同一句话：胜利在望，大爱无疆。

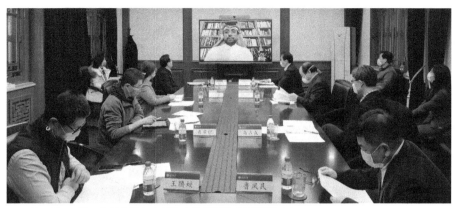

2020 年 3 月 19 日，北京大学与卡塔尔大学召开抗疫视频研讨会

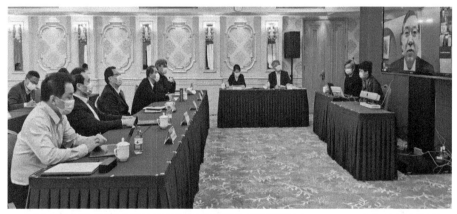

2020 年 4 月 10 日，北京大学与日本东京大学召开抗疫视频研讨会

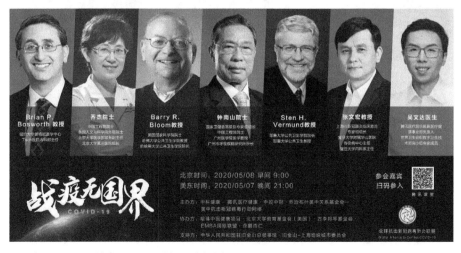

2020 年 5 月 8 日"战疫无国界"首场研讨会海报

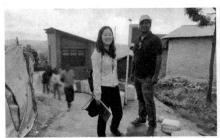
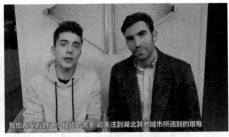

北大"90后"党员、国家发展研究院2014级 博士生朱睿智在卢旺达难民社区参加抗疫工作

北大校友高佑思的抗疫报道视频

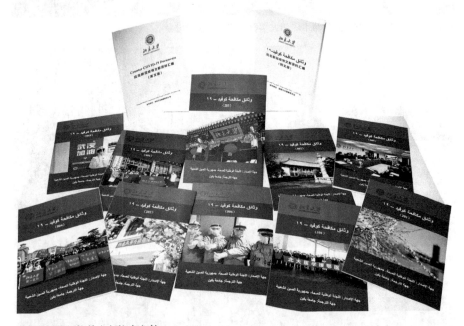

北大翻译的阿拉伯文版抗疫文献

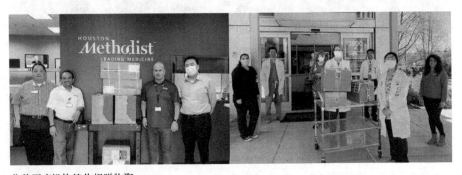

北美医疗机构签收捐赠物资

中美顶尖医学专家联手抗疫

——"战疫无国界"首场研讨会举行

疾病面前，生命没有国籍之分。世界民众面对的是同一个敌人，守护的是同一个家园。战场不因山海隔绝，经纬线织就白衣英雄的战袍。在全球瞩目之下，中美顶尖医学家空中对话，分享汇聚抗疫经验、携手面对新热点问题，点亮智慧灯塔为抗疫胜利导航。

北京时间2020年5月8日上午，全球抗击新冠病毒肺炎联盟（GACC）"战疫无国界"首场研讨会举行，中美顶尖医学专家通过视频连线的方式进行了一场跨洋交流，围绕"抗击COVID-19一线经验与战略的多边分享"的主题，就抗击新冠肺炎疫情的经验、如何适应疫情新常态等热点问题进行了分享和交流，并达成共识，加强国际合作，共同应对全人类面临的挑战。研讨会直播吸引了全球8000多名观众收看。

中国工程院院士、国家卫健委高级别专家组组长钟南山，中国工程院院士、美国人文与科学院外籍院士、北京大学医学部常务副主任、北京大学第三医院院长乔杰，上海市新冠肺炎临床救治专家组组长、复旦大学附属华山医院感染科主任张文宏与美国国家科学院院士、哈佛大学公共卫生学院前院长巴利·布鲁姆（Barry R. Bloom），耶鲁大学公共卫生学院院长斯丹·佛蒙特（Sten H. Vermund），纽约大学朗格尼医学中心 Tisch 医院医学主任布赖恩·博斯沃思（Brian P. Bosworth）等专家出席了研讨会。研讨会由腾讯医疗副总裁吴文达主持。

钟南山分享了中国抗疫的战略和经验，对美国同行为抗疫付出的巨大努力深表赞赏。他表示，面对疫情，习近平总书记指示把人民群众的生命安全和身体健康放在第一位，中国采取了强力抑制措施，使得中国的患病人数和病毒传播逐渐得到控制。他指出，政府需要在重启和封锁之间寻求平衡，这是所有国家都要面对的挑战。乔杰动情地分享了亲身参与北京大学医疗队驰援武汉的经历，并表示，控制传染源、切断传染路径、提供必要的防护、尽己所能互相帮助都是从中获取的有益经验。张文宏介绍了上海防治新冠肺炎疫情的经验，并指出，当前全世界都迫切希望重新开放经济和社会，而抗击新冠肺炎疫情可能是长期任务，世界如何与病毒共存，如何回归新常态是人类面临的共同挑战。

来自美国的三位专家介绍了所在地区的抗疫情况，并非常赞同抗疫需要全球合作。斯丹·佛蒙特表示："正如中国朋友帮助我们一样，现在我们也在帮助非洲朋友。"布赖恩·博斯沃思指出，纽约的抗疫得到了全美志愿者、医务人员的帮助，医学院学生提早毕业加入抗疫战争之中，体现了危难时刻挺身而出、救死扶伤的精神。巴利·布鲁姆认为，所有关于医疗健康的研究都是全球性的。各国应分享经验，建立并保持信息沟通。疫情带来挑战的同时也会带来积极的变化，如支持科学和医学界创新的投资将获得积极增长，科研、医务人员、保障社会运行的工作人员将会获得更多的理解和认可，人们会投入更多努力减少社会的不平等。

此次研讨会由乔治·布什美中关系基金会-美中抗击新冠病毒行动网络、中科健康、腾讯医疗、中投中财主办，由北京大学医学部、北京大学教育基金会（美国）、耶鲁大学公共卫生学院、哈佛中国健康合作项目、方李邦琴基金会、EMBA国际联盟等机构与组织协助，并得到中华人民共和国驻旧金山总领事馆和旧金山-上海姐妹城市委员会的支持。

（教育基金会　陶　娟）

境外合作高校感谢来自北大的慰问

自从新冠肺炎在全球蔓延以来，已有多个国家采取了相应措施，力争尽快控制新冠肺炎传播。北大向地处受疫情影响较大的国家及地区的合作院校发去了慰问信函，向同样处于艰难时期的合作院校全体师生致以诚挚的问候和衷心的祝福，希望与各高校师生携手合作，共抗疫情。北大也陆续收到各高校的回函。

美国哈佛大学校长白乐瑞（Lawrence S. Bacow）在回函中写道，感谢北京大学在此刻给予的诚挚慰问。在这样一个未来充满不确定性的时刻，两校对于彼此的珍视意味深长。当获悉校长夫妇确诊后，北大在第一时间再次致信白乐瑞校长，表达了关切和问候。

美国麻省理工学院校长拉斐尔·赖夫（Rafael Reif）表示，感谢并对北京大学致以同样的祝福。麻省理工学院正在尽自己所能防控疫情，希望疫情尽快过去，世界早日回到正轨。

德国柏林自由大学校长根特·齐格勒（Günter Ziegler）表示，希望能够学习中国的抗疫经验，中国的努力对于整个世界作出了宝贵贡献。柏林自由大学重视与北京大学的合作，并赞成北大提出的协力合作、共抗疫情的倡议。

意大利罗马第一大学校长欧亨尼奥·高迪奥（Eugenio Gaudio）表示，罗马现在面临着与之前中国湖北一样的困难，此时姊妹学校的关心和支持对于整个学校非常重要，希望意大利也能像中国一样尽快渡过难关。同时，对于在疫情期间，罗马大学一名交换学生在北大受到的悉心照顾表示感谢。

英国布里斯托大学校长休·布雷迪 (Hugh Brady) 高度评价中国政府在疫情防控中取得的成就，并希望大学作为国际化的重要载体，加强彼此联系和合作，寻求世界性的解决方案。

此外，北大在美国、英国、意大利、西班牙、瑞士、荷兰等国家和地区的合作高校也来信或通过电子邮件表达了对北大师生的感谢。

（国际合作部）

北大参加"全球大学校长论坛"
关于新冠肺炎疫情的线上对话

作为创始成员学校，北京大学一直积极参与"全球大学校长论坛"各项活动，推动世界各地区顶尖高校之间的合作并协助世界经济论坛的各项事宜。2020年1月22日，北京大学携手伦敦大学学院在瑞士达沃斯共同举办专题论坛。疫情暴发后，北京大学参与在线对话，倡导高等教育界全球合作，承担大学在全球危机中的责任和使命。

2020年4月8日晚，受达沃斯世界经济论坛邀请，北大校长郝平、常务副校长詹启敏、副校长王博等在燕园大厦出席全球大学校长论坛（GULF）关于新冠肺炎的在线对话并作为代表发言。

世界经济论坛董事总经理施力伟（Olivier Schwab），全球大学校长论坛主席、麦吉尔大学校长苏珊娜·福捷（Suzanne Fortier）分别致辞，对参加在线对话的各位大学领导表示欢迎和感谢。

郝平在发言中就北京大学抗疫工作经验进行分享。他表示，大学与国家和民族命运是紧密相连在一起的，和全球许多高校一样，北大有着服务社会和人民的传统。新冠疫情在中国暴发后，北大三家大型附属医院院长带领400多人的强大医疗团队，驰援武汉，为我国的疫情防控作出贡献。

郝平指出，这次疫情给高等教育带来极大的挑战，也将改变人们的教育理念与教育方式，提升教育信息化的水平，影响深远。北京大学自春季学期在线开学以来，凭借信息化技术，线上教学工作得以平稳开展。

郝平强调，国际合作是抗击疫情的重要手段和正确道路。当前新冠肺炎疫情是人类命运共同体面临的一场危机，任何国家都不能独善其身，不同文明之间应该加深理解，国家与国家之间应该团结互助。大学在危机面前要承担起应有的使命与责任，加强疫情防控科研攻关，推动不同文明间的相互理解和支持。

宾夕法尼亚大学校长 Amy Gutmann、开普敦大学校长 Mamokgethi Phakeng、南洋理工大学校长 Subra Suresh、新加坡国立大学校长 Tan Eng Chye、香港科技大学校长 Wei Shyy 作为发言人分别就学生及学校的领导管理、在当前环境下开展的有效工作及展望未来的角度进行经验分享。

牛津大学、耶鲁大学、东京大学等参与此次在线对话的 40 多所高校共同展开讨论。Amy Gutmann 特别强调，此次疫情凸显了国际合作的重要性，特别感谢中国在本国疫情得以控制后为其他国家提供的防护用品等援助。各方在讨论中均认为，国际社会比以往任何时候都更需要团结和合作，高校之间应加强全球抗疫工作经验分享和科研合作，并表达了对未来合作抗疫的期待。

（国际合作部）

中国－东盟高校医学联盟抗疫经验分享视频交流会举行

山川异域，风月同天。中国与东盟国家比邻而居，文化交融。共同的家园和密切的交往让中国大学和东盟高校间建立起默契合作，兄弟之谊在面临共同的威胁时，更显情比金坚。北京大学与东盟国家高校医学组织的交流彰显了区域合作的巨大价值。

2020 年 5 月 19 日下午，由中国－东盟中心、北京大学和泰国玛希隆大学共同主办的中国－东盟高校医学联盟抗疫经验分享视频交流会在北大举行。此次交流会的主题为"新冠肺炎的诊疗、救治和预防控制"。

中国教育部国际合作与交流司副司长方军，中国－东盟中心秘书长陈德海，北京大学常务副校长、医学部主任、联盟中方主席詹启敏，泰国玛希隆大学诗里拉吉医院／医学院院长、联盟东盟方主席 Prasit Watanapa 通过视频连线出席开幕式并致辞。来自联盟中方 18 所院校、东盟方 22 所院校参加了此次交流会。活动由北京大学医学部副主任张宁和玛希隆大学诗里拉吉医院／医学院副院长 Prapat Wanitpongpan 共同主持。

方军表示，在新冠肺炎全球蔓延的背景下，此次视频分享会正当其时。在中国发生疫情的早期阶段，中国与东盟互相帮助和支持，未来中国也将继续和邻国共同合作抗击新冠肺炎病毒。中国－东盟高校医学联盟于去年 10 月成立，联盟的建立顺应了时代要求。新冠肺炎疫情再次表明人类命运休戚与共，唯有携手应对、合作抗疫、成果共享，才能战胜疫情。方军希望各方专家能够利用平台分享抗疫经验，并进一步推进中国和东盟地区防控机制化，以开放合作的实际行动抵御疫情冲击，共同维护区域乃至国际卫生安全。

陈德海表示，新冠肺炎疫情发生以来，中国和东盟作为友好近邻，相互支持、相互帮助，携手抗击疫情，充分显示出中国-东盟关系的战略意义。陈德海希望双方发挥联盟优势，形成合力，在疫情防控、临床诊疗、药物疫苗研发、人才培养等方面积极开展合作，将联盟打造成交流互鉴和务实合作的有力平台。他相信通过密切合作，中国和东盟必将彻底战胜疫情，共同维护地区公共卫生安全和人民身体健康，进一步充实中国-东盟战略伙伴关系的内涵，为共同构建人类卫生健康共同体作出贡献。

詹启敏表示，在四个月的新冠肺炎疫情阻击战中，中国取得了阶段性成果。联盟中方所有院校都积极投入疫情抗击中，并对疫情的控制作出了巨大贡献。在抗击疫情的过程中，北大人在防治一线、科研攻关、国际合作和志愿服务等领域作出了突出贡献。人类社会是一个命运共同体，高校应充分发挥智库作用，努力为有效应对疫情提供更多能量。詹启敏重申了联盟成立的初衷，希望联盟发挥平台作用，促进疫情防控相关的科研和技术交流，通过加强学术交流与合作共同应对区域乃至全球挑战。

Prasit Watanapa 表示，此次新冠肺炎疫情在全球蔓延印证了"在全球化背景下，疾病无国界"这一事实。他指出，联盟应该共享疫情信息、相关诊疗经验、药物和疫苗研发成果，共同应对疫情。Prasit Watanapa 希望，此次视频交流分享的抗疫经验能为中国和东盟各国的抗疫工作提供参考和借鉴，助力区域抗疫工作。

在专家分享环节，印尼大学医学院院长、东盟医学院校联盟主席 Ari Fahrial Syam，北京大学医学部常务副主任、北京大学第三医院院长乔杰，北京大学第三医院副院长沈宁，北京大学第三医院急诊科医生李姝，复旦大学附属华山医院感染科主任张文宏，武汉大学副校长、医学部部长唐其柱，中山大学孙逸仙纪念医院党委副书记兼副院长许可慰，中山大学孙逸仙纪念医院呼吸与危重症医学科主治医师唐恬恬，马来西亚马来亚大学医学院院长 Dato Adeeba Kamarulzaman，泰国胸科学会主席 Nithipatana Chierakul，新加坡国立大学杨潞龄医学院传染病学教授、新加坡卫生部感染预防和控制国家委员长 Dale Fisher 等专家分别从高校在新冠肺炎抗疫中发挥的作用、新冠肺炎流行的预防和控制、重症病例的诊疗、临床常见问题的处理、医院感染预防与控制等方面分享了各自领域的抗疫经验。

各国医学专家结合抗疫相关问题进行了深入交流。各方均表示，此次中国 - 东盟专家交流活动及时、专业，希望双方能够就疫情诊疗与防控、疫苗和药物研发以及人才培养等课题继续开展交流，进一步促进中国与东盟合作抗疫，为维护本地区乃至世界公共卫生安全作出更大的贡献。

（国际合作部）

北大与英国、日本、卡塔尔等国高校抗疫连线

随着北京大学国际化建设的日益深化，北大与世界各国高校的合作已拓展至方方面面，与全球高校共同探讨改革转型期间的新热点、新问题。面对突如其来的疫情，各国大学面临着相似的新挑战。唯有沟通，才能让抗疫之路畅通；唯有合作，才能以合力赢得胜利。北京大学与英国、日本、卡塔尔等国高校通过视频连线建立起沟通合作渠道。

与英国伦敦大学学院召开抗疫视频研讨会

2020 年 4 月 30 日下午，北京大学副校长王博在临湖轩连线伦敦大学学院协理副校长 Deenan Pillay，就分享抗击新冠疫情的经验召开远程视频研讨会。

王博感谢伦敦大学学院在我国疫情暴发时期的问候。他表示，收到伦敦大学学院副校长的信函后，北京大学高度重视伦敦大学学院的倡议。北大与伦敦大学学院友谊深厚，他希望通过此次视频研讨会促进双方专家交流，共享抗疫经验，共同对抗疫情，防止疫情进一步蔓延。北京大学一定会全力支持伦敦大学学院在抗疫过程中的需要。

Deenan Pillay 非常高兴通过视频会议的方式与北大校领导及各位老师见面，感谢北大各位老师分享抗疫经验。同时，Deenan Pillay 表示，中国目前在抗疫中取得了一定成就，他相信在此期间北大已积累了丰富的抗疫经验。伦敦大学学院一直以来视北京大学为战

略合作伙伴，两校合作成果丰硕，他希望通过此次会议学习北大及中国的抗疫经验，进一步加深伦敦大学学院与北大的交流合作。

随后，北大教师代表分别就疫情期间在线课程的推进、学生管理方案、医学领域抗疫情况、国际合作交流情况进行经验分享，并与伦敦大学学院教师就学生的管理与支持、科研项目发展等问题进行探讨。

北京大学教师教学发展中心主任孙华、国际合作部部长夏红卫、医学部国际合作处副处长李晓佳、国际合作部副部长李昀、学生工作部教育宣传办公室主任王艳超等代表参加了此次研讨会。

与日本东京大学召开抗疫视频研讨会

2020 年 4 月 10 日上午，北京大学在英杰交流中心与东京大学进行视频连线，双方围绕疫情期间在线教学、医疗合作等议题展开交流讨论，分享了各自经验，并就进一步深化相关领域交流合作达成共识。北京大学校长郝平，常务副校长、医学部主任詹启敏，常务副校长、教务长龚旗煌，副校长王博，理学部主任、生物医学前沿创新中心主任谢晓亮以及相关部门负责人出席会议。东京大学校长五神真、常务副校长白波濑左合子、国际研究型大学联盟（IARU）高级执行长藤原归一等出席会议。

郝平指出，新冠肺炎疫情暴发后，北京大学与东京大学互致信函，表达关切，相互鼓励，寻求合作，体现了两校深厚的友谊。一直以来，双方在多个领域合作卓有成效，特别是同为国际研究型大学联盟的成员学校，在高等教育多边合作中成果突出。作为与国家和民族命运紧密相连的大学，北大在危机面前主动承担使命与责任，组织医疗团队驰援武汉，承担危重症病人救治工作；在流行病研究、疫苗研发方面加大投入，为国家疫情防控作出了贡献；同时克服困难，确保线上教学正常、平稳、有序开展。郝平强调，在这场人类社会共同面临的危机中，人类是休戚与共的命运共同体。国际高校之间在应对人类共同挑战方面应发挥重要作用，承担重要使命，进行更广泛深入的交流。他希望以此次交流为契机，进一步深化两校在在线教学、医学等方面的合作，共克时艰，共同续写合作新篇章。

五神真表示，北京大学是东京大学重要的战略伙伴，双方在以往的交流合作中成果丰硕。疫情发生以来，东京大学在线教学正平稳有序开展。在线教学实践中，东京大学遇到网络技术与教学模式等方面诸多新问题、新挑战。面对挑战，只有充分利用数字技术构建教学模式，才能"化危为机"。北京大学在线教学取得了很多有效的经验，东大希望通过与北大保持长期深入交流，学习借鉴北大解决相关问题的经验与做法。五神真期待东京大学与北京大学能在国际研究型大学联盟的框架下，围绕疫情防控的医学研究以及开发新的教学技术等方面开展更为深入、更具针对性的学术研究，构建更坚固的纽带，不断推动双方在更广泛领域的合作取得新成果。

与会人员围绕在线教学和医学领域合作等议题进行交流讨论。关于在线教学，龚旗煌从建立协同联动工作机制、丰富课程教学模式、加强教师培训等方面介绍了北大线上教学经验；白波濑左合子介绍了东京大学线上教学情况，分享了对探索更为有效的教学模式的思考。围绕医学领域合作，詹启敏介绍了北大援鄂医疗队开展医疗救治工作情况和科研攻关成果；理学部主任、生物医学前沿创新中心主任谢晓亮介绍了中心最新研发成果，并希望通过双方及多方合作，尽快使科研成果转化为有效的特效药品，为世界范围内的疫情防控作出贡献；东京大学医学科学研究院四柳浩教授介绍了研究院疫情科研工作开展情况。

与卡塔尔大学召开抗疫视频研讨会

2020 年 3 月 19 日下午，北京大学校长郝平在临湖轩连线卡塔尔大学校长 Hassan Rashid Al-Derham，就新冠疫情下两校的合作召开远程视频研讨会。

郝平感谢卡方在我国疫情暴发时期提供的支持与帮助。郝平表示，四天前收到卡塔尔大学校长的信函后，北京大学高度重视卡塔尔大学的倡议，北大愿意加强与卡塔尔大学在公共卫生等医学领域的合作，未来通过北京大学卡塔尔国中东研究讲席项目，建立北京大学－卡塔尔大学全面合作平台。郝平希望通过此次视频研讨会促进双方专家交流，共同对抗疫情，防止疫情在中东地区进一步蔓延。他坚信，卡塔尔大学一定会取得抗疫的胜利，北京大学一定会全力支持卡塔尔大学在抗疫过程中的需要。

Hassan Rashid Al-Derham 对北大的支持表示感谢。Hassan Rashid Al-Derham 表示，中国目前在抗疫中取得了一定成就，他相信在此期间北大已积累了丰富的抗疫经验。他希望通过此次研讨会推动卡塔尔大学教授与北大抗疫专家的合作，学习北大及中国的抗疫经验，以帮助卡塔尔控制疫情的扩散，进一步加深卡塔尔大学与北大的交流。

北京大学常务副校长、医学部主任詹启敏从疫情防控、教学科研、就业等多个方面介绍了北大的抗疫经验。他表示，北大派出多支援鄂医疗队支援武汉一线工作，同时，北大在北京的多所附属医院已设立发热门诊，提供医疗服务。此外，北大开启了线上教学、求职平台，保障教学及就业相关工作有序进行。

两校院系教授代表从疫情防控途径、医学院学生临床培训与治疗、病毒检测方式、科学治疗方案、现有科研成果、大数据分析系统在疫情防控中的应用，疫苗研制及药品开发等方面进行分享和探讨。

双方研究成立了北京大学对卡塔尔大学的疫情防控指导委员会，北京大学方面由詹启敏担任组长，牵头负责卡塔尔大学疫情防控指导工作。

北京大学副校长王博、药学院院长周德敏、公共卫生学院党委副书记詹思延、人民医院呼吸与危重症医学科主任高占成、外国语学院院长宁琦、外国语学院副院长付志明、基础医学院教授鲁凤民、信息科学技术学院教授王腾蛟、卡塔尔国中东研究讲席教授吴冰冰、国际合作部部长夏红卫、科学研究部副部长韩娜、党委办公室校长办公室副主任刘鹏等代表参加了此次研讨会。

（国际合作部）

伊朗新冠肺炎疫情形势严峻，这个北大学生发起互助小组

　　面对伊朗疫情，志愿者用波斯文翻译中国抗疫信息；面对共同威胁，互助小组用互联网架起合作桥梁。北京大学中文系博士生陈彬彬发起的"中伊防疫互助小组"凝聚了五湖四海的小伙伴，架起了一座信息桥梁。

　　2020 年的春天，全球新冠肺炎疫情形势严峻，其中，伊朗是疫情最严重的国家之一，据伊朗卫生部 3 月 14 日消息，伊朗境内新冠肺炎感染者累计 12,729 例。抗疫行动迫在眉睫，一个特别的志愿者组织引起了广泛关注——"中伊防疫互助小组"。

　　"中伊防疫互助小组"是一个在互联网上成立的志愿者组织，成员已有 200 多人，中伊两国友人在这里相遇，他们把中国抗疫的经验、方案快速翻译成波斯文，提供给伊朗民众，架起了一座携手抗疫、守望相助的信息桥梁。他们发布的视频在社交平台上得到了众多伊朗网友的关注，中国驻伊朗大使常华也在社交媒体上点赞转发了小组的视频。

　　这个小组的发起人，是北京大学中国语言文学系在读博士陈彬彬。互助小组成员设计的徽章上，一只印有中伊两国国旗的巨手握住一支铅笔，挡在新冠病毒之前。同时也昭示着，这个小组里的成员虽来自五湖四海，但仍像是一只握在一起的手。

　　陈彬彬介绍道："2018 年 9 月底到 2019 年 10 月初，通过国家的博士生公派项目，我去了伊朗德黑兰大学历史系交换，在伊朗生活了一年多。回国后，我一直比较关注伊朗的局势和社会新闻。我是湖北

黄冈人，中国暴发新冠肺炎疫情时，我原本是想报名网上的一个方言翻译的，就是给外省的医护人员充当黄冈本地方言的翻译，可是那段时间我恰好一直在生病，感冒差不多持续了一个月，所以我就没能去帮助自己的家乡。后来伊朗库姆发现了第一个新冠病例，从那以后我每天都会查看伊朗的新增病例和疑似病例，到2月24日那天，伊朗累计病例达到了61例。

我对伊朗的社会结构、伊朗民众的生活方式比较熟悉，比如伊朗人喜欢集聚喝茶、聊天，然后又有清真寺的宗教集体礼拜等诸多因素，所以预测伊朗的疫情传播速度可能会较快，就想着把我们国家防控新冠病毒的经验传播给他们。于是2月24日，我就在朋友圈发了一条消息，召集相关朋友和我一起做这份工作。

2月24日成立，当天晚上就分配了任务下去，第二天进入小组的人数就突破了100，于是我们立刻重新分配工作，当时成立了6个组，分别是资料搜集组、翻译组、校对组、视频组、宣发组和法律事务组。后来因为工作扩展的需要，又开发出了一个制图组，所以到目前为止是7个组。因为我们考虑到要快速传播，所以前期主要以短小的科普视频为主，后期才开始制作图片传播的。

目前小组大群有280人，而实际工作小群是另建的，各个小的工作群总人数是120人左右，但是这120人不是天天都在工作，有一部分人还没完全调动起来，但是他们都是有能力投入工作中的。我们具体的工作内容就是将卫健委、疾控中心、央视等官方途径的防控资料翻译成波斯语，然后投放到伊朗的社交平台上去。伊朗的疫情控制才刚刚开始，这是一个巨大的挑战，也是一场艰难的抗疫战，未来我们小组的工作还有很多，一切都才刚开始。"

（北京大学官微、中伊防疫互助小组、新华国际头条、学生工作部、
"北大中文人"公众号）

北京大学发布阿拉伯文版抗疫文献

　　疫情暴发初期，北京大学外国语学院师生就开始着手准备将中文抗疫资料翻译成阿拉伯语，面对充斥生僻词汇的专业术语和医疗资料精准性的严格要求，翻译团队成员战胜重重挑战，汇编及时完成。这是用阿语编辑的医疗资料，更是用真诚写就的北大精神。

　　2020 年 5 月 6 日下午，北京大学在英杰交流中心月光厅连线阿拉伯国家驻华使领馆，举办《抗击新冠疫情资料汇编（阿拉伯文版）》视频发布会。汇编资料包括中国国家卫健委印发的《新型冠状病毒肺炎防控方案》（一版至六版）、《新型冠状病毒肺炎诊疗方案》（第七版）等重要防控和治疗专业指导性文献。

　　阿拉伯国家驻华使节代表团团长、沙特阿拉伯王国驻华大使图尔基·艾勒马迪阁下等 11 国驻华大使，阿拉伯国家联盟驻华代表处主任马哈穆德·艾勒艾敏和其他 8 个阿拉伯国家驻华使馆外交官共 20 位嘉宾通过视频连线参会。

　　发布会首先播放了一段由北大学生用阿拉伯语录制的祝福视频。这段视频由正身处世界各地的北大外院阿拉伯语系学生远程协作录制剪辑完成，表达了北大青年学子支持阿拉伯国家抗击疫情的真挚感情。

　　中国科学技术协会名誉主席韩启德院士指出，在共同抗疫的进程中，越来越多人清楚地认识到"病毒无国界、全球共命运"，这有利于进一步塑造适应人类发展进步的新价值观，为完善全球治理体系赢得契机。此次阿拉伯文版资料的发布，将有助于阿拉伯国家的医疗卫生管理部门、医学专家、医护人员以及广大民众更加全面、深入地了解、借鉴和利用中国的防疫经验，架起中阿深化友谊的一座新桥梁。

图尔基·艾勒马迪表示，疫情发生之初，所有阿拉伯国家，无论官方还是民间纷纷向中国表达支持和声援，他们同样也感受到来自中国的支持。他代表所有阿拉伯国家驻华使节，欢迎双方有关机构，特别是大学和医学研究所开展密切合作，交流抗疫信息和经验，以寻求有效治疗方法，维护人民的身体健康和社会安定。

北大校长郝平指出，在这次疫情中，北大充分发挥综合性大学的优势，附属各医院医护人员组成国家医疗队驰援武汉，医学部专家在病毒学、公共卫生学、药学等领域开展研究，并与全球众多知名大学和机构共同构建了"全球顶级专家抗击新冠病毒肺炎联盟"，积极推动全球公共卫生领域的合作。

教育部国际合作与交流司司长、港澳台办公室主任刘锦指出，团结合作是应对当前新冠肺炎疫情全球蔓延的有力武器。此次北京大学将抗击新冠疫情的相关文献资料翻译成阿拉伯语，以便广大阿拉伯国家的政府和民众了解、借鉴中国经验，为抗击疫情作出了特殊贡献，彰显了国际担当。

北大常务副校长詹启敏从一线抗疫、科研攻关、公共卫生管理、校园防控、智库工作等方面介绍了北大医学部在中国抗击疫情中所做的工作，并表示，未来北大医学愿与阿拉伯国家继续守望相助、携手应对、合作抗疫、成果共享。

（外国语学院）

环球同凉热，四海共冬春

——汇丰商学院助力英国抗疫

2020年3月，面对城市与环境学院2005级生态学硕士校友李一静发来的求助信息，北京大学汇丰商学院英国校区和国内本部积极筹措款项、调动资源，远隔八千多千米将核酸检测试剂盒、医用口罩、护目镜、防护服等宝贵的医用物资送到了伦敦国王学院下属医院的手中。疫情面前，环球同凉热，四海共冬春，一曲中英两国人民共同抗疫的赞歌正在谱写。

3月19日一大早，李一静收到伦敦国王学院主要负责医疗健康方面捐赠事宜的行政人员John发来的一条信息，大意是说伦敦国王学院下属几家医院，作为英国伦敦地区最早定点收治新冠肺炎病患的医院，目前"前线"状况堪忧。

个人能力有限，怎么才能动员更多的力量？李一静第一个就想到了曾经就职过的北京大学汇丰商学院英国校区。

早上9：40左右，她给校区主任刘教授发了一条微信，说明了情况，很快就收到了刘主任的肯定回复：这件事我们要做，计划捐1万个试剂盒，马上给北京大学汇丰商学院本部打报告。

刘主任负责捐赠物资采购款的落实，是重中之重。3月20日，他在第一时间给北京大学汇丰商学院深圳本院（以下简称"北大汇丰"）打了报告，并请院领导特事特办，紧急给出处理意见。李一静负责和国内生产厂家沟通，提前准备各种产品资料、资质证明、备货等。同时，她也与北京大学全英校友会的负责人取得联系，看能不能两个机构合作推动这件事。

3月21日早上9:30（国内时间周六下午5:30），李一静与北大汇丰的海闻院长、李志义副院长等10余位领导老师微信语音开了个短会，详细介绍了这次意向捐赠的情况。海闻院长果断下决策，面向学院校董和员工们发起募捐号召，全力支持！本以为募集这1万个试剂盒的货款（几十万元人民币）至少得几天的时间，没想到第二天早上6点多，一静眼在微信工作群里就看到了11位校董的捐款名单。

接下来就是各种紧锣密鼓地推进了，联络的厂家发来了1万个新冠病毒抗体试剂检测盒的采购合同、伦敦国王学院采购部发来了采购主管个人和仓库接收人的地址及联系电话、学院相关部门财务管理等相关规定等，厂家代表也在积极沟通，承担了近万元的TNT物流运费。

短短2个小时内，他们已经理清了货运流程（需要分2批，每批5000个发货）、付款流程（按照发货顺序分2笔付款，相关合同处理有学院专门指定的老师对接）、接收流程（英国方面通关后由医院物流仓库接收人直接到TNT仓库提取，走医院物流链第一时间运送医院）、致谢流程（伦敦国王学院主管医疗的副校长亲笔签名的感谢信已经在草拟中）、报道流程（中英双方的宣传办公室都已着手准备相关报道稿件）。

此后，尽管经历了繁杂的物流报关手续、临时更换货代公司等突发情况，但是3月30日，1万个试剂盒还是如期送达了伦敦国王学院下属医院。

中英携手抗击疫情的故事还在继续，北京大学全英校友会和北京大学汇丰商学院英国校区牵头成立了"中国机构联合助英抗疫工作组"，正式发出召集帖，号召有共同愿望的在英华人同心聚力，联合抗疫。伦敦国王学院中国校友会、武汉大学全英校友会和中山大学全英校友会第一时间加入了队伍。大家一起向外发布募资倡议公告，得到了来自国内外的积极响应：既有旅居英国的华人同胞、各合作机构校友，也有北京大学的退休教授、牵挂在英留学子女的国内家长。

这场全球大流行的疫情使我们的生活发生了很大的变化，有人说这是一场灾难，有人说这是地球对人类的考验，也有人说疫情之下各国平等、人人平等……"One World, One Fight，希望能够通过我们的点滴行动，向英国社会传递更积极正面的中国声音和更具责任感的中国形象。"

（校友工作办公室）

"90后"北大女博士的卢旺达抗疫记

在东非内陆，赤道以南，疫情的阴霾笼罩着卢旺达，卢旺达这个小小的美丽长青的国度，丘陵与河谷起伏有致，青山连绵，被誉为"千山之国"。新冠肺炎疫情全球暴发以来，这里似乎也蒙上了一层阴霾。截至2020年3月30日，这个国土面积不足3万平方千米，人口仅1200万的非洲内陆国，已经累计确诊60例新冠肺炎病例。

在全球携手抗击疫情的严峻形势下，北大"90后"党员，国家发展研究院2014级博士生朱睿智，正以联合国青年专业官员（JPO）的身份在卢旺达开展难民保护工作。

将脚步深入难民社区，将研究写在基层大地，朱睿智凭借长时间的难民保护经验及多学科研究背景，将中国抗疫经验带到非洲大地，以青年温度传递中国温暖，用青春点亮心中的希望，同时也将中国的抗疫经验带到了这片土地。

从燕园迈向世界，北大青年心系天下、胸怀世界

每一代青年都有最朴素、最纯真的希冀，都渴望在时代的大潮中流击水；新冠肺炎疫情之下、人类命运共同体之中，燕园学子将大国精神亲身践行。

朱睿智本科阶段就读于北京大学元培学院政治、经济与哲学（PPE）专业，多元化的学科背景让她对社会问题既保有敏感性又不失理性。硕、博阶段教育学和经济学方向的研究，促使她从教育公平

的角度去思考人力资本的提高，探索国家发展的方向。去年4月，她在联合国难民署开放的七个JPO职位中，毅然选择了前往卢旺达开展难民保护工作。

"同病相怜，同忧相救"，在努力抗击本国疫情的同时，中国心系世界，积极发挥负责任大国作用，同世卫组织和国际社会分享信息，向受疫情影响国家捐赠物资。"病毒没有国籍，疫情没有国界"，本应在国内享受公休假期的朱睿智，在理性的思考、责任的驱使和国家的感召下，不顾疫情肆虐，返回卢旺达，立刻投入针对难民社区的抗疫工作。从北半球到南半球，她再次开启了一次特别的"逆行"。

智慧本领，在基层实践中磨砺增长

返回卢旺达，朱睿智不仅要开始着手新冠肺炎防治项目，还要保证难民保护和服务工作的持续推进，难民社区像个大家庭，居民们大大小小的需求需要他们事无巨细地关心到、关注到。

朱睿智戏称自己为"菜场工作人员"和"城管工作者"。社区之中，从提供食品营养补给到供水供电，从新生儿注册到老年人看病就医，朱睿智和她的同事们都尽己所能提供支持。疫情之下，如何保障饮用水的卫生和稳定供应，如何在人群不聚集的情况下分发物资，如何在物资紧缺的条件下保护社区工作人员和志愿者，这些都是摆在他们眼前的困难。

大疫如大考，对朱睿智来说，在难民社区中开展疫情防控工作是一道高难度的附加题，而她选择迎难而上。

亲身经历国内的疫情，朱睿智意识到"勤洗手"是防治疫情中非常重要的一环。团队对居民没有及时洗手的原因有一些猜测：供水不足？水龙头坏了？还是居民觉得水不干净？但缺乏实地调研，就不能进行有效的改进。于是，她和团队进入社区，挨家挨户访谈，了解居民的用水情况，开展科学洗手的宣传。提早行动取得了不错的效果：

在当地宣布确诊病例之前，他们已经对难民社区的公共厕所、浴室、供水设施等进行了一系列升级。

在实践中学习本领，在基层增长智慧。如何保持社区公共厕所的卫生，对朱睿智他们来说一直是棘手难题，疫情当前亟待解决。一旦公共厕所不干净，居民们就不愿意去公共厕所，反而选择在自家建一个旱厕，既不卫生，也不利于疾病预防。在开展防治工作的过程中，朱睿智和同事发现其中一个社区的公共厕所卫生状况，明显好于其他社区。这引起了他们很大的兴趣。经过调研，他们发现公共厕所原本十户人家共同使用，卫生情况很难得到保障；而在这个社区，三户人家使用一个隔间，公共厕所卫生也由这三户人家自行负责。这样一个小小的基层智慧，让公共厕所这一公共空间的卫生状况，得到了极大改善。受此启发，朱睿智和同事们将这一更接地气的方法在其他社区推广，效果立竿见影。

与子同袍，用行动描绘人类命运共同体的蓝图

因为疫情首先在中国暴发，在返回卢旺达之前，朱睿智一直担心中国的努力没有被看到，会被曲解。但在她从中国返回卢旺达，开始为期 14 天的隔离，很多同事都给她写了长长的邮件或者发送信息，字里行间表达出对中国抗击疫情所做努力的强烈认可，也充满了对朱睿智和家人、对中国人民的加油和祈福。这份温暖让身处异国他乡的朱睿智倍加感动，她总结道："即使不免有噪声存在，但国际社会还是非常认可中国的抗疫措施。"每当谣言出现，都会有同事站出来指出其不合逻辑的地方，同事也在积极了解中国的疫情现况和应对措施等。在她看来，这种科学和理智的态度难能可贵，大家展现出的"人类命运共同体"这种休戚与共的可持续发展观和全球治理观，在疫情全球肆虐的当下，更是不可或缺。

在新冠肺炎的防控实践中，朱睿智更是同她的团队一起，用行动

书写了"与子同袍"的国际抗疫故事，在线上搭起了心灵沟通的桥梁。在发现了第一个新冠病例之后，卢旺达政府开始采取一系列的防控措施。由于交通不便，物资购买和进入社区都变得困难起来。团队不仅需要制定清晰的物资采购和使用计划，以保证社区居民物资的充足；还需要建立完善的信息传递系统，以保证难民社区中每个人都能及时获得疫情防控相关信息。有了国内疫情防治的经验，朱睿智和团队成员把社区工作人员、志愿者和基层自治组织的核心团队集合起来，一共127人，建立了信息沟通群，定期向社区居民提供政府部门及卫生部门的信息，告知相关注意事项，并要求工作人员回到社区进行健康卫生宣传。疫情当前，不管是团队里联合国的同事，还是社区居民，大家见面难免减少。但正是这种线上的沟通互助，所有人都和这个"大家庭"保持着紧密的连接感，彼此的心也更近了。

习近平总书记给北京大学援鄂医疗队"90后"党员的回信中提到，"广大青年用行动证明，新时代的中国青年是好样的，是堪当大任的！"在卢旺达，朱睿智用烈日下走街串巷、深夜里伏案疾书交出了一份满意的答卷。而这些，早已成为她在异国他乡的家常便饭，可她丝毫不觉得乏累，因为每当想起社区居民们幸福的笑容、同事们彼此的鼓劲和千里之外祖国的殷切期待，疲惫就与卢旺达温柔的夜色和解了。

中国青年，在奋斗中砥砺拼搏

百年前，仁人志士走出国门，只为求一纸救国良方，虽有所得，却难掩心中的屈辱和无奈；今天，伴随"一带一路"建设、构建人类命运共同体的历史使命，青年心中早已有了十足底气，去勾画和塑造整个世界的明天。中国思考、中国方案、中国行动、中国经验，正跟随中国青年的脚步，在世界的每个角落掀起波澜。作为团队中唯一的中国人，自身经历让朱睿智深切体会到，中国青年能够也应该在国际组织中发挥更大的作用——尤其是去到一线，去到发展中国家。

她说："我们这一代人，是在中国的发展中成长起来的，我们知道国家比较贫穷的样子，我们也亲眼见证国家发展之后的模样。"中国在不断发展中的探索，在她看来很有借鉴意义。她提到在卢旺达开展工作时的一个故事：之前当地人认为，农业技术越发达越好，因为会有国家把最先进的拖拉机运过来。但没想到一个零件坏了之后，没人会修，拖拉机很快就闲置下来。而中国的农业扶贫队到卢旺达之后，发现当地的锄头有点短，因地制宜，把锄头延长了10厘米。小小的改造，极大地提高了当地农民的耕作效率。在她看来，整个国际组织的活动中，中国人其实有很强的同理心。我们国家从一穷二白发展起来，会对整个发展阶段有更深刻的理解。从经济学的角度看，很多改进虽是边际意义上的，但正是这些长年累月的积累，帮助了整个国家的发展。而她，也希望自己能在联合国的难民救助工作中，更多更好地运用这种同理心。

面对疫情，没有人是一座孤岛。在朱睿智看来，每个国家有适合自己国情的抗疫方式。她衷心希望世界各国能够合作起来，共享科学信息，全球团结一致，真正形成人类命运共同体，共同抗击新冠疫情。得知许多北大学子都在自己的社区里为抗疫奉献力量，她说："社会担当和时代责任是流传在北大学子基因里面的东西。不管身处何地，我们都会不约而同去传承、发扬这样的精神。"

疫情没有国界，世界各国是休戚与共的命运共同体，只有团结协作才能应对各种全球性风险挑战。北大学子漂洋过海，迎难而上，用"同呼吸，共命运"的温情帮助难民筑起防疫长城；不惧风雨，勇挑重担，用蓬勃的青春力量向世界展现中国担当！

（学生工作部）

后　记

2020 年，注定要在历史上留下厚重的一笔。新冠肺炎疫情突如其来，北大医学人白衣为甲，逆行出征，舍生忘死，挽救生命，用行动诠释了医者仁心和大爱无疆。留守后方的北大师生以各种方式防控抗疫，风雨同舟，默默坚守。长城内外、大江南北，全体北大人凝心聚力，携手攻坚，和全国人民一道，有效控制了疫情蔓延，推动防控工作由应急性超常规防控向常态化防控转变。

"世上没有从天而降的英雄，只有挺身而出的凡人。"就是在我们身边的普通北大人，以舍小家为大家的牺牲决绝、在生死线上彰显的人性光辉、四海驰援聚爱成力的众志成城、远隔万里仍然教学不辍的恪尽职守……彰显出了北大精神传统所赋予的力量和底气，在任何时候都熠熠闪光。"以生命赴使命、用大爱护众生"的荡气回肠，同甘共苦、挺立潮头、携手抗疫的可歌可泣，都是我们编辑此书的初衷。

本书的内容大部分是抗击新冠肺炎疫情攻坚阶段的故事，从"北大英雄 榜上有名""闻令而动 精锐出征""战'疫'前线 医者本色""深情嘱托 青春担当""八方驰援 聚爱成力""守候校园 护航一线""云端课堂 教学不辍""科学防控 智力支持""同一世界 大爱无疆"等多个方面，全景展现北大人冲锋在前、勇担重任的战"疫"足迹。稿件是北大师生校友亲自采写，大部分曾在校内媒体发表，部分稿件有合并或删改，字里行间展现的是北大人的担当、坚守和大爱。

就像《永远的校园》里说的那样："中国魂，北大魂，在这里生长，这校园是永远的。"战"疫"实践证明，在危机时刻，北大魂总会显示出旺盛的生机活力，北大精神，永在巅峰！

谨以此书献给曾经和至今仍然奋战在抗疫各条战线上的北大人。

2021 年 9 月